JN223140

獣医学教育モデル・コア・カリキュラム準拠

獣医学概論

第2版

INTRODUCTION TO VETERINARY SCIENCE 2nd Edition

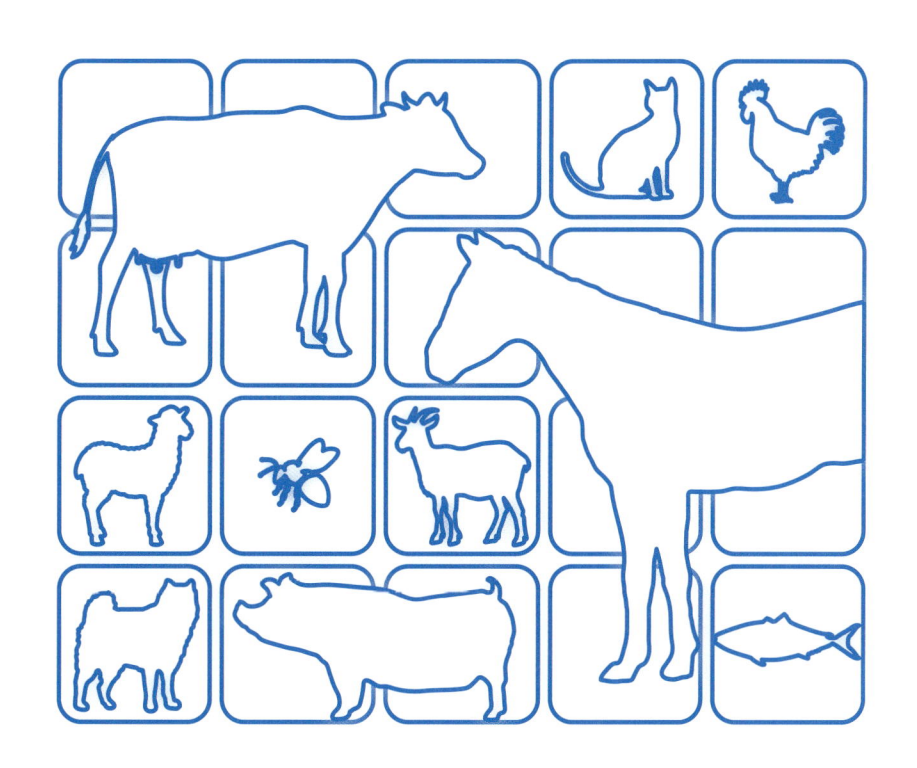

著　吉川泰弘

緑書房

はじめに

　「獣医学概論」という科目は,「社会に貢献する獣医師とは何か」「社会は獣医師に何を求めているのか」「社会に求められる獣医師を育てる獣医学教育とはどのようなものか」を就学中に継続的に示し,獣医学生を導くためのガイドともいえる。当然,時代とともに変化すべきものであり,このたび本書『獣医学概論　第2版』を刊行することとなった。

　獣医学教育モデル・コア・カリキュラムの最初に「獣医学概論」を提示する目的は,獣医学生に獣医学の大要を概説することである。すなわち,獣医学の肝要な点に関し,広く全体を通じて論じ,学生に理解してもらう必要がある。それでは,獣医学の肝要な点とは何か？　獣医学に必須の要素にはどのようなものがあるのだろうか。

　具体的には,獣医事に関する①教育,②研究,③獣医師としての倫理,④社会貢献が挙げられる。獣医事は一般に,英語では Veterinary Services(獣医療サービス)と記されている。狭義に獣医療サービスとは,獣医学の原則に基づき,免許をもった獣医師が動物に提供する医療行為(治療すること)を指す。これを行う獣医師は,動物の疾病や怪我の予防,診断,治療にかかわる訓練を受けた医療の専門家といえる。しかし実際には,獣医師の役割はもっと広域に及んでいる。それを裏付けする条項が獣医師法第1条(獣医師の任務)である。同条には「獣医師は,飼育動物に関する診療及び保健衛生の指導その他の獣医事をつかさどることによって,動物に関する保健衛生の向上及び畜産業の発達を図り,あわせて公衆衛生の向上に寄与するものとする」とある。

　本書では,幅広い分野にかかわる獣医学の大要を理解してもらうために,全8章に分割し,各分野における獣医師の役割と,その活動の概要を提示している。本書を読み進める前に知っておいてほしい事項を,ここで紹介する。

　まず,獣医学の原則とは,獣医学の実践と研究を導く基本的な概念と指針(Concepts and Guidelines)のことであり,これらは科学的知識,倫理,そして動物の幸福に基づいている。以下に,主要な原則を示す。

①動物の健康と福祉(Animal Health and Welfare)
②ワンヘルスの概念(Concept of One Health)
③予防医学(Preventive Medicine)
④診断と治療(Diagnosis and Treatment)
⑤手術と麻酔(Surgery and Anesthesia)
⑥薬物治療(Drug Therapy)
⑦倫理的基準(Ethical Standards)
⑧継続的な学習と研究(Continuous Learning and Research)

　なお,②のワンヘルスとは,人の健康,動物の健康,そして環境が相互に関連していることを示す概念である。また⑧について,獣医学は常に進化する分野であり,獣医師は生涯学習に取り組むことが奨励されている。

現在，獣医師に対する社会的ニーズは広範である。獣医師は，社会における動物福祉と公衆衛生を確保する上で重要な役割を担っており，家畜や野生動物の疾病監視・発生調査，あるいは食品安全検査など，動物と人の両方の集団を保護する活動に携わっている。獣医療サービスは，伴侶動物，家畜（家禽，水産養殖動物，ミツバチを含む），野生動物，動物園動物，実験動物など，様々な動物の健康と幸福を維持するために不可欠である。

　また，近年は，動物や動物製品を含む物流と人の交流が盛んになったために，獣医療サービスの重要性が国際レベルで増している。国際獣医療サービス(International Veterinary Services)とは，国境を越えて提供される獣医療および関連サービスのことをいい，動物の健康と福祉，および疾病管理を世界規模で促進することを目的としている。動物の健康を守り，食の安全を確保し，国境を越えた疾病の蔓延を防ぐためにきわめて重要である。国際獣医療サービスは世界の畜産業，野生動物の保護，公衆衛生を支える重要な役割を担っており，次に示すような様々な側面を含む。

①動物の健康監視(Animal Health Surveillance)：疾病の蔓延を防ぐために，動物の健康を監視・管理する。

②動物の輸出入に関する規制(Animal Import／Export Regulations)：動物の輸出入に関する検疫要件や規制を確立し，実施する。

③人獣共通感染症対策(Zoonosis Control)：人獣共通感染症とは，動物と人のあいだで感染する可能性のある感染症のことで，狂犬病，鳥インフルエンザ，エボラ出血熱などがある。

④獣医公衆衛生学(Veterinary Public Health)：動物の健康，人の健康，環境との接点に重点を置いた学問である。

⑤能力開発(Capacity Building)：開発途上国の獣医専門家と協力し，獣医学に関する技術，知識，インフラを強化する。

⑥国際的なコラボレーション(International Collaboration)：獣医組織と政府機関，および国際獣疫事務局(WOAH〔旧 OIE〕)や国連食糧農業機関(FAO)，世界保健機関(WHO)などの国際機関の協力と連携を促進する。

　本書を通読して，獣医学とは何か，獣医師とは何かを理解していただければ幸いである。また，「獣医学概論」は入学してすぐに教えられる科目であるが，将来の職域を決める前に，つまり 4 年次の獣医学共用試験の前や 6 年次になったときに，再見(Wieder sehen)してほしい。

2025 年春

著者

目　次

モデル・コア・カリキュラム　全体目標

　獣医学概論は，獣医学の全体像と獣医師の役割を明確に把握することが目標である。人と動物の関係における獣医事の歴史的考察，日本の獣医学教育史，現代日本における獣医師の使命と獣医療の概要，国際社会における獣医師の役割を学習するとともに，One Health の概念と獣医師の社会的必要性を理解する。

　獣医学教育モデル・コア・カリキュラムは，すべての獣医学生が卒業までに習得しなければならない学習項目を明示したものです。本書は 2019 年度版（2021 年度一部修正）獣医学教育モデル・コア・カリキュラムに沿って制作しています。

　本書では，重要な事項として，コア・カリキュラムに含まれない事項についても取り上げています。コア・カリキュラムに含まれない事項については，　非コア　🖉　を付しています。

獣医学教育体系

一般目標
- 人と動物の多様な関係性を理解し，One Health の概念とともに獣医師の社会的必要性を理解する。
- 獣医事の質の向上への社会的要求と重要性を理解する。

➡ **到達目標**
1) 人と動物の多様な関係性を理解し，獣医師の役割を説明できる。
2) One Health の概念を理解し，獣医師の社会的必要性を説明できる。
3) 獣医事の質の向上がどのようにして実現できるかを説明できる。

非コア ✎ …4)

4) 大学教育における 3 つのポリシー（ディプロマポリシー，カリキュラムポリシー，アドミッションポリシー）を理解し，それに基づく獣医学教育体系を理解する。

➡ **学習のポイント・キーワード**
対象動物の多様性，伴侶動物，野生動物，産業動物，実験動物，「One World, One Health」，食の安全，環境保全，ワンヘルスアプローチ，ディプロマポリシー，カリキュラムポリシー，アドミッションポリシー，基盤教育科目，基礎生命科学，基礎獣医学，病態獣医学，応用獣医学，臨床獣医学，アドバンスト科目，獣医関連専門家，獣医学教育の質保証，獣医学共用試験，獣医師国家試験

1-1. 獣医学が対象とする動物の多様性

医学が人（*Homo sapiens*）のみを対象とするのに対して，獣医学は多様な動物種を対象としている。よって獣医学教育では，様々な場面における人と動物との多様な関係性について学ぶ必要がある。

1. 獣医学に関係する多様な動物

獣医学の対象は，伴侶動物，産業動物，野生動物，実験動物，展示動物などにカテゴリー化される（表 1-1，図 1-1）。獣医学教育では，各カテゴリーの動物に関連する獣医学的，倫理的，および法的な考慮事項について学び，各カテゴリーの動物固有の問題を解決し，獣医師としての責任を果たすための知識と技能を習得する。

2. 人と動物の相互関係と獣医師

人と動物の相互関係は多様であり，社会のきわめて広範囲に及んでいる。ここでは，各カテゴリーの動物における，いくつかの重要な相互関係とその側面を紹介する。

a. 伴侶動物

伴侶動物は，愛護動物，愛玩動物，家庭動物，ペットなどと類義語であるが，特に深い愛情をもって人に飼養されている動物を指す。なお，法律的に愛玩動物は，愛玩動物看護師法においては「犬と猫と政令で定める動物（3 科の鳥）」と定義されており，「動物の愛護及び管理に関する法律（動物愛護管理法）」においては「人に飼われている哺乳類，鳥類，爬虫類に属する動物及び飼い主の有無にかか

表1-1　動物のカテゴリーと獣医師との関係性

カテゴリー	定義・獣医師との関係性
伴侶動物 （Companion Animals）	人のコンパニオン（伴侶）として飼育されている動物である。狭義には犬，猫，小鳥などを指すが，伴侶動物の中にはハムスター，ウサギ，モルモットなどの小動物や，交友関係や精神的なサポートを目的として飼われている動物も含まれる。現在，多くの獣医師がこの分野で働いており，伴侶動物の衛生管理，疾病の予防，診断，治療により，飼い主と伴侶動物の健康・福祉の維持に貢献している。
産業動物 （Industrial Animals）	一般に，牛，豚，山羊，めん羊，鶏など，食用として飼育される家畜や家禽を指す。必ずしも食用の動物を指すのではなく，労働力を提供する馬や昆虫のミツバチも産業動物に含まれる。広義には，軟体動物や魚類などの水産養殖動物も含まれる。家畜を扱う獣医師は，集約型農業システムにおける家畜の健康管理，疾病予防，福祉問題（5つの自由［「第2章」の「2-3 1．a．産業動物の獣医学の歴史と展望」を参照］）に重点を置いて活動している。また，生殖医療，栄養，食品安全などの分野にも携わる。大規模に家畜を飼育する農場や施設には管理獣医師を置くことになっている。
野生動物 （Wild Animals）	森林，海洋，砂漠，その他の生態系に生息する野生動物をはじめ，自然の生息地で生活する幅広い動物種を指す。野生動物を扱う獣医師は，保護活動，疾病のモニタリング，研究などに従事することが多い。また，傷ついている動物や絶滅の危機に瀕している動物に獣医療を提供したり，保護団体と協力し，野生動物のリハビリテーションセンターで働いたりする。
実験動物 （Laboratory Animals）	人や動物の健康に関する知識を得るための科学研究に使用される動物を指す。実験動物に携わる獣医師（管理獣医師）は，実験に用いられる動物の福祉と倫理的な扱いに重点を置いて活動している。動物の適切な飼養，健康状態の監視，研究における動物使用の改善と削減（3R：Replacement〔代替〕，Reduction〔削減〕，Refinement〔洗練〕，「第6章」の「6-6．動物実験」内「2．動物実験の歴史と3R」参照）に貢献する。
展示動物 （Exhibit Animals）	動物園や水族館など，教育や娯楽のために飼育されている動物を指す。展示動物に携わる獣医師は，展示動物の健康と安寧の確保，獣医療の提供，栄養と繁殖の管理だけでなく，訪問者への教育的取り組みのサポートも行う。

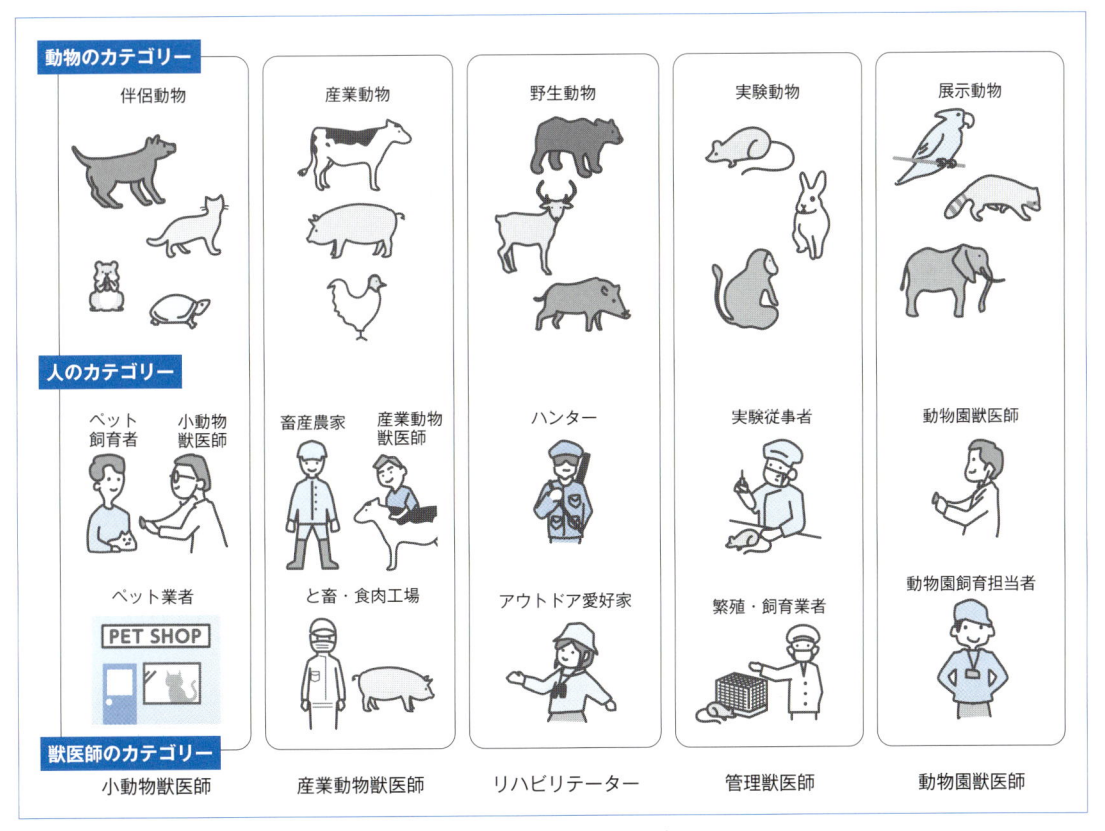

図1-1　動物のカテゴリーとそれにかかわる人および獣医師のカテゴリー

わらない全ての牛，馬，豚，めん羊，山羊，犬，猫，いえうさぎ，鶏，いえばと，あひる」と定義されている。

　近年，少子化などの社会の変化に伴い，人とこれらの動物の絆はより強くなっている。多くの人が孤立やストレスの中で仲間や心の支えを求めていることも，主な理由のひとつであると考えられる。また，核家族構成が定着し3世代同居が少なくなったことにより，祖父母の代わり，あるいは兄弟の代わりとして伴侶動物が普及しているという側面もある。

　さらに，2020年に生じた新型コロナウイルス感染症（Coronavirus disease 2019：COVID-19）のパンデミックによる在宅時間の延長や不安により，伴侶動物を大切にし，安らぎを求める人が増えた。しかしその一方で，法律による感染者の隔離措置などにより，伴侶動物を手放さなくてはならないという事態も生じた。また，セラピー動物が病院や老人ホームを訪問する動物介在介入では，COVID-19のパンデミックによる訪問や身体的接触の制限により，活動が困難となった。このような事態を契機に人と動物の交流が治療に役立つという認識が広まり，バーチャルアニマルセラピーなどの革新的なアプローチが開発されつつある。

　他方，伴侶動物の長寿化に伴い，伴侶動物の加齢性疾患の増加や，高齢者による終生飼育が困難となるなどの問題も生じている。

b．野生動物

　過疎化に伴い人の活動が低下している地域では，休耕，農作地放棄などにより野生動物が増え，生息域が拡大し，都市部に出没していることが報告されている。これには，狩猟者の減少と高齢化も影響している。在来種のイノシシ，サル，クマ，シカ，キツネ，タヌキ，あるいは外来種であるアライグマやキョンなどの野生動物を近くでみかける機会が増えた。住民や観光客による野生動物への餌付けの問題，有害鳥獣による農作物被害，野生動物由来の人獣共通感染症の問題がある一方，野生動物や環境の保護・保全に取り組む必要もあり，どのように共生していけばよいのか，判断が難しい状況である。野生動物管理に関しては，「第7章」で後述する。

　また，COVID-19のような新しい人獣共通感染症の出現は，人と動物の健康が相互に関連していることを浮き彫りにした。人獣共通感染症に焦点が当たったことで，野生動物の取引に伴う潜在的なリスク，動物集団における疾病監視の重要性，および人・動物・環境の健康を考慮したワンヘルスアプローチの必要性に対する認識が高まっている。

c．その他の動物

　日本では，1999年の動物愛護管理法の改正により，人が飼育する動物の飼育・管理に関する規制が強化された。動物虐待，飼育放棄（ネグレクト），不適切な管理などに懲役や高い罰金が課されることになった。動物の虐待やネグレクトなどに関する法獣医学については，「第7章」の「7-1．環境保全学と獣医学の関係」内「5．野生動物等と法獣医学の役割」で紹介する。

　近年，様々な産業における動物の取り扱いの問題が明らかにされてきた。例えば，展示動物においては，従来の単独飼育のような個別での動物展示による動物のストレス（常同行動のような徴候や，自傷行為を起こす）への懸念が高まり，そのあり方や動物園自体の目的の見直しが進んでいる。実験動物においては，人の健康と疾病の診断・治療などに関する研究への使用の有用性とともに，不適切な飼養管理による闘争，ストレスと健康問題，それに伴う実験結果の信頼性の低下などが示され，飼養に関する基準が作成された。

　産業動物においては，集中飼育における動物の生活環境と扱いについて懸念が提起され，動物福祉の基準を改善するための議論や取り組みが進められている。2023 年には，農林水産省から家畜・家禽の動物福祉に関するガイドライン「アニマルウェルフェアに関する新たな指針」が公表された（「第 4 章」の「4-5. 産業動物の福祉（アニマルウェルフェア）」内「2. 産業動物の福祉に関する農林水産省の指針」を参照）。海外をみると，ヨーロッパでは以前から動物福祉を考慮しており，環境への影響を軽減し，安全で健康的な食品の生産を保証する持続可能な農業の実践が重視されている。これには，集約型農業に代わる農法の促進，地域や有機農法の支援，責任ある消費の選択の奨励などが含まれている。

1-2. マンハッタン原則と獣医師のニーズ

　ここでは，獣医学教育に何が必要なのかを理解するため，「One World，One Health」の概念や獣医師への社会的ニーズについて解説する。

1. 「One World，One Health」の概念

a. マンハッタン原則の提言

　2004 年，アメリカのニューヨーク州のマンハッタンにあるロックフェラー大学（図 1-2a）に，世界中の疾病と健康の関連機関の専門家が招集された。人獣共通感染症を主体とする新興・再興感染症の統御に関して検討がなされ，その結果，「マンハッタン原則」が提言された。その内容は，将来に向け，家畜と野生動物と人の健康（One Health，図 1-2b），それらを支える大気・水・土壌など環境の清浄性（One World）をどう維持していくかを示した行動方針である。「One World，One Health」はそのスローガンであり，新興・再興感染症を統御するには，新しい発想で分野を超えた活動と，国際的な連携（図 1-2c）が必要であることを述べている。

b. 人獣共通感染症

　新興・再興感染症は，1970 年代から世界各地で次々に出現し，パンデミックを起こすことで，人間社会に深刻な健康被害をもたらしている。これらの感染症のほとんどは人獣共通感染症であり，野生

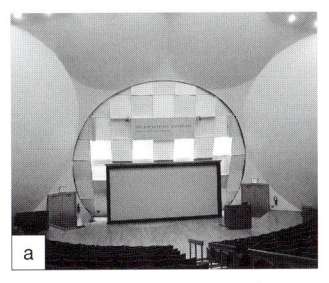
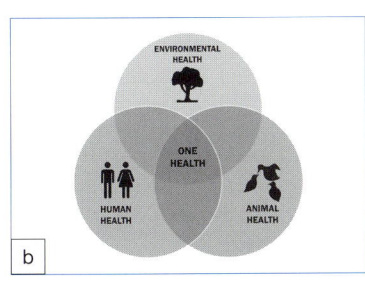
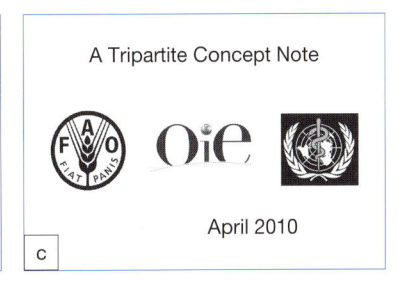

図 1-2　マンハッタン原則
a：ロックフェラー大学のキャスパリー・オーディトリアム会場
b：「One World，One Health」のイメージ
c：FAO，OIE（現：WOAH），WHO の 3 機関より，三者構成コンセプト・ノート（A Tripartite Concept Note）が発表された。
2004 年 9 月にロックフェラー大学（a）で開催されたシンポジウムでは，「One World，One Health」のキーワードが提唱された（b）。またグローバル化した世界における，分野を超えた健康への架け橋の構築を指針として，12 の行動原則，マンハッタン原則が提示された。この原則は，ワンヘルスイニシアティブによる 3 機関（FAO，OIE，WHO）の連携（c，2010 年）と国際医学・獣医学の連携につながった。
FAO：国連食糧農業機関，OIE（現：WOAH）：国際獣疫事務局，WHO：世界保健機関

動物を自然宿主とするものである。これらは以下の①〜④の理由により，従来はまれであり，知られていなかった人の社会に突如，出現するようになったとも考えられている。

①地球の温暖化による異常気象，熱帯雨林開発や森林伐採など環境の激変で野生動物と人との距離が縮まり，接触する機会が増えたこと。
②種々の動物がエキゾチックアニマルやブッシュミート（「第7章」の「7-5．ブッシュミート取引」を参照）として輸入される機会が増えたこと。
③人や動物，食糧等の物流がきわめて盛んになったこと。
④経済的・政治的不安により飢餓や難民が増加していること。

c. 12の行動原則

　マンハッタン原則では，人獣共通感染症の予防，蔓延防止，生態系の保全のために，国際機関が分野を超えて協力しあう必要があるとして「12の行動原則」が示された。「One Health」は，人・家畜・野生動物の健康は1つという考え方であり，医学，獣医学，自然科学，社会科学等が連携する必要性を述べている。また「One World」は，人・家畜・野生動物の健康，我々のすべてを支える基盤となる生物多様性の保全には，水や土壌，空気など環境そのものの清浄性，健全性が重要だという考え方である。
　12の行動原則のうち主なものとしては，以下の5つが挙げられる。

①「人と家畜，野生動物の健康がリンクしている」ということ。
　これらの健康は生物多様性と生態系機能にもリンクしていると認識すべきである。
②「土地と水の使用法の決定が，健康維持に深く関連する」ということ。
　これに失敗すると，水質汚染，土壌汚染，渇水（慢性的な水不足），土壌劣化，砂漠化などが起こり，生態系の復元性（弾力性，レジリエンス）は失われ，疾病の出現・拡散等が起こる。
③「野生動物の健康科学は，グローバルな疾病の予防，監視，モニタリング，規制の強化・緩和に不可欠な要素である」ということ。
　動物種を超えて広がる新興・再興感染症への予防，監視，モニタリングに前向きに取り組む必要がある。新興・再興感染症の早期警戒体制を確立するための国際的野生動物疾病監視ネットワークの確立と，その支援を行う必要がある。
④「政府，地域住民，私的・公的部門が，国際的な健康と生物多様性の保全に向けて協力体制を確立すべきである」ということ。
　1つの研究分野や1つの機関が取り組んでも解決できない。分野を超えて，立場を超えて，取り組む必要がある。
⑤「世界の人々の教育と啓蒙，健康と生態系に関する深い理解が必要である」ということ。
　この感染症を抑えるためには，政治的な介入，社会・経済的なアプローチも組みこんでいく必要がある。

　そして結語として，「これらの問題の解決には，昨日までのアプローチは通用せず，政府機関，個人，専門家，各分野の壁を乗り越えるしか方法はない」と記述されている。

2.　日本の獣医師への社会的ニーズの変遷

　国内における獣医師へのニーズは，第二次世界大戦後（1945 年～）の食糧増産のための畜産振興の必要性からスタートした。家畜衛生の向上，ワクチンの開発による家畜感染症の統御，産業動物の個体診療技術の高度化などが求められた。やがて，畜産領域では人工授精や体外受精，胚移植などの技術が開発された。その後，分子生物学・生命工学，ゲノムサイエンス等の著しい進展を受け，生きた動物を扱う基礎獣医学の発展が続いている。遺伝子組み換え動物（遺伝子導入動物：transgenic animals）や，ゲノム編集技術を用いた実験動物の開発が進行中である。また，これらの疾患モデル動物などを用いた光遺伝学（opto-genetics）や化学遺伝学（chemical genetics）のような新しい手法を利用した解析など，生命科学の進歩は現在も持続している。

　高度経済成長を経て少子化・核家族化が進行し，3 世代の家族構成が崩壊したことで，祖父母，あるいは自立した子や孫の代替として伴侶動物が飼われるようになり，伴侶動物獣医療へのニーズも増大した。また，高度経済成長後には飽食時代に突入し，消費者は，健康ブーム等を反映した食の安全性志向を強め，獣医師に食の安全保障において新しい役割を果たすことを求めはじめた。現在の国際貿易の拡大・食糧自給率の減少は，この傾向を一層際立たせている。

　このように，わずか半世紀のあいだに獣医師への社会的ニーズは変化し，拡大の一途をたどってきた。

3.　獣医師への国際的なニーズと獣医学教育（表 1-2）

　獣医師への国際的なニーズとしては，各国の脅威となっている人獣共通感染症の統御，特に野生動物や家畜に由来する感染症のコントロールへの貢献がある。国際獣疫事務局（World Organisation for Animal Health：WOAH〔旧 OIE〕）などの国際機関を中心として，動物福祉や環境保全などの獣医師の役割が明確化されてきている。さらに，WOAH は動物福祉についても国際的標準化を図ろうとしており，各国の獣医療サービス技術の高度化，斉一化を求めている。特に，政策決定に関与する獣医師の養成が要望されている。また，世界貿易が拡大する中で，国連食糧農業機関（Food and Agriculture Organization of the United Nations：FAO）が責任をもつ食糧供給や食の安全性の確保も，獣医師の責務に組みこまれている。

　2009 年，WOAH（当時は OIE）はパリに世界の獣医系大学長などを集め，「より安全な世界を形成するために進化する獣医学教育」という表題で，国際獣医学教育のあり方についての 1 回目の会議を開催した。その内容は，基礎獣医学，公共獣医学，臨床獣医学分野の新しい人材育成を要求するもので

表 1-2　獣医師への国際的なニーズ

分野	課題・獣医師の役割
動物の健康・福祉	獣医師は，世界中の動物の健康と福祉を確保するために不可欠な存在である。獣医師は，動物の疾病の予防（ワクチンの接種など），診断，治療，一般的な健康管理などを行っている。獣医師の需要は特に，畜産業が経済の重要な部分を占める発展途上国で高くなっている。
人獣共通感染症	獣医師は，人獣共通感染症の発生を防ぎ，公衆衛生を守るために，監視と管理を行う重要な役割を担っている。例えば，狂犬病，鳥インフルエンザ，エボラ出血熱，重症急性呼吸器症候群（SARS），中東呼吸器症候群（MERS），COVID-19 などが挙げられる。
食の安全保障・安定供給	獣医師は，食品の安全性の維持に欠かせない存在である。家畜の健康状態を監視し，疾病管理対策を実施し，検査を行うことで，肉，牛乳，卵などの動物由来製品の安全性を確保する。
環境保全	獣医師は，世界の環境保全の取り組みにも貢献している。獣医師は，野生動物の集団とかかわり，保護問題に取り組み，絶滅危惧種に関する研究を行い，生態系の健全性を促進させる。
ワンヘルスアプローチ	One Health の概念は，人の健康，動物の健康，環境の健全性が相互に関連していることを示すものである。獣医師は，このアプローチを実施する上で不可欠な存在である。

あり，その教育範囲は動物から人の健康，生命倫理・福祉，あるいは環境の保全などに及んでいる。大学教育はこのニーズに応えなければならない。

　獣医学は，世界の動物の健康，福祉，公衆衛生における課題に対応できる人材の育成を可能にする教育分野である。国際的なニーズに対応するために，獣医学教育は次のことに重点を置くべきである。
①人獣共通感染症，野生動物の健康，家畜生産などの分野での研究を奨励する。
②文化的能力[※1]（cultural competency）およびグローバルヘルスの課題に対する理解を促進させる。

　国際的なニーズに対応し，質の高い獣医学教育を確保することで，動物福祉の向上，公衆衛生の保護，そして世界の持続可能性に貢献することができる。

※1：前向きな行動や姿勢，方針を通じて，異なる文化圏の人々と適切にコミュニケーションをとり，交流できる能力。

1-3. 獣医学の教育体系 非コア ✎

1. 獣医学教育の3つのポリシー（3つの方針）

　大学・学部における教育体系を作成するためには，ディプロマポリシー，カリキュラムポリシー，アドミッションポリシーという3つのポリシーを確定する必要がある。その際，まず，ディプロマ（学士）としての出口であるディプロマポリシーを決め，それに必要なカリキュラムポリシーを作成し，最後に入学に必要な資質，アドミッションポリシーを定めるというプロセスをとる。ここでは，獣医学教育における一般的な3つのポリシーについて説明する。

a. ディプロマポリシー（diploma policy）

　獣医学教育におけるディプロマポリシーは，獣医学教育プログラムの修了時にディプロマ（学士）または学位を授与するための要件と規則を定めたものである。どのような人材を専門家として社会に送り出すのか，その資質として満たさなければならないものは何かを決めている。具体的には，獣医師としての学士の資質，学生が卒業証書または学位を取得するために修了しなければならない学業基準，単位要件，および臨床ローテーション[※2]の概要を示すものである。ディプロマポリシーは，学生が獣医学の学部教育または認定機関が定めた必要な基準や能力を満たすことを保証するものである。

　獣医学は非常に複雑な学問である。ディプロマポリシーからみると，医学，薬学に対して獣医学の職域は非常に広く，動物を使ったライフサイエンス研究分野，公衆衛生に関連する公共獣医事分野，動物の診療を担う臨床獣医分野と大きく3つの分野で活躍する人材を育成する必要がある。さらに，前述したように，その対象となる動物種は非常に多い。

※2：複数の診療科を一定期間ごとに順次回って研修すること。

b. カリキュラムポリシー（curriculum policy）

　カリキュラムポリシーとは，獣医師として卒業するために必要な講義，演習，実習を通じて，受けるコースおよび科目の構成，内容，順序を概説するものである。カリキュラムポリシーは，学生が獣医学に不可欠な知識と技能を習得するために学ぶべき，基盤教育科目，基礎生命科学，獣医学教育モデル・コア・カリキュラム（基礎獣医学，病態獣医学，応用獣医学，臨床獣医学の51科目19実習）を含む。基礎獣医学には解剖学，生理学，薬理学などがあり，病態獣医学には病理学，免疫学，微生物学などがあり，応用獣医学には公共獣医学（公衆衛生学，動物衛生学など），毒性学，人獣共通感染症

学などがあり，臨床獣医学には内科学，外科学，麻酔学等々がある（詳細は「獣医学教育モデル・コア・カリキュラム 2019 年度版」[1] を参照）。

　カリキュラムポリシーは，理論的な講義，実践的な実験セッション，および臨床ローテーションの配分についても詳述されている。これに沿うことで，認定機関（後述）が設定した目的と基準に合致させることができる。

c．アドミッションポリシー（admission policy）

　獣医学教育におけるアドミッションポリシー（入学者受け入れ方針）は，学生が選抜され，獣医学教育プログラムに入学するまでのプロセスを規定するものである。またこれには，入学を希望する学生が入学資格を得るために満たさなければならない基準や前提条件が含まれる。これらの基準には，評点平均値（grade point average：GPA）や特定の科学分野の履修経験などの前提条件等の学業上の要件に加え，推薦状，面接，自己紹介文などの学業以外の要素が含まれることもある。アドミッションポリシーでは，競争的な出願審査，入学試験，または面接を含む選考プロセスも定義することができる。この方針は，資格と能力のある候補者が獣医学教育プログラムに入学できるようにすることを目的としている。具体的なポリシーは，大学によって異なる場合がある。

2．基盤教育科目と基礎生命科学

　大学により異なるが，多くの大学で教養学部が廃止され，大学生として必要な一般教養科目は基盤教育科目として再導入されつつある。基盤教育科目とは，大学教育において，学生が幅広い知識やスキルを獲得するために履修する科目である。これらの科目は，専門分野に特化する前に，基礎的な学問領域を理解し，総合的な教養を身につける機会を提供することを目的としている。前述したように獣医学の職域は広く，社会的な課題に対しては，専門的知識だけでなく，「第 2 章」で述べるように分野を超えた総合的な教養を問われることが多い。

a．基盤教育科目

　一般的な基盤教育科目としては，自然科学，社会科学，人文科学などがある。自然科学には自然界の基本的な原理や科学的な思考方法を学ぶ科目が，社会科学には社会や人間の行動，社会システムに関する知識を学ぶ科目が，人文科学には人間の文化や思考のあり方について学ぶ科目がある。また最近は，コンピュータ科学の発展が著しく，文部科学省は大学生全員に対し，基盤教育として，数理・データサイエンス・AI 科目をとるように勧めている。大学生は，これらの基盤教育科目を履修することによって，広範で多様な知識にアプローチする方法を習得し，幅広い視野をもてるようになることが求められている。

b．基礎生命科学

　獣医学にとっての基礎生命科学は，主に化学，生化学，生物物理学，分子生物学などである。これらの科目の知識は，後に履修する基礎獣医学の生理学や薬理学をはじめ，応用獣医学の毒性学や臨床獣医学で必要となるが，それに気付くのは随分後になってからである。これらの科目は，主に原理を説明しているため，単語を丸暗記しても意味がない。分からないところは教員に聞く，インターネットで調べるなどして，原理を理解しなければならない。有機化学の物質は単語でなく構造式で理解すること，その他の科目は単語でなく図で理解することを勧める。また，高校時代に生物学を履修しな

かった学生は，できるだけ早く高校レベルの生物学を修得しておく必要がある。生物学では，生命現象や生物の構造と機能についての基本的な知識を得ることができ，細胞生物学，遺伝学，発生生物学などの重要な概念を理解することができる。なお，獣医学の専門科目の課程では，すでに理解していることを前提としており，教えられる機会は少ない。

3. 獣医学教育モデル・コア・カリキュラム

　獣医学教育の専門科目とは，教育の質保証を図るために全獣医系大学が共同で作成したもので，共通に用いる獣医学教育モデル・コア・カリキュラム（以下，コアカリキュラムという）に準拠したテキスト（図1-3，1-4）で学ぶことができる。その教育体系を図1-5に示す。ここでは，コアカリキュラムテキスト同士の相関性に重点を置いて解説していく。

　なお，コアカリキュラムに示されているのは，6年間の履修年限で獣医学として学ぶべき内容の2/3程度である。コアカリキュラムはあくまでコア（核）であり，残りの1/3は各大学が定める内容を学ぶ必要があるということに留意してほしい。

a. 基礎獣医学と病態獣医学
（1）正常な動物の構造と機能を理解する
　獣医学の専門科目の学習は，動物の正常状態の理解から始まる。形態学的にアプローチをする解剖

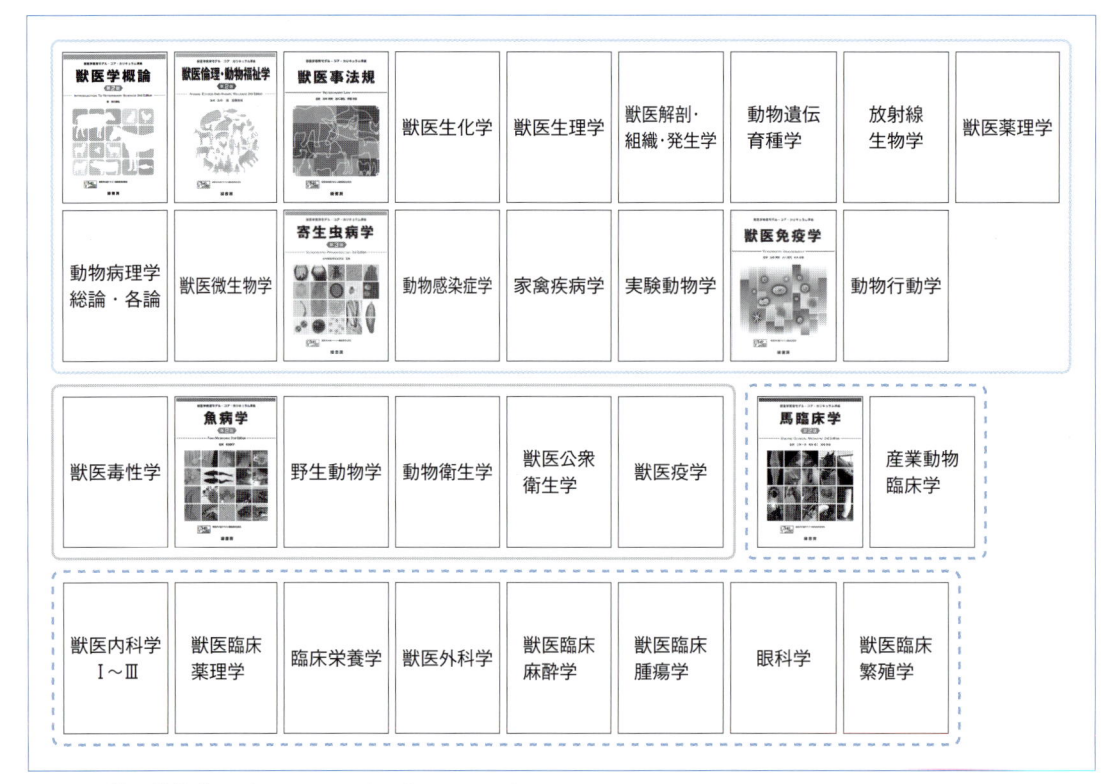

図1-3　獣医学教育モデル・コア・カリキュラムテキスト
青の囲みは基礎獣医学と病態獣医学，グレーの囲みは応用獣医学，青破線の囲みは臨床獣医学である。獣医学コアカリキュラムテキストのうち，「獣医生化学」「獣医生理学」「獣医臨床病理学」はPDFが配布されている。「動物病理学」には総論と各論があり，「動物行動学」には動物行動学と臨床行動学がある。また「獣医内科学」にはⅠ～Ⅲ巻があり，「獣医公衆衛生学」はⅠ・Ⅱ巻が統合されて1冊となった。なお，「画像診断学」は編集準備中である。

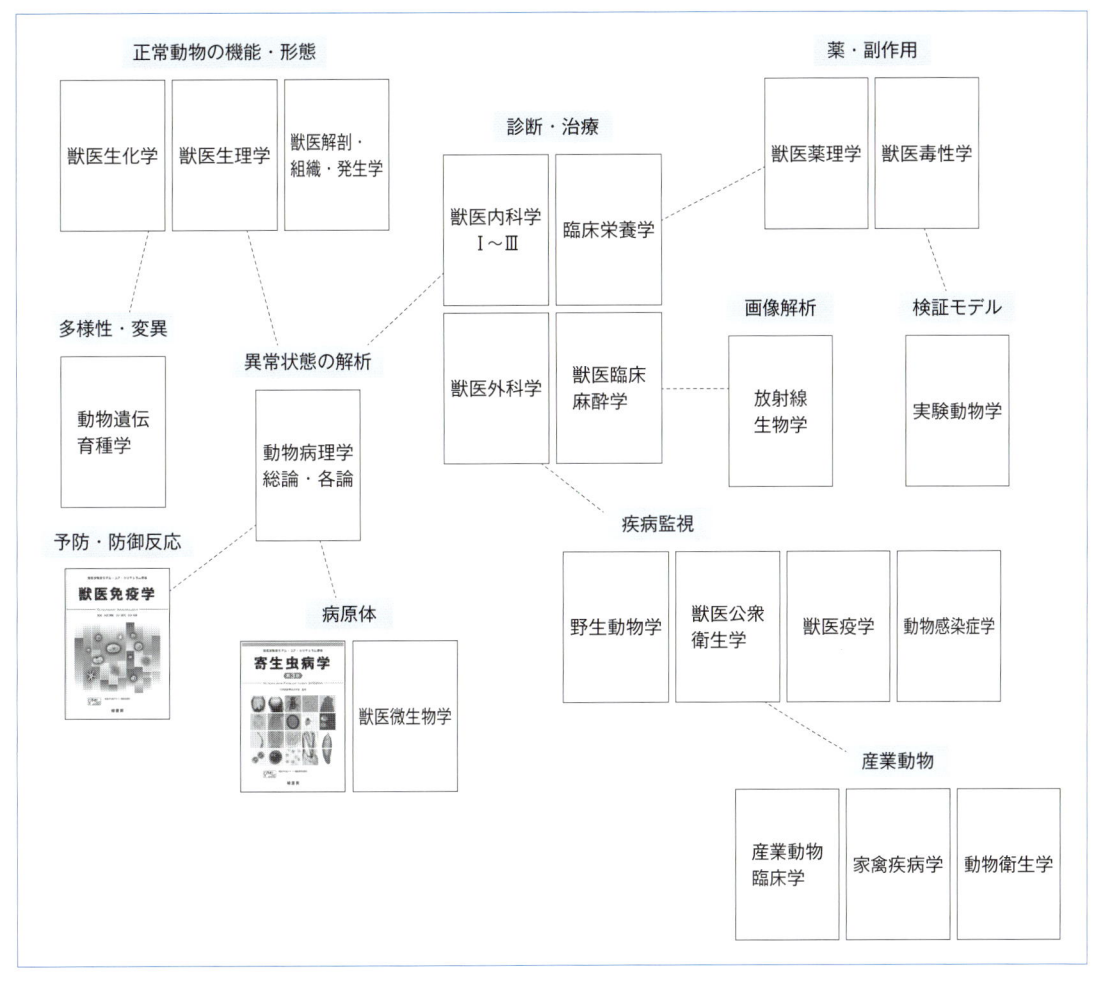

図1-4　テキストの相関図

学に対して，機能的にアプローチをするのが生理学であり，その原理を示すのが生化学や分子生物学などである。大学によっては，ここで動物遺伝育種学や生化学を教える場合がある。基本的に，ここでは正常な動物の構造と機能を理解することになる。

(a)解剖学，組織学，発生学

　解剖学は動物の形態と構造を，組織学は細胞・組織の構造を，発生学は発生・成長の過程を研究する学問である。これらの知識は獣医学の基礎であり，診断・治療・繁殖管理などに応用される。

(b)生理学

　生理学は，動物の生理学的機能と運動を研究する学問である。動物の生理学を学ぶことで，身体機能，代謝プロセス，神経制御，循環系などに関する知識を深めることができる。

　前述したように，獣医学の対象は医学と異なり，多様な動物種である。魚類，昆虫，鳥類，哺乳類等の動物について，その共通性と特殊性を理解しなければならない。生物は環境にあわせて多様化し

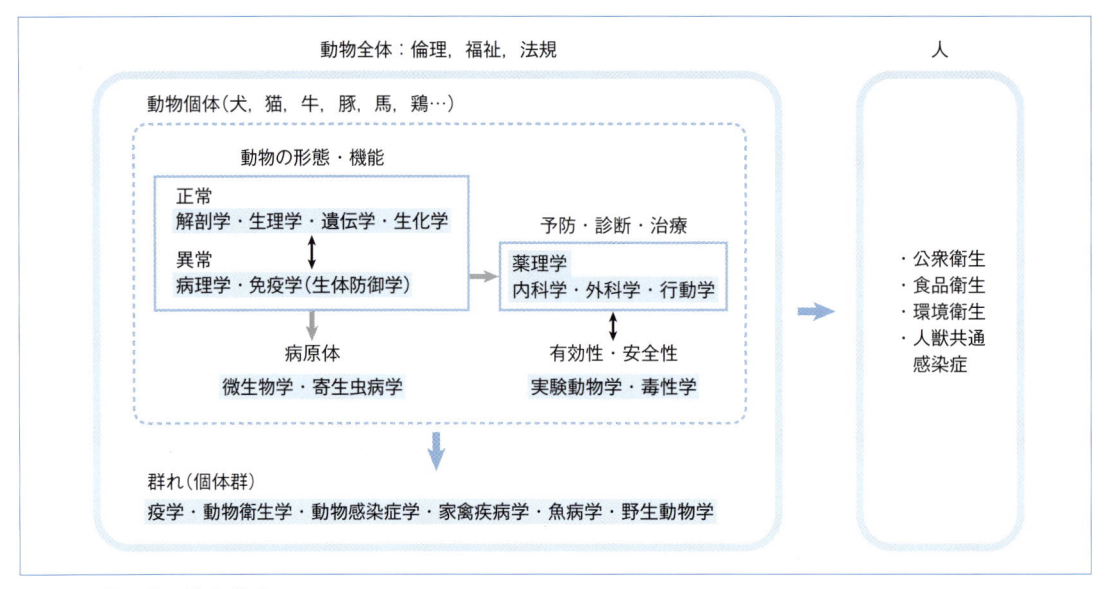

図 1-5　獣医学の教育体系
獣医学の専門教育は，倫理・福祉等の動物全体にかかわる事項から始まり，動物個体の正常状態（形態・機能）と異常状態（病理学など）を学ぶ。次に，病原体や（微生物学など），予防・治療方法（臨床獣医学や薬理学），その科学的裏付けとしての実験動物学や毒性学を学修する。動物個体にかかわる科目の学習が終わると，群れ（個体群）にかかわる科目，さらには動物と人に関連する事項を学ぶこととなる。

放散してきたため，各自の特徴と特殊性を有している。「第 3 章」で述べるように，伴侶動物臨床獣医師として働く場合は，それぞれの動物に応じた予防，診断，治療が必要になるので，これらの科目の学習が終わった後も絶えず振りかえって，新しく学ぶ科目と結びつけ，理解する努力が必要となる。

(2)正常状態が破綻したときの状態（疾病と生体反応）を理解する

　次いで習うのが，病理学と免疫学（生体防御学）である。これは解剖学，生理学と裏腹の関係で，正常状態が破綻したときの状態（疾病と生体反応）を学ぶことになる。主として生体の応答を形態学的にアプローチするのが病理学，機能的にアプローチするのが免疫学ということになる。

(a)病理学

　病理学は，動物の疾病の原因，進行，健康への影響などを扱う。疾病の性質と起源を調査し，疾病を特定・分類し，依頼主に診断情報を提供する。主として肉眼検査，病理組織学的検査，細胞学的検査など様々な手法で疾病の原因やメカニズムを解明する。

(b)免疫学

　免疫学は，動物の防御・免疫システムを理解し，感染症などの疾病，ワクチンに対する反応を理解することに重点を置いている。動物の免疫機構，免疫障害，免疫反応の研究が含まれる。免疫細胞のはたらきや，これらの細胞とシグナル伝達分子とのあいだの複雑な相互作用を調査する。この場合も，動物種を超えた共通性と動物種ごとの特殊性の両方を学ぶことになる。

(3)感染症の病原体を理解する

　疾病の原因が感染である場合は，病原体を扱う微生物学と寄生虫病学が対応する。

(a)微生物学

　微生物学は，動物に疾病を引き起こす微生物や，微生物と動物の相互作用について研究する学問である。細菌，ウイルス，真菌，原虫あるいはプリオンなど，様々な感染因子の同定，特徴づけ（分類），制御が含まれる。

(b)寄生虫病学(医動物学)

　寄生虫病学は，動物を宿主とする寄生虫に関係する学問である。寄生虫には，動物の皮膚や表面に寄生する外部寄生虫と，動物の体内に寄生する内部寄生虫があり，それら（あるいは虫卵）の同定と分類，寄生虫の生活環と感染経路，臨床徴候と病態などを研究する。

(4)薬物およびその評価について理解する

　一般的にいえば，動物の疾病の治療のために適切な薬物を選択する根拠を示すのが薬理学であり，薬物の安全性評価は毒性学の範疇である。この評価に必要な動物の特性や管理方法は，実験動物学で研究される。しかし，実際にはそれぞれの学問の研究範囲はもっと広く，お互いに関連しあっている。薬理学と毒性学は，薬物の動物への影響の研究，および毒性物質の動物の健康への影響の研究を扱う獣医学の分野である。治療効果と潜在的リスクの両面から，薬物や毒性物質が動物とどのように相互作用するかを理解する上できわめて重要である。なお，毒性学は応用獣医学に含まれる。

(a)薬理学

　薬理学は，動物における薬物の影響とその使用法を研究する学問で，薬物の開発（創薬），薬物の作用・相互作用の解明（薬物動態学，薬力学など）等の側面を含んでいる。薬物動態学は体の薬物への作用を研究する学問で，動物における薬物の吸収，分布，代謝，排泄の研究などを行う。薬力学は薬物の体への作用を研究する学問で，薬物と受容体の相互作用や，薬物同士（複数の薬物を投与する場合）の相互作用，また，用量反応（dose response）や作用機序の解明などの研究に取り組む。

(b)実験動物学

　実験動物は，疾病の理解を深め，新しい治療法を進展させ，獣医療を改善するために，様々な科学実験に使用される。また，獣医学生のスキルの向上のための臨床トレーニング，疾病のモデル化と研究にも利用される。獣医学教育における実験動物の使用は，厳格な倫理的ガイドラインと規制によって管理されている。教育機関や教育者は，動物の痛みや苦痛を最小限に抑え，3R（Replacement：代替，Reduction：削減，Refinement：洗練）などの倫理原則を遵守し，丁寧に扱うことを保証する体制をつくらなければならない。これらを体系的に学ぶのが実験動物学である。

b. 病態獣医学と応用獣医学

　応用獣医学では，動物の個体単位のケアから一歩進んで，動物群の健康や，動物を取り巻く環境の保全を維持する視点を学ぶことが目的である。持続可能な動物管理や公衆衛生に貢献する。

（1）動物の群全体の健康にかかわる科目

　これまで述べたのが，主として動物の個体診療に必要な教育科目である。しかし，獣医疫学の祖といわれるカルビン・シュワーベ（1927〜2006 年）が，人の公衆衛生学と家畜の飼養学の類似性から「One Medicine：医学と獣医学は1つ」を提唱したように，家畜や家禽，野生動物などは，個体診療ではなく群での診療が基本となる。動物の群全体の健康管理が重要となる応用獣医学の科目には，疫学，動物（家畜）衛生学，魚病学，野生動物学などが含まれる。

（a）疫学

　疫学は，動物集団における疾病および健康状態の分布，決定要因，および制御の研究に焦点を当てた獣医学の専門分野である。疫学教育では，動物に影響を与える健康問題を理解し管理するために，疫学の原則と方法を教える。学生は，サーベイランスなどによる疾病の調査や発生への対応，疫学研究の設計と分析，疾病の伝播と動態を学ぶ。また，宿主の感受性，病原体の特性，環境要因，社会的相互作用などの要因を調べ，疾病の伝播パターンを評価する。

（b）動物衛生学

　動物衛生学は，獣医学教育の中でも特に，動物の健康と生産にかかわる重要な分野である。動物衛生学では，家畜が清潔かつ健康でいられる環境を維持し，疾病の蔓延を防ぎ，食品の安全を確保することを目的とした様々な原則と実践が含まれている。バイオセキュリティ，畜舎などの施設の設計，廃棄物・水質管理，洗浄・消毒，疾病の予防と管理，規制の遵守などを学ぶ。

（c）動物感染症学，家禽疾病学，魚病学

　動物（家畜）感染症学，家禽疾病学，魚病学では，それぞれの動物の感染症を種々の切り口で整理して教わる。具体的には，WOAH の伝染病リスト，家畜伝染病予防法での監視伝染病（法定伝染病と届出伝染病），病原体（ウイルス，細菌，真菌，寄生虫など），感染部位（呼吸器，消化器，泌尿生殖器など），感染経路（空気感染，接触感染，経皮・経口感染など）等に基づいた分類がある。

（d）野生動物学

　獣医学領域における野生動物学では，飼育下および自然の生息地で，野生動物に獣医学的ケアや獣医療サポートなどを提供することを目的のひとつとしている。学生は，野生動物に影響を与える特定の疾病，病原体，健康上の懸念事項に関する教育を受ける。野生動物の生態のユニークな側面を理解し，それが彼らの健康と安寧にどのように関係しているのかも理解する。

　また，野生動物に関する保全医学（conservation medicine）では，野生動物の個体数とその生息地の保全・保護について教える。特に，人と野生動物の相互作用や，環境要因が野生動物の健康に与える影響などを学生に理解させることを重点としている。学生は，自然保護の原則，生物多様性の保全に関する国際条約や議定書，野生動物と接する際に考慮すべき倫理的な事柄などについて学ぶ。獣医学領域における野生動物に関しては「第7章」で紹介する。

（2）人と動物の健康にかかわる科目

　獣医学教育の複雑さは，そのゴールが単純に動物で終わらない点である。獣医学教育には，動物および動物製品と人とのかかわりを学ぶ科目群がある。具体的には，公衆衛生学，食品衛生学，毒性学，

環境衛生学，人獣共通感染症学などである。

(a) 公衆衛生学

公衆衛生学は，動物と人の健康を保護し促進する(One Health)ために，獣医学と公衆衛生学を融合させた分野である。そのため，動物と人のあいだで感染する可能性のある疾病や，その他の健康リスクの予防と制御に重点を置いている。

(b) 食品衛生学

獣医学教育における食品衛生学は，獣医師の職域からも非常に重要な分野である。学生は食品安全の原則を理解し，食品生産，加工，流通の検査や規制を含む食品衛生の様々な面を学ぶ。主な内容には，食品媒介病原体，食品に関連する人獣共通感染症の検査，食品安全規制，危害分析および重要管理点(HACCP)，食品安全管理システムなどがある。

(c) 環境衛生学

環境衛生学は比較的新しい分野であるが，獣医学にとって，将来はさらに重要な科目となると考えられている。これには，環境汚染物質の発生源，分布，メカニズム，および環境汚染物質が野生動物，家畜，生態系に与える影響を研究する環境毒性学も含まれる。ここでは，環境リスク評価法を学習し，リスク管理による環境毒性の緩和と予防の提言を行うことを学ぶ。

(d) 毒性学

毒性学は，人の医薬品の前臨床試験の評価システムに関与するとともに，動物における農薬，薬物，環境汚染物質などの毒性メカニズム，曝露経路，および潜在的な影響の特定など，広くを学ぶ。

(e) 人獣共通感染症学

従来，人の感染症は，人から人に伝播する伝染病として，「伝染病予防法」により約100年間統御されてきた。しかし，近年の感染症の多くが動物由来であることを考慮して，動物から人に伝播する感染症が，「感染症の予防及び感染症の患者に対する医療に関する法律(感染症法)」(1999年施行)に「動物由来感染症」(厚生労働省では人獣共通感染症をこのようにいう)として，主に1類から4類に組みこまれた。

獣医師は，動物の健康を監視し，公衆衛生に対する潜在的脅威を特定する最前線にいるため，人獣共通感染症を認識，予防，管理するための教育を受ける。その主な内容は，人獣共通感染症の認識，予防，診断，管理や疫学とサーベイランスである。特に，動物から人への感染リスクを最小限に抑えるため，ワクチン接種プロトコル，バイオセキュリティ対策，媒介動物の制御，抗菌薬耐性，その他の対策についても学習する。

c. 臨床獣医学

前述までの知識と技術をもとに，疾病の予防，診断，治療を行うのが臨床獣医師である。獣医臨床教育では，一般的に次の科目を教えている。獣医内科学分野としては，循環器科，消化器科，呼吸器科，神経科などがあり，各疾病の病態や検査，投薬などについて学ぶ。また獣医外科学分野としては，軟部組織外科，整形外科などがあり，これらを実践するために手術のテクニック，麻酔，術後のケア

について学ぶ。その他，皮膚科や眼科などの分野の重要性も増している。加えて，臨床行動学，画像診断学，臨床病理学などの科目がある（詳細は「第3章」を参照）。

　さらに，これらを実施するために必要な獣医倫理や動物福祉，および顧客の機密保持，職業上の行動などの獣医療行為にかかわる法的責任についても学ぶ（獣医事法規でも学ぶ）。大学によっては，エキゾチックアニマル医学をアドバンスト科目として教えることもある。

　臨床獣医学の科目は，大学の獣医学教育プログラムのカリキュラムや焦点によって若干異なる。また，臨床獣医教育では，動物病院などでの実践的な実習，インターンシップ，臨床ローテーションが行われる。コアカリキュラムには，獣医学共用試験（後述）後，総合参加型臨床実習が組まれている。

4.　アドバンスト科目

　前述したように，全国共通で行われるコアカリキュラムの後に，各大学の独自性を活かした高度専門教育科目としてアドバンスト科目を設定することとなった（「獣医学教育の改善・充実に関する調査研究協力者会議」，文部科学省）。現在，各大学は大学間や外部の関連機関と協力してアドバンスト科目を組んでおり，すでに実施しているところもある。

　獣医師の専門分野がライフサイエンス研究，公共獣医事，臨床獣医分野等に分かれていくことを考えると，アドバンスト科目は，獣医学士（卒業生）が社会で活躍するための高度応用獣医学科目というべきものである。分野に応じて，ライフサイエンス研究，トランスレーショナルリサーチ，バイオセーフティ，国際動物資源学，リスク分析，国際獣医事，国際動物関連法規，臨床推論，先端診断技術，動物福祉，コミュニケーションなどの素養が必要とされる。

5.　国際獣疫事務局（WOAH）の教育方針

　WOAH は，獣医療の実学教育の必要性を考慮し，「獣医師のデイワン・コンピテンス（Day One Competence）」という概念を導入した。これは，獣医学生が卒業後，勤務初日から獣医師に求められる主要業務を遂行するために必要な知識，技能，態度を備えていることを意味する。デイワン・コンピテンスを促進するために，WOAH は獣医学部に対し，あらかじめ決められたコアカリキュラムの修了のみに依存するのではなく，特定の技能や能力の習得に重点を置く，能力ベースの教育アプローチを採用するよう奨励している。このアプローチは，卒業生が知識だけでなく，知識を実践的に応用する能力も身につけることを目的としている。WOAH が主催する国際獣医教育会議については「1-4．獣医学教育の質保証」内「4．国際的な獣医学教育認証制度」で後述する。

6.　獣医関連専門家（VPP）

　WOAH は，獣医師の不足に対処し，特に獣医師へのアクセスが限られている地域における公共獣医事を含む動物保健サービスを強化するために，獣医関連専門家（Veterinary Paraprofessional：VPP）育成のプログラムを作成し，推奨している。

　VPP 育成プログラムは，動物に包括的なケアを提供する際に獣医師とともに働く熟練した専門家を育成することにより，動物のケアの質を確保しながら，様々な能力で獣医師をサポートする。必要不可欠な動物保健サービスへのアクセスを拡大し，動物福祉を改善し，持続可能な畜産業の振興等を支援することを目的としている。

a. 背景

　世界の多くの地域，特に農村部や遠隔地では獣医師が不足しているため，獣医事を効果的に提供するための代替戦略が必要とされている。VPPは，獣医技術者，アシスタント，またはパラ獣医師としても知られ，動物の健康管理，疾病予防，公衆衛生への取り組みなど，獣医事を提供する上で獣医師をサポートする重要な役割を担っている。

b. プログラム内容

　VPP育成プログラムの構成は，国や地域特有のニーズによって異なる。しかし一般的には，理論的教育と実践的訓練を組み合わせたものである。そのプログラムは，獣医学部，農業大学校，技術研究所，または職業訓練センターで提供される。実践的な訓練は，経験豊富な獣医師などの指導の下で実習が行われることが多い。

c. カリキュラム

　WOAHが推奨するVPPの専門職課程のカリキュラムは，卒業生が最低限の能力基準を満たすよう，包括的かつ標準化されている。カリキュラムは，動物の健康，飼育，疾病予防，基本的な獣医学的ケア，関連法規や倫理に関する基礎知識と技術を学生に提供するよう設計されている。また，動物解剖学，生理学，薬理学，実験技術，診断手順，および顧客とのコミュニケーションなどの分野を扱うこともある。通常，公共獣医事や臨床現場等におけるVPPの業務と責任に直接適用できる実践的スキルの育成に重点が置かれている。

d. 現在の状況

　VPPの育成プログラムの実施と採用は，国や地域によって異なる。一部の国では，獣医当局または専門機関が認定する正式な研修プログラムが確立されている。一方，その他の地域では，カリキュラム開発，指導者の研修，関係者の参加に重点を置いた取り組みが，まだ初期段階である場合もある。WOAHが行うモニタリングと評価のしくみを獣医組織能力評価（Performance of Veterinary Services：PVS）といい，これは動物の健康状態の改善と獣医事関連の労働力不足への対応における，育成・研修プログラムの効果と影響の評価として重要である。

1-4. 獣医学教育の質保証

1. 獣医学教育の認定方針

　認定方針は，各教育機関が設ける獣医学教育プログラムが特定の基準を満たし，学生に適切な訓練を提供することを保証するものである。こうした方針には通常，認定機関や団体が行う厳密な評価プロセスが含まれる。認定基準には，教員の資質，カリキュラム内容，臨床研修施設，学生支援サービス，過去の教育成果などが含まれる。認定方針は，獣医学部教員が高水準の教育を維持し，獣医師として準備の整った（デイワン・コンピテンス）有能な卒業生を輩出することを保証するのに役立つ。

2. 大学認証機関

　獣医学教育の認証は大学基準協会（Japan University Accreditation Association：JUAA）により行われる。JUAAは1947年，46国公私立大学を発起校として設立された。「会員の自主的努力と相互的援助によってわが国における大学の質的向上を図る」ことを趣旨としている。1996年には，各大学の自

己点検・評価を基礎とする大学評価制度(加盟判定審査，相互評価)を導入した。2004 年，学校教育法の改正により，大学は文部科学大臣の認証を受けた評価機関による評価を 7 年以内の周期で受けることが法的に義務づけられた(認証評価制度)。JUAA は大学認証評価機関のひとつで，以下に述べるように獣医学分野の認証評価を受託し，社会に獣医学教育の質を保証する役割をもつ。

3. 日本の獣医学教育認証制度

a. 獣医学教育評価が開始されるまでの流れ

　JUAA は，前述の大学認証評価とともに専門分野ごとの分科教育基準の策定に着手し，1947 年に「獣医学教育に関する基準」を，1988 年に「獣医学に関する大学院基準」を策定した。2011 年，文部科学省「獣医学教育の改善・充実に関する調査研究協力者会議」において，コアカリキュラムと獣医学共用試験の実施，教育の国際共通性を担保するための共同教育課程(共同獣医学部)の設立，教育内容の改善を目指した第三者機関による教育評価の実施を求める意見が公表された。これを受けて，全国大学獣医学関係代表者協議会は，JUAA に獣医学教育の第三者評価を依頼した。そして 2017 年，獣医学教育評価が開始された。

b. 獣医学教育評価の目的および方法

　獣医学教育評価の目的は，獣医学教育課程の水準の向上を図るとともに，評価を通じて獣医学教育の質を社会に対して広く保証することにある。獣医学教育評価(7 年以内の周期で行われる)は前述のような法定認証評価(法律で定めた認証評価)ではないが，大学認証評価を参考にして構築した方法により行われる。

　評価は，評価者が所定の様式である「自己点検・評価ワークシート」に基づく書面評価と，実地調査の結果に基づく評価を総合して行う。判定は，JUAA が決めた「獣医学教育に関する基準」に適合しているかで行う。

　評価の基本姿勢は，①獣医学教育に課せられた使命に基づき，②各獣医学教育課程が掲げる目的を尊重し，③その目的の達成のためにどのような努力が払われ，④成果をあげているのかという点を重視して行うことである。したがって，単に獣医学教育課程が法令要件を遵守しているかどうかをチェックするのにとどまらず，改善意見を添えて獣医学教育の質の向上のための支援を行うことを目的としている。

4. 国際的な獣医学教育認証制度

　現状では，獣医学教育を認証する統一された国際組織や国際機関はないが，WOAH が主催する国際獣医学教育と獣医法定機関(Veterinary Statutory Bodies：VSBs)に関する会議(国際獣医教育会議)は 2 年に 1 回行われている。また，ヨーロッパと北米では，それぞれ獣医学教育機関を認証する体制が確立されており，地域を越えて獣医学教育機関の認証を進めつつある。

　アジアの国々では，こうした教育機関を認証する独自の体制は未だ確立されていないが，それに向けた動きはある。2016 年，前述の国際獣医教育会議の 4 回目がバンコクで開催された。その後，アジアは WOAH の支援のもと，地域会議として，獣医学教育確立(Veterinary Education Establishments：VEEs)および VSBs の設立をテーマに，アジア獣医科大学協議会(Asian Association of Veterinary Schools：AAVS)とアジア獣医師会連合(Federation of Asian Veterinary Associations：FAVA)，およびアジア各国の獣医学教育機関が共同で定期的に会議を開催している。

a. ヨーロッパの獣医系大学認証制度

　ヨーロッパでは, 1988 年に獣医師養成機関の学長や学部長らにより, 非営利団体である欧州獣医学教育機関協会(European Association of Establishments for Veterinary Education：EAEVE)が設立された。EAEVE の役割は, 欧州連合(EU)域内の獣医系大学における教育プログラムを評価して卒業生の獣医師としての技能を保証し, その大学の教育改善を促進させることにある。EAEVE 認証は, EU 域内で自由に移動できるのは人やものだけではなく, EAEVE 認証を受けた大学の教育による資格もまた自由に移動できることを前提として行われている。さらに, EAEVE 認証は EU 域外の大学にも拡大しつつある。日本では 2024 年時点で, 北海道大学・帯広畜産大学, 山口大学・鹿児島大学の共同獣医学部, および酪農学園大学の獣医学群が EAEVE 認証を取得している。

　EAEVE は欧州獣医師連盟(Federation of Veterinarians of Europe：FVE)と協力し, ヨーロッパの獣医学教育基準の調和を図っている。カリキュラム, 教授陣, 施設, リソースなど, あらかじめ定義された基準に基づき, 獣医学教育プログラムの定期的な評価を行っている。EAEVE による認定は, その教育機関の獣医学教育プログラムが確立された質の基準を満たしていること, 獣医学生に包括的な教育を提供できていることを示している。

b. 北米地域の獣医系大学認証制度

　アメリカでは, 1946 年に米国獣医学協会(American Veterinary Medical Association：AVMA)内に獣医学教育審議会(Council on Education：COE)が設置され, 1950 年には獣医師国家試験委員会(National Board of Veterinary Medical Examiners)が設置されて, アメリカの全州とカナダにおける獣医師資格試験に関する統一基準づくりが行われた。AVMA-COE は, 米国教育省の国家諮問委員会(National Advisory Committee for Institutional Quality and Integrity of the U.S. Department of Education：教育の質とその改善のための機関)と協調して, アメリカとカナダの獣医学教育基準を定め, 教育カリキュラムや試験評価基準の検討, および各獣医系大学の認証評価を行っている。

　AVMA-COE による認証を受けた大学は認証大学と呼ばれ, それらの大学卒業生の獣医師資格は両国において有効である。AVMA-COE による教育の質評価は, ある州で獣医学教育を受けた学生が他州でも開業できることを保証するために必要であり, 北米の内部調整システムである。認定大学卒業生は卒業後すぐに行われる実習試験が免除されるので, AVMA-COE 認証大学では, 卒業時の技術的なスキル(デイワン・スキル／デイワン・コンピテンス)の到達度が重要になる。現在では, 北米以外の AVMA-COE 認証を受けた大学の卒業生にも同様の資格が与えられる。

5. 獣医学共用試験

　文部科学省の第 7 回「獣医学教育の改善・充実に関する調査研究協力者会議」の報告(2009 年)において, 獣医学教育の現状の課題は, ①獣医師の職域や社会的な役割などを教授する概論, 獣医事法規, 獣医倫理を扱う導入教育などの不整備, ②獣医師に必要な実践的教育の不足, ③新たな獣医学分野への対応不足, ④大学間の教育内容のばらつき, であると指摘された。①③④については導入教育の充実, 新分野のコアカリキュラム化, コアカリキュラムテキストの作成などで応えることとなった。②については, 学生に対する臨床や公衆衛生などの実習を質・量ともに充実させるため, 現場での実習が必要であり, ローテーション方式の「総合参加型臨床実習」を導入することとなった。

　しかし, 獣医師法第 17 条には, 「獣医師でなければ, 飼育動物(牛, 馬, めん羊, 山羊, 豚, 犬, 猫, 鶏, うずらその他獣医師が診療を行う必要があるものとして政令で定めるものに限る)の診療を業

務としてはならない」と定められている。つまり，獣医師免許をもたない無資格の獣医学生は，病院や農場で診療を行うことが法律上許されない。他方，法律には，「違法性阻却」という考え方がある。これは，「ある行為が，外形的には犯罪や不法行為になるようにみえても，法律上その行為を正当とする理由があるため，違法性がなくなり，犯罪や不法行為とならないこと」と定義されている。獣医師免許を所管する農林水産省は，この違法性阻却に対する考え方を公示している（表1-3）。

卒業時のデイワン・コンピテンスには，総合参加型臨床実習で現場での診療等を十分経験する必要があり，その実習に参加するには，安全に診療に参加できるだけの知識と技能が必要となる。この獣医学生の質保証として大学が社会に示すのが，獣医学共用試験の評価ということである。すなわち，獣医学共用試験合格は，獣医師法第17条の違法性阻却事由にあたるということになった。

獣医系大学が共通に行う獣医学共用試験には，学生の知識を問う試験（Computer Based Testing：CBT）と，技能・態度を問う試験（客観的臨床能力試験，Objective Structured Clinical Examination：OSCE）の両方がある。獣医学生は，総合参加型臨床実習を除く，コアカリキュラムの修了時に獣医学共用試験を受け，これに合格するとスチューデント・ドクター（仮免許証の取得者）として，総合参加型臨床実習に参加できる。獣医学共用試験は2017年，本格的に開始された。

獣医学共用試験を行うのは，獣医系大学を会員とする「NPO法人 獣医学教育支援機構」である。この機構は，良質な獣医師の育成を図るために2015年に設立され，獣医系大学における学生の学習到達度を判定する，獣医学共用試験に関する事業を行っている。

6. 獣医師国家試験

a. 獣医師国家試験にかかわる法律

獣医療法第10条には，獣医療を提供する体制の整備のための基本方針が示されている。その第1項には，「農林水産大臣は，獣医療を提供する体制の整備を図るための基本方針を定めなければならない」とある。また，都道府県の計画策定にかかわる第11条，第3項の1には，「獣医師の確保に関する目標を定める」と書かれている。こうした獣医師のニーズに応えるために，獣医学教育課程を修了した学士に対し，獣医師法第3条には，「獣医師になろうとする者は，獣医師国家試験に合格し，かつ，実費を勘案して政令で定める額の手数料を納めて，農林水産大臣の免許を受けなければならない」と定められている。さらに，同法第10条には試験の目的として，「獣医師国家試験は，飼育動物の診

表1-3 「獣医学生の臨床実習における獣医師法第17条の適用について」の概略（農林水産省）

> (1) 「無免許獣医業罪」の目的は，飼育動物に危害を及ぼす，または危害を及ぼす恐れのある行為を防止することにより，「飼育動物の保健衛生向上，畜産業の発達，公衆衛生の向上に寄与する」（獣医師法第1条）ことにある。
>
> (2) 本診療行為は，目的・手段・方法が社会通念上相当（常識にかなっている）であり，獣医師の診療行為と同程度の安全性が確保される限度であれば，違法性はないと解釈できる。
>
> (3) 「無免許獣医業罪」が適用されない条件について，本診療行為が教育上，新規の獣医師の資質向上に資するものであれば，法の目的に合致する。また，各大学の指針で，獣医学生に許容される診療行為は，①侵襲性のそれほど高くないものに限る，②教育として，一定の要件を満たす指導教員の指導・監督・監視の下に行われる，③事前に獣医学生の評価（共用試験）を行うことを条件とすれば，学生が診療行為をしても，獣医師が行う場合と同程度の安全性を確保しうる。さらに，④動物所有者の同意を得て実施するなら，社会通念上相当である。したがって，獣医学生が上記の条件下に本診療行為を行う場合には，少なくとも獣医師法上の違法性はないものとして考える。

文献2より引用・改変

30

療上必要な獣医学並びに獣医師として必要な公衆衛生に関する知識及び技能について行う」とある。同法第 11 条には，試験の実施として，「獣医事審議会は，農林水産大臣の監督の下に，毎年少なくとも一回，獣医師国家試験及び獣医師国家試験予備試験[※3]を行わなければならない」とあり，第 12 条には，受験資格が定められている。

※ 3：外国の獣医学校を卒業または外国で獣医師の免許を得た者で，獣医事審議会がその受験資格を認定することで受験できる試験。受験することが適当と認定された者は，当該認定を受けた次年度以降に実施される獣医師国家試験予備試験を受験できる。予備試験に合格した上で，獣医師国家試験に合格することにより，獣医師免許を取得できる。

b. 獣医師国家試験の出題内容

　獣医師国家試験の出題内容は，以下の①～⑤の合計 330 問である。

---

①必須問題(50 問)：獣医療の基本的事項，獣医学の基本的事項，衛生学に関する事項，獣医学の臨床的事項のうち重要な事項。
②学説 A(80 問)：獣医療の基本的事項および獣医学の基本的事項。
③学説 B(80 問)：衛生学に関する事項および獣医学の臨床的事項。
④実地 C(60 問)：原則として衛生学に関する事項，獣医学の臨床的事項について，獣医療現場で実際に起こりうる症例・事例に関する基本的かつ重要な事項。
⑤実地 D(60 問)：原則として，衛生学に関する事項，獣医学の臨床的事項について，獣医療現場で実際に起こりうる症例・事例に対する対処方法等の総合的な事項。

1-5.　獣医学に関連する主な国際機関　非コア

　ここでは，動物と人間の健康，獣医学教育の質の向上，国際基準の確立などに貢献している国際機関を紹介する。獣医学に関連する主な国際機関等を，図 1-6 に示す。これらは，One Health，食品安全，獣医学教育認証等に関連する機関である。

1.　人と動物の健康に関する国際機関

　人と動物の健康に関する国際機関として主要なのは，アメリカのニューヨークに本部を置く国際連合(United Nations：UN)である。その下部機関として人の健康を扱うのは，スイスのジュネーヴに本部を置く世界保健機関(World Health Organization：WHO)である。食糧と農業・家畜衛生等に関する国際連合機関は，イタリアのローマに本部を置く国連食糧農業機関(FAO)である。また，FAO の内部に本部を置いている国際食品規格委員会(Codex Alimentarius Commission：CAC)は，食品の安全基準を決定しており，WHO と FAO の合同機関である。

　家畜衛生，家畜感染症統御，獣医学教育に関しては，国際政府間機関の WOAH があり，フランスのパリに本部を置いている。WOAH は獣医学の司令塔としての役割を果たしている。同じ国際政府間機関である国際貿易機関(World Trade Organization：WTO)は，各国の畜産品等の輸出入を円滑に行うための国際調整機関で，本部をスイスのジュネーヴに置いている。畜産品の安全取引基準を WOAH が決め，WTO が調整している。

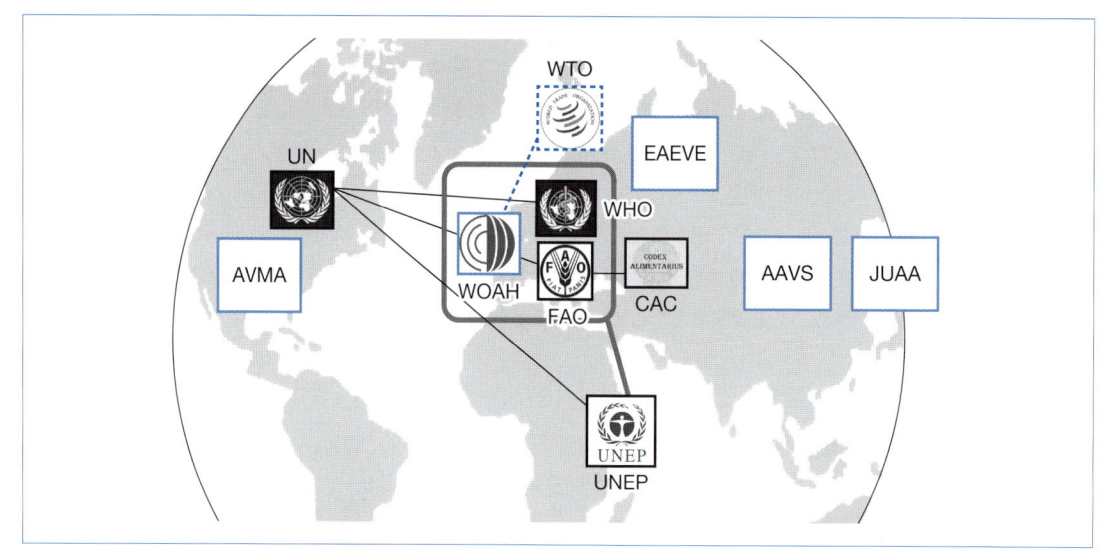

図1-6　獣医学に関連する主な国際機関
青：獣医学教育の大学認証に関する国際機関，青の破線：国際政府機関，グレー：One Health に関する協力協定，黒：国際調整機関（国際連合本部と国際連合組織・委員会）を示す。
UN：国際連合，AVMA：米国獣医学協会，WOAH（旧：OIE）：国際獣疫事務局，WTO：国際貿易機関，WHO：世界保健機関，FAO：国連食糧農業機関，EAEVE：欧州獣医学教育機関協会，CAC：国際食品規格委員会，UNEP：国連環境計画，AAVS：アジア獣医科大学協議会，JUAA：大学基準協会

　また，One Health に関しては WHO，FAO と WOAH が3者協力協定を結んでいる（tripartite）。最近は，これに国連環境計画（United Nations Environment Programme：UNEP，本部はケニア共和国のナイロビ）が加わり4者になっている（quadripartite）。

2. 獣医学教育の大学認証に関する国際機関

　前述のように，獣医学教育の大学認証に関してはヨーロッパの EAEVE とアメリカの AVMA がある。WOAH は，獣医学教育カリキュラムや，VPP のコアカリキュラムを提示している。また，アジアには AAVS が，FAVA と協力し，アジア独自の認証機関をつくることを検討している。日本では，JUAA が獣医系大学の教育評価を行っている。

〈参考〉
1. 全国大学獣医学関係代表者協議会. 獣医学教育モデル・コア・カリキュラム 2019 年度版（2021 年度一部修正）. 2022-4-5. https://www.jaeve.org/cur/release/img/ModelCoreCurriculum2019JP_20221024.pdf, 参照 2025-1
2. 農林水産省. 獣医学生の臨床実習における獣医師法第 17 条の適用について. 2010-6-30. https://www.maff.go.jp/j/council/zyuizi/keikaku/attach/pdf/h22-2-1-4.pdf, 参照 2025-1

〈出典〉
図 1-2
● キャスパリー・オーディトリアム会場：By Ksw222 - Own work, CC BY-SA 4.0, https://commons.wikimedia.org/w/index.php?curid=73822986
● 「One World, One Health」のイメージ：By Thddbfk - Own work, CC BY-SA 4.0, https://commons.wikimedia.org/w/index.php?curid=81872126

第 1 章　演習問題

1-1.　人と動物の関係においてコンパニオン・アニマルといわれるのはどれか。

 a.　産業動物

 b.　展示動物

 c.　伴侶動物

 d.　実験動物

 e.　野生動物

1-2.　2004 年に「One World，One Health」を提唱したのはどれか。

 a.　ワシントン条約

 b.　マンハッタン原則

 c.　名古屋議定書

 d.　ラムサール条約

 e.　カルタヘナ議定書

1-3.　獣医学教育における 3 つのポリシーのうち，ディプロマポリシーはどれか。

 a.　教育課程の方針

 b.　入学者の受け入れ方針

 c.　学修成果の評価方針

 d.　維持可能性方針

 e.　学士授与の方針

1-4.　国内で獣医学教育の認証を行っている機関はどれか。

 a.　日本品質保証機構

 b.　大学改革支援・学位授与機構

 c.　大学基準協会

 d.　日本高等教育評価機構

 e.　大学・短期大学基準協会

1-5.　日本の獣医師国家試験を所管する省庁はどれか。

 a.　文部科学省

 b.　内閣府

 c.　環境省

 d.　農林水産省

 e.　厚生労働省

1-1. 正解　c
　　　解説：a. 産業動物(Industrial Animals)は狭義には家畜や家禽のことであり，広義には魚類，ミツバチなどを含む。
　　　　　　b. 展示動物(Exhibit Animals)は動物園・水族館などで展示される動物である。
　　　　　　c. 伴侶動物(Companion Animals)は家庭動物ともいわれ，一般には，愛玩動物やペットも含まれる。
　　　　　　d. 実験動物(Laboratory Animals)は科学実験に使用される動物である。
　　　　　　e. 野生動物(Wild Animals)は人が飼養しない自然生息地で生活する動物である。

1-2. 正解　b
　　　解説：a. ワシントン条約は絶滅危惧種(動植物)の商取引を規制する条約である。
　　　　　　b. マンハッタン原則は，2004 年にロックフェラー大学で行われた国際専門家会議で出された原則であり，「One World，One Health」がキーワードである。
　　　　　　c. 名古屋議定書は生物の遺伝資源の取得の機会，利用から生ずる利益の公正・衡平な配分に関する議定書である。
　　　　　　d. ラムサール条約は水鳥を頂点とする生態系の維持のための湿地の保護を目的とした条約である。
　　　　　　e. カルタヘナ議定書は生物多様性条約のもと，遺伝子組み換え生物の国境を越える移動等に関する規制として定められた。

1-3. 正解　e
　　　解説：a. 教育課程の方針はカリキュラムポリシーである。
　　　　　　b. 入学者の受け入れ方針はアドミッションポリシーである。
　　　　　　c. 学修成果の評価方針はアセスメントポリシーである。
　　　　　　d. 維持可能性方針はサステナビリティポリシーである。
　　　　　　e. 学士授与の方針はディプロマポリシーである。

1-4. 正解　c
　　　解説：a. 日本品質保証機構(JQA)は国際標準化機構(ISO)に属する日本の機構である。
　　　　　　b. 大学改革支援・学位授与機構は，文部科学省所管で，国内唯一の大学以外で学位を授与する機関であり，大学評価機関でもある。
　　　　　　c. 大学基準協会(JUAA)は，日本国内の 17 獣医系大学の獣医学教育の認証評価を行っている。
　　　　　　d. 日本高等教育評価機構は，日本の大学等の機関別認証評価を実施する第三者評価機関である。
　　　　　　e. 大学・短期大学基準協会は，大学と短期大学の認証評価を行っている。

1-5. 正解　d
　　　解説：獣医師法の第 10 条と第 11 条に，「獣医師国家試験は，飼育動物の診療上必要な獣医学と獣医師として必要な公衆衛生に関する知識及び技能について行い，獣医事審議会は，農林水産大臣の監督の下に，毎年少なくとも一回，獣医師国家試験を行わなければならない」と定められている。

Note

獣医学の歴史と現状・展望

一般目標：獣医事の歴史的概要を修得する。

➡ **到達目標**
1) 古代における動物との関係，動物の家畜化について説明できる。
2) 獣医療の発祥と近代獣医療の発展について説明できる。

[非コア] ✐ …3)〜5)
3) 軍馬の歴史を説明できる。
4) 日本と世界の獣医学の歴史と変遷，展望を理解する。
5) 獣医活動の国際化と国際獣医事の展開・展望を理解する。

➡ **学習のポイント・キーワード**
人と動物の関係，狩猟・採集社会，野生動物，家畜化，動物保護，ワシントン条約，選択的育種，獣医療の発祥と変遷，近代獣医療，ルイ・パスツール，ロベルト・コッホ，口蹄疫，産業動物獣医学教育，5つの自由，伴侶動物獣医学教育，クロード・ブルジェラ，伴侶動物ケア，国際基準，獣医公衆衛生学，人獣共通感染症，ワンヘルス，グローバルヘルス，日本の獣医学史，ヨハネス・ルードヴィヒ・ヤンソン，駒場農学校，札幌農学校，国際獣医事

2-1. 人と動物の関係の歴史と動物の家畜化

1. 人と動物の関係の歴史

　人と野生動物の歴史は数百万年前にさかのぼり，時代とともに推移・発展してきた。ここでは，この歴史の中で重要な時代と，その概要を紹介する。

a. 狩猟・採集社会の形成

(1) 人類の進化と動物とのかかわり

　人類の進化過程と分類を図2-1に示す。約250〜200万年前に，後期猿人として栄えたアウストラロピテクス属（約400〜200万年前）からホモ属の原人であるホモ・ハビリス（*Homo habilis*）となり，人は石器を使い始めた。やがてホモ・エルガステル（*Homo ergaster*）の時代（約170〜140万年前）に火を使い始めたと考えられている。したがって，人類はこの時代に徐々に狩猟・採集社会を形成していったと思われる。狩猟による動物性蛋白質と脂肪の摂取，石器の開発と道具の使用，狩猟に必要な社会性と情報交換能力の発達は，人の脳の体積をほぼ倍以上に増加させることになった（脳の体積はラミダス猿人〔アルディピテクス・ラミダス：*Ardipithecus ramidus*〕で300〜350 mL，ホモ・ハビリスで500〜900 mL）。

　旧人のネアンデルタール人（*Homo neanderthalensis*）の脳の体積は男性で1,600 mL，女性で1,300 mLであり，現代人と同等か，やや大きかった。ネアンデルタール人が描いたと思われる，約6万5,000年前の集団で行う狩猟の洞窟画がスペインで発見されている。ヒト属ヒト種（*Homo sapiens*）の新人であるクロマニョン人，および世界中に放散した現生人類の祖先（約6万年前）は，多くの野生動物と接触し，食料，衣服，道具を得るために活発に狩猟や魚介類の採集などをしていたのである。このよう

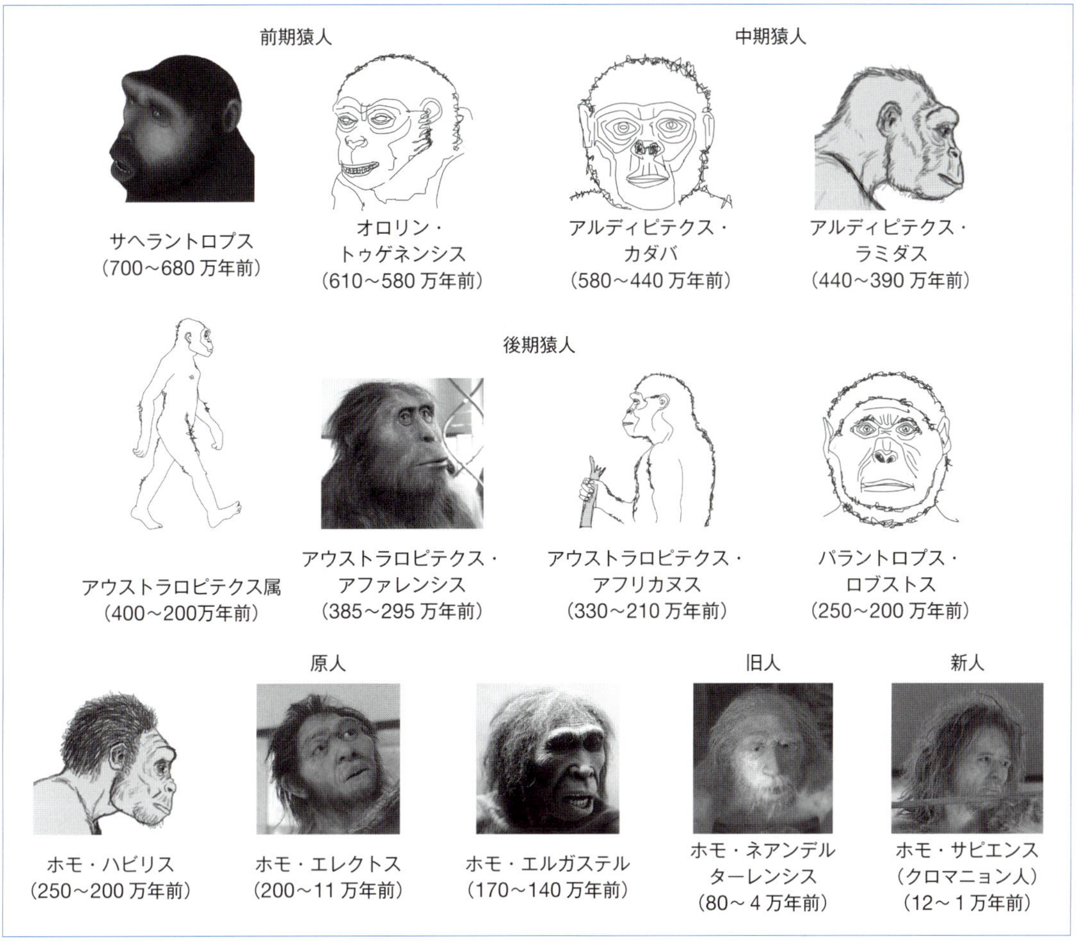

図 2-1　人類の進化過程と分類
サヘラントロプス属，オロリン属が前期猿人，アルディピテクス属が中期猿人といえる。その後栄えたアウストラロピテクス属がいわゆる猿人（後期猿人），ホモ属のハビリス種からエルガステル種がいわゆる原人，ネアンデルターレンシス種のネアンデルタール人がいわゆる旧人，サピエンス種のクロマニョン人がいわゆる新人である。

に，人と動物の関係はきわめて長いものであることが分かる。

　現生人類は，時にホモ・サピエンス・サピエンスともいわれる。いずれの系統もアフリカから出自したと考えられている。ネアンデルタール人のゲノムが解析され，その遺伝子が現代のアジア，ヨーロッパ，アメリカ人などのゲノムにみられるのに対し，アフリカ人のゲノム中には非常に少ない。おそらくネアンデルタール人はアフリカから出た後，ほとんどアフリカに戻らなかったと考えられている（図 2-2）。

（2）クロマニョン人とは[2]

　クロマニョン人はホモ・サピエンスの初期型である。この先史時代の人類が最初に確認されたのは，フランス南西部のレ・エジ・ド・タヤック郊外にある洞窟で，1868 年に道路が建設されている最中だった。洞窟の中で，4 人の成人と 1 人の幼児の骨格が発見された。発見された地域にちなんで名づけられたクロマニョン人は，ヨーロッパ最古の人類集団のひとつであると考えられている。なお，発見されたクロマニョン人の骨格の年代については，食い違いが生じている。およそ 3 万年前のものだ

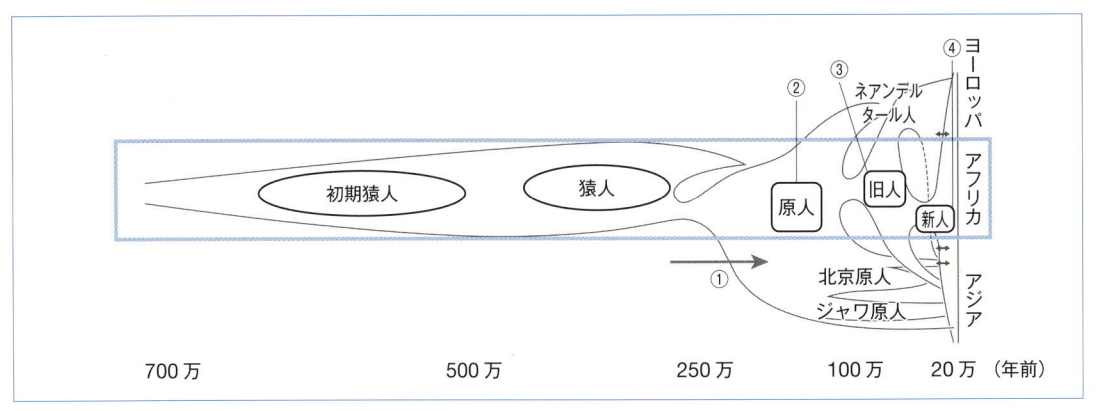

図 2-2　人類の適応・放散

①猿人の化石（前期～後期猿人まで）はアフリカでのみ発見されている。したがって，猿人から原人へ変わった場所はアフリカ（東，南アフリカ）である。

②ホモ属が出現した時代の形態学的特性をもった人類を原人と呼ぶ。原人にはジャワ原人，北京原人，ハイデルベルク原人，フロレンス原人などがいる。図のように，原人と旧人は混血した可能性がある。

③旧人の代表はネアンデルタール人であり，初期ネアンデルタール人には，シュタインハイム人，サッコパストーレ人，エーリングスドルフ人がいる。中期ネアンデルタール人にはヘルト人，デニソワ人※，ソロ人，ローデシア人，ヘルメイ人，スピー人，サン人，クラピナ人，シャニダール人，アムッド人などがいる。図のように，ヨーロッパ，アジアで新人と混血した可能性がある。

④現生人類の直接の祖先（ホモ・サピエンス・サピエンス）はアフリカから約6万年前に出て，世界に拡散した。これ以前には新人のホモ・サピエンス（クロマニョン人，12万年前）が出現していた。

※：デニソワ人の存在は，2008年にシベリアのデニソワ洞窟でみつかった指の骨と臼歯から明らかにされた。特に東アジア，南東アジア，オセアニアの現代人の遺伝子に影響を与え，メラネシア人やオーストラリア先住民には，デニソワ人の遺伝的要素が比較的高い割合でみられる。これは，古代におけるデニソワ人と現生人類のあいだの交配があったことを示している。遺伝子の分析から，デニソワ人と主にヨーロッパに生息していたネアンデルタール人は，約40万年前に共通の祖先から分かれた後，それぞれ独自の進化を遂げたことが示されている。

文献1より引用・改変

という説もあれば，もっと新しいもの，あるいはもっと古いものだという説もある。

　クロマニョン人は約12万年前にアフリカから進出し，約10～9万年前にアジアに広がり，その後約4～1万年前にヨーロッパに広がったと考えられている。クロマニョン人は道具をつくり，使うことで知られていた。彼らは困難な生活を送っていたようであるが，コミュニティが過酷な状況を生き抜くのに役立った。クロマニョン人は，やがて現生人類に吸収されたと考えられており現存しないが，15世紀にカナリア諸島でクロマニョン人と思われる人々が発見されている。

b.　野生動物との交流と家畜化の始まり

　動物の家畜化は，農耕とほぼ同じ時期の約1万～1万5,000年前に始まったと考えられている。農耕による定住化に伴い，人は特定の野生動物を家畜化するようになった。牛，山羊，めん羊，犬などの動物が，様々な目的のために選択的に繁殖され，飼育された。この家畜化によって動物の個体数をコントロールできるようになり，農業の発展や定住社会の形成につながったと考えられる。

c.　古代文明時代

　人は様々な方法で野生動物と交流していた。美術品や神話，宗教的な行為に動物を用い，野生動物の文化的な重要性を強調した。その中には，神の使いとして神聖視される動物種もあった。エジプト文明では，猫が女神バステトの象徴，牛は女神ハトホルの象徴である。メソポタミア文明ではライオンが女神イナンナの使い，インド文明では牛が神聖視され，ガルーダは鳥の神であった。次に，古代

文明における人と動物のかかわりを示す具体例を挙げる。

- メソポタミア文明(シュメール文明〔紀元前 5300 年頃～〕)：シュメールの都市遺跡からは，多くの家畜の骨が発見されている。
- 黄河文明(紀元前 5000 年頃～)：中国の遺跡から家畜の骨がみつかっている。
- エジプト文明(紀元前 3000 年頃～)：エジプトの芸術や装飾品，墓の壁画，彫刻などに，猫が頻繁に描かれている。
- インダス文明(紀元前 2500 年頃～)：家畜の繁殖と選択育種の知識が発展していたといわれる。

　なお，古代の文明に関しては，1996～2014 年まで，トルコの新石器時代の遺跡であるギョベクリ・テペ(Göbekli Tepe)の発掘が行われた。この遺跡は祭祀に用いられたと考えられ，紀元前 1 万～8000 年のあいだに建てられたものとみられる。後述する四大文明よりも，さらに 5,000 年以上も前の遺跡である(今のところ，栽培植物や家畜の痕跡はみつかっていない)。

d. ギリシャ，ローマ時代

　ギリシャ，ローマなどの文明は，野生動物と複雑な関係にあった。スポーツのための狩猟(大規模狩猟，ベナティオ〔venatio〕)，剣闘士コンテストでのエキゾチックな動物の使用(グラディエーターとライオンの戦い)，希少種や外来種を展示する動物園のような施設(貴族の庭園のエクセドラ〔exedra〕や闘技場のそばのビバリウム〔vivarium〕)の設立など，様々な活動を行った。これらの行為は，人の野生動物に対する憧れと，自然に対する権力や支配力の行使の両方を反映していたと考えられる。

e. 大航海時代

　大航海時代(15～17 世紀)になると，ヨーロッパ人は新天地に足を踏み入れ，様々な野生動物に出合った。トロフィーの作製や皮の採取，およびそれらの貿易を目的に動物を狩り，一部の種を絶滅させ，新しい生態系に外来種を持ちこむことになった。

　19 世紀，野生動物，特にアメリカバイソンのような生態系の頂点に立つ動物の個体数の減少が懸念され，その対策が進められた。ジョン・ミューア(1838～1914 年)やセオドア・ルーズベルト(1858～1919 年)は，自然地域の保護と国立公園や野生動物保護区の設立を提唱した。

f. 20 世紀以降

　20 世紀に入ると，野生動物の保護は世界的な関心事としてさらに認識されるようになった。1948 年に設立された国際自然保護連合(International Union for Conservation of Nature：IUCN)や 1973 年に採択されたワシントン条約(絶滅のおそれのある野生動植物の種の国際取引に関する条約，Convention on International Trade in Endangered Species of Wild Fauna and Flora：CITES)などにより，絶滅危惧種の保護(レッドリスト作成)，取引の規制(附属書 I～Ⅲ)，生息地の保全が目指された。

　また，人の数が増え，生息地が侵食されるにつれ，野生動物と人の衝突を管理することがきわめて重要となった。その対策として，生息地の回復，保護区，野生動物街道(corridor)の整備などの戦略や，電気柵の設置，補償プログラムなど，人と野生動物の衝突を緩和する方法が試みられるようになった。さらに，ここ数十年，責任あるエコツーリズムと野生動物教育が重視されるようになった。このアプローチは，野生動物とその生息地への悪影響を最小限に抑えながら，地域社会に利益をもたらす持続可能な観光の実践を促進するものとなっている。自然保護の重要性や野生動物を保護する必要性についての認識も高まってきている。

このように，野生動物の価値と保全の必要性についての理解が発展してきた。これからの課題は，急速に変化する世界の中で，人と野生動物の両方が共存共栄できるようなバランスをみつけることにある。

2. 動物の家畜化から選択的育種へ

動物の家畜化の歴史は，1万年以上にもわたる。人は，交友関係，食料，労働力，輸送，さらには宗教的・文化的理由など，様々な目的で動物を家畜化してきた。ここでは，家畜化の歴史と家畜の主な特性について述べる。

a. 家畜化の歴史

各動物の家畜化の時期には諸説ある。概して，約1万5,000～1万年前の新石器時代に始まったと思われる（一般に新石器時代は旧石器時代と青銅器時代のあいだで，約1万～5,000年前に相当する）。
- 犬：家畜化された最初の動物であり（約1万5,000年前といわれているが，2万7,000年前という説もある），その起源はオオカミである。犬は当初，狩猟や警護のために使われた。
- 猫：猫が家畜化された時期はあまり明確でない。家畜化された猫の祖先は，中東とアフリカの一部に生息するリビアヤマネコである（*Felis lybica*）。このヤマネコは，約1万～9,000年前から人と付き合うようになり，人が農耕民族として定住するようになった地域で家畜化された可能性がある。
- 牛：約1万～9,000年前に，地中海東岸地方，特に小アジアからパレスチナ地方で家畜化されたといわれている。
- 豚：ヨルダン渓谷の紀元前6000年の農耕遺跡から出土した豚の骨が一番古いとされている。
- 山羊とめん羊：紀元前9000年頃に家畜化され，山羊は食肉用であったと推測される（紀元前7000年頃の西アジアの遺跡から山羊の遺骨が出土している）。現在行われている搾乳という形態は，歴史的にはずっと新しく，遊牧民によって始められたと考えられている。
- 馬：紀元前4000年～3500年前に，東ヨーロッパから中央アジアの草原で家畜化されたと考えられている。家畜化された馬の祖先は，現在では絶滅してしまった野生馬（*Equus ferus ferus*）であるとされている。

b. 選択的育種

家畜化において重要な役割を果たしたのが，選択的な交配である。人は，おとなしい，適応力がある，生産性が高いなど，望ましい性質をもつ動物を選び，その性質を後世に残すために選択的に繁殖させた。その結果，それぞれの種で特定の目的・特徴をもつ品種が誕生した。なお，家畜化は特定の目的や伴侶とするために今日も続いており，人は動物を選択的に繁殖させている。新しい品種や雑種を開発することもある。さらに，家畜に望ましい形質をもたせるために，ゲノム編集などの遺伝子操作の技術も研究されている。

3. 動物の家畜化と社会化の特性

家畜化とは，野生動物が人との共生に適応していく過程を指し，通常，何世代にもわたって行われる。家畜化には，遺伝的，生理的，行動的な変化が含まれ，人の環境との相互作用に適した動物になるように選択される。

a. 家畜化

家畜化の特徴には次のようなものがある。

● 野生にくらべて，人に対する恐怖心や攻撃性が低下する。

● 人の存在に寛容になり，扱いやすく，訓練しやすくなる。

● 体格や毛色，耳の形が変わるなど，形態的な変化が生じることがある。

このような変化は，人が特定の形質を人工的に選択する選択圧と，人の介入による何世代にもわたる自然選択圧からの回避の影響を受けている。家畜化された動物は，よりよい伴侶となるための行動，あるいは特定の作業に適した行動をとることが多い。例えば，犬は忠誠心，訓練性，人との社会的な結びつきなどの特徴をもつように選択的に繁殖されてきた。また，食物，住居，保護などを人に依存するようになることが多い。野生で必要とされた生存能力は失われるかもしれないが，人が管理する環境での生活に適応する能力を得る。

b. 社会化

動物の社会化とは，発達の初期段階において，社会的な環境の中で周囲とかかわりながら，適切な行動を学ぶ過程である。社会化には，人やほかの動物との交流を含む種々の刺激や経験，相互作用に触れることが必要である。社会化の主要な側面には次のようなものがある。動物は，異なる景色，音，におい，環境に慣れることを経験する。これにより，新しい刺激に反応しにくくなり，より快適に過ごせるようになる。また，社会化によって動物は社会的な絆を育み，人やほかの動物に愛着をもつようになる。社会的な合図やコミュニケーション，その動物種の集団や人の社会における適切な行動を学ぶことができる。さらに，訓練・学習では，社会化を通じて，人と共生するために必要なスキルや行動を身につける。これには，服従訓練，ハウストレーニング，基本的な命令やルールの理解などが含まれる。

4. 馬の利用の特性（軍馬の歴史と変遷，図2-3） 非コア ✎

馬は家畜の中でも独特な利用のされ方をしてきた。そのひとつが軍馬である。現代でも，軍馬の遺産は文化的表現，歴史的再現，軍事的伝統における馬の象徴的役割の中で生き続けている。軍馬の起源は，紛争と征服の時代における人と馬との歴史的な深いつながりと絡みあっている。戦争における馬の使用は古代にさかのぼり，軍馬の起源は初期の人類文明による馬の家畜化にまでさかのぼる。軍馬の起源と変遷に関する重要なポイントを紹介する。

a. 古代の馬の家畜化

前述したように，馬の家畜化は紀元前4000〜3500年頃にユーラシア草原で起こったと考えられている。初期の人類社会は馬の輸送能力，農業への利用とともに，戦いへの利用の可能性に気づいた。

b. 古代文明の時代

メソポタミア，エジプト，ギリシャ，ローマなどの古代文明では，馬は当初，戦車やエリート戦士の騎乗馬として使われていた。馬の機動力とスピードは，軍事作戦において貴重な資産となった。

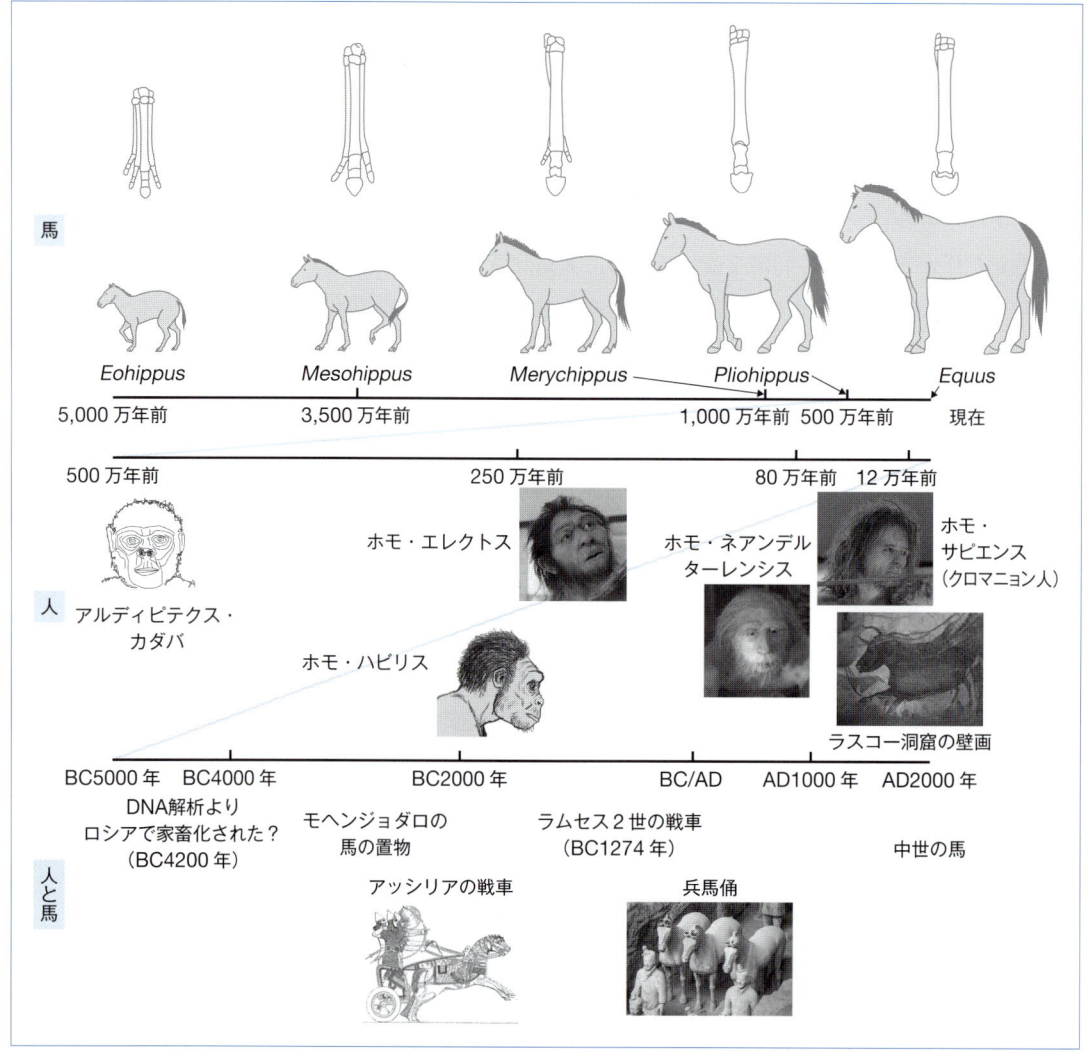

図 2-3　馬と人の歴史
上段に，馬の進化と肢の変化の過程を示す。馬の歴史は非常に長く，約 5,000 万年前には小型馬の形をしている。人が猿人として直立歩行するのが約 500 万年前で，その歴史は馬の歴史の 1/10 の長さである。ホモ・サピエンスとなり狩猟対象として馬が描かれたことを示すのがラスコー洞窟の壁画であり，約 2 万年前である（中段）。家畜として付き合いはじめたのは，紀元前 4000 年頃からと思われる（下段）。軍馬としての利用が盛んになったのは，紀元前 2000 年頃からであろう。
BC：紀元前，AD：西暦
文献 3，4 より引用・改変

c. 中世

　中世では，馬に乗った重装甲の騎士が台頭した。デストリアの名で知られる軍馬は，強さ，敏捷性，勇敢さのために選択的に育成された。騎兵隊は中世の戦争で圧倒的な力をもち，戦闘やキャンペーンで重要な役割を果たした。騎兵隊の成功は，馬と騎手の巧みな訓練に左右されることが多かった。馬は戦場での突進，後退，素早い旋回など，様々な作戦のために訓練された。軍馬は，様々な歴史的征服や帝国において重要な役割を果たした。古代アレクサンダー大王（紀元前 356〜323 年）や中世のビザンチン帝国（395〜1453 年）の騎兵隊のような征服者たちは，馬のスピードとパワーを利用して領土を拡大した。軍馬は，チンギス・ハーン（1162〜1227 年）率いるモンゴルの欧州侵略にも利用された。

d．火薬の時代

15〜16世紀にかけて火薬と火器が導入されると，軍事戦術が変化し，伝統的な騎兵の使用は衰退した。

e．近代戦への移行

馬は特に後方支援など，一部の軍事的任務では引き続き使用されたが，20世紀には戦車や機械化された車両が登場し，戦闘における馬の重要性は低下した。現代では，競馬や競技，儀式，パレード，警察活動，アニマルセラピーなどで重要な役割を担っている。

2-2．獣医療の発祥と近代獣医療の発展

1．獣医療の発祥と変遷

世界各地の獣医療は，時代や地域の要請に応じて発展を遂げてきた。古代エジプトから始まり，18世紀のヨーロッパに至るまで様々なかたちで変遷した。獣医療の発展に貢献した代表的な人物やその著作を，図2-4に示す。

a．古代エジプト

古代エジプト人（紀元前3000年）は，動物の解剖学や医学を深く理解し，骨折の治療や手術など，動物の様々な疾病を治療していた。また，「動物の秘密を知る達人（masters of the secrets of animals）」と呼ばれる獣医療の専門家もいた（カフーン・パピルスの記載）。

b．古代メソポタミア

狂犬病の感染に関する罰則は古く，古代メソポタミア（紀元前2000年頃）では，『エシュヌンナ法典』（紀元前1930年頃）に書かれている。また，バビロニアの法律書『ハンムラビ法典』（紀元前1754年頃に完成）には，動物の健康管理や過失による動物の損失に対する補償などの規定があった。

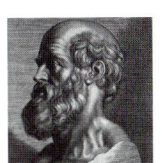

医学の父
ヒポクラテス
（BC460〜375年）

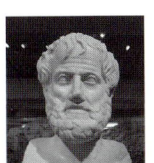

『動物誌』の著者
アリストテレス
（BC384〜322年）

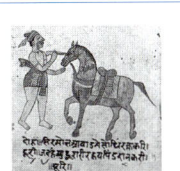

インドの獣医学の父
シャリホトラの著作
（BC300年頃）

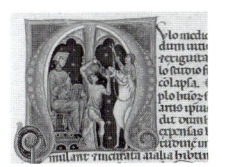

ウェゲティウスの著作
『ムロメディシナ』
（300年頃）

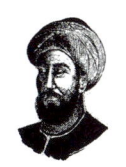

外科学の研究者
アッ＝ザフラウィー
（936〜1013年）

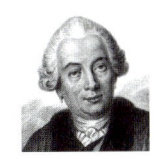

獣医学の父
クロード・ブルジェラ
（1712〜1779年）

図2-4　獣医療の発展に貢献した人物の肖像や著作
BC：紀元前

c. 古代インド

古代インド(紀元前3〜1世紀)では，紀元前3世紀頃に獣医師のシャリホトラが『シャリホトラ・サンヒタ(Shalihotra Samhita)』などの著作を残し，活躍した。彼は，インドの獣医学の父として広く認識されている。特に馬の医療に関する専門的知識をもち，その分野で大きく貢献した。

また，アーユルヴェーダ(Ayurveda：医学＋科学，生命科学)と呼ばれる学問の中で獣医学が発達していた。漢方薬の使用，動物の様々な疾病の治療などが行われた。ハスティアーユルヴェーダ(Hasty-ayurveda)は象の医療に特化した分野で，象におけるハーブ療法・食事療法やマッサージなどの健康管理，疾病・予防医学，外科治療法について述べられている。

d. 古代ギリシャ，古代ローマ

古代ギリシャ(紀元前5〜4世紀)では，医学の父と呼ばれたギリシャの医師ヒポクラテス(紀元前460〜375年頃)が家畜の世話について書き，疾病を診断するために症状を観察することの重要性を示した。また，アリストテレスが紀元前4世紀に9巻に及ぶ『動物誌』を残している。

古代ローマ(紀元前1世紀〜紀元後5世紀)では，ププリウス・ウェゲティウス・レナトゥス(Publius〔Flavius〕Vegetius Renatus)が，馬や家畜の治療について書かれた最初の総合的な獣医学書『ムロメディシナ(Mulomedicina：ラバの医学書)』を著し，獣医学に大きく貢献した。

e. イスラムの黄金時代

イスラムの黄金時代(8〜14世紀)では，イスラムの学者たちが，ギリシャやローマの獣医学に関する書物を翻訳し，保存した。また，アッ＝ザフラウィー(Al-Zahrawi，936〜1013年)による外科手術に関する研究など，独自の貢献もあった。

f. 中世のヨーロッパ

中世のヨーロッパにおいて，12〜13世紀にかけてプランタジネット家が統治したアンジュー帝国(Angevin Empire，1154年設立)は，ピレネー山脈から現在のアイルランド共和国に至る広大な領土であった。この時代は，農業技術の進歩と家畜の飼育が重要な経済活動となった。当時は，修道院が学問と医療の中心地であり，獣医学の知識も修道士によって記録され，伝えられた。ハーブや伝統的な治療法を用いて家畜を治療し，去勢手術などの簡単な外科的処置の技術が発達した。また，この時代にヨーロッパで多くの大学が設立され，学問が体系的に研究されるようになった。特に，ボローニャ大学(1088年設立)やパリ大学(1150〜1170年設立)などが，獣医学の基礎となる医学や生物学の研究を進めた。この時代の知識と技術が，後の中世やルネサンス期にさらに発展し，今日の獣医学につながっている。ルネサンス期に印刷技術が普及したこともあり，農業や獣医学関連の書物が広く読まれるようになった。またこの頃，馬術の発展に伴い馬の疾病に対する治療法が注目されるようになった。

中世における最大の感染症はペストであり，14世紀の黒死病(Black Death)として知られている。この大流行は1347〜1351年にかけてヨーロッパ全土に広がり，ヨーロッパの総人口の約30〜60％が死亡したと推定されている。ペストはその後も，17世紀の中期まで地域的な大流行を起こしている。イタリアの医師ジローラモ・フラカストロ(Girolamo Fracastoro，1478〜1553年)は，感染症が目にみえない種子(セミナリア)によって人から人へ，または物体を介して伝播するという理論を提唱し，『De Contagione et Contagiosis Morbis』(1546年)では，病原体の概念をはじめて体系的に説明した。

g.　18 世紀のヨーロッパ

　18 世紀のヨーロッパでは，牛疫の流行に伴い家畜の健康管理の必要性が増大した。1761 年にフランス南東部のリヨンに，当時のフランス国王ルイ 15 世の支援のもと，クロード・ブルジェラ(Claude Bourgelat, 1712〜1779 年)によって最古の獣医学校が設立された。クロード・ブルジェラは獣医学の父とも呼ばれる。この学校は，リヨン獣医学校(École Nationale Vétérinaire de Lyon，現在のリヨン獣医科大学)と呼ばれ，世界初の近代的な獣医学校として，獣医学の教育と研究の基盤を築いた。これにより，動物の疾病に対する効果的な対策が講じられるようになり，獣医学の発展と獣医師の社会的役割の拡大が進んだ。

　牛疫の統御の方策に関しては，イタリアの医師であり，特に感染症，心疾患と公衆衛生の分野での功績が知られているジョバンニ・ランチシ(Giovanni Maria Lancisi, 1654〜1720 年)が，摘発淘汰[1](stamping out)を提案した。

　18〜19 世紀には，ヨーロッパの各地や北米に獣医学部が設立され，獣医師の教育や訓練が正式に行われるようになった。

※ 1：感染症の発生時に感染した動物や感染が疑われる動物を速やかに殺処分することによって，疾病の拡散を防ぐ方法。

2.　近代獣医療の発展

a.　18 世紀

　フランスでは，リヨン獣医科大学(École Nationale Vétérinaire de Lyon，1761 年)に次いでアルフォール獣医科大学(École Nationale Vétérinaire d'Alfort，1766 年)ができ，さらにほかのヨーロッパの国では，オーストリアのウィーン(Tierärztliche Hochschule Wien，1765 年)，ドイツのギーセン(Justus-Liebig-Universität Gießen，1777 年)，ハノーバー(Tierärztliche Hochschule Hannover，1778 年)，ベルリン(Freie Universität Berlin，1790 年)に獣医系大学が設立された。英語圏にある獣医系大学の中で最も古い大学は，ロンドンの王立獣医科大学(Royal Veterinary College，1791 年)であり，その後 1949 年にロンドン大学の一員となった。

b.　19 世紀

　19 世紀には，オランダのユトレヒト(Utrecht University，1821 年)，デンマークのコペンハーゲン(Københavns Universitet，1856 年)に獣医学校が設立された。アメリカでは，フィラデルフィアに獣医学校(Philadelphia University，1852 年)，コーネル大学に獣医学部(Cornell University，1865 年)が設立されるなど，獣医系大学の設立があいついだ。

　さらに，19 世紀には，獣医学に大きな変化をもたらす科学的進歩があった。1876 年，ロベルト・コッホの研究により，感染症の原因となる細菌(炭疽菌)の純培養・同定が可能となった。ルイ・パスツールは発酵など細菌説の解明と，ワクチンの開発に貢献した(家禽コレラ〔1879 年〕，炭疽〔1881 年〕，狂犬病〔1885 年〕)。1898 年には，フリードリッヒ・レフレルとパウル・フロッシュにより口蹄疫の原因が濾過性病原体(ウイルス)であることが証明された。これらの進歩が，衛生管理の徹底，ワクチン開発，手術時の麻酔の使用などにつながり，19 世紀後半〜20 世紀初頭にかけて，獣医学の専門化と規制が進んだ。また，診療と教育の水準を高めるために獣医協会や組織が設立された。能力を保証し，公衆衛生を保護するために，ライセンスと認証のプロセスが導入された。

c. 20 世紀

　20 世紀には，獣医学領域でも重要な技術的進歩があった。X 線，超音波，実験室検査などの診断機器は，動物の疾病の診断に不可欠なものとなった。1990 年代，欧米では MRI や CT などの医療機器も使用されるようになった。また，抗菌薬や抗寄生虫薬などの医薬品が開発され，治療の選択肢も大きく広がった。伴侶動物獣医療，産業動物獣医療，エキゾチックアニマル獣医療，あるいは外科，腫瘍科など，獣医療は様々な専門分野へと拡大した。特定の分野での深い専門知識により，ケアの向上が可能となった。

d. 21 世紀

　21 世紀も獣医学の研究は進み，動物の疾病に対する理解が深まったことで，再生医療，遺伝子治療など新しい治療法の獣医療への適応の試みや，免疫療法，高精度放射線治療，顕微鏡下あるいは内視鏡手術などの高度獣医療が行われるようになった。近年は，ワンヘルスアプローチが注目されている。これは，人，動物，環境の健康が相互に関連していることを認識する考え方である。獣医師は，疾病の診断・治療だけでなく，予防対策，人獣共通感染症（Zoonosis）の監視，食の安全，動物福祉の推進にも重点を置き，ワンヘルスアプローチにおいて重要な役割を担うようになった。今日，獣医学は，技術，研究，動物の健康と福祉に関する理解の進歩に伴い，進化し続けている。

2-3. 日本と世界の獣医学の歴史と変遷，展望　　非コア

1. 世界の獣医学の歴史と展望

　獣医学教育は長い年月をかけて発展してきたため，比較的長い歴史をもつ。ここでは，世界の獣医学教育の歴史と展望を，産業動物分野，伴侶動物分野，公衆衛生分野に分けて概説する。

a. 産業動物の獣医学

　獣医学は，歴史的には農耕および軍事のために大動物を家畜化したことから始まったといえる。したがって，獣医学教育は，農耕動物の健康と生産性を確保するために重要な役割を担ってきた。

（1）初期

　エジプトやメソポタミアなどの古代文明においては，動物の健康や疾病に関する初歩的な知識は存在していた。しかし，当時は正式な獣医学教育が確立されていなかった。ギリシャ人やローマ人は，著作を通じて動物の健康に貢献したが，専門的な教育はまだ不足していた。中世では，動物の健康と治療に関する知識は，主に徒弟制度と実践的な経験を通じて受け継がれた。ヨーロッパでは，馬の世話を専門にするギルドや蹄鉄工の協会が誕生し，ある程度の組織的な訓練が行われるようになったが，獣医学教育の体系はできなかった。

（2）近代

　近代になり，牛疫のような大規模な感染症への対応が求められるようになった。フランスのリヨンに国立獣医学校が設立され，正式な獣医学教育が開始された。イギリスのロンドンの王立獣医科大学（グランビル・ペンの支援により 1791 年に設立。彼は英陸軍の獣医制度改革に関心をもっていた）やアメリカのフィラデルフィアの獣医学校など，欧米でも獣医学校が設立された。これらの学校は当初，馬の健康管理に重点を置いていた。馬は輸送，農業，戦争に欠かせない存在だったからである。しか

し，畜産業が拡大するにつれて，獣医学教育には，家畜の健康と管理のための特別なプログラムが含まれるようになった。栄養学，繁殖学，遺伝学，衛生学，疾病予防学など，家畜の生産をサポートするためのトピックが重視されるようになった。また，家畜群の特定のニーズに対応するため，獣医病理学，牛群健康管理学，生産医学，疫学などの専門分野も生まれた。

獣医系大学は，家畜の疾病や診断，治療法に関する知識を深める上で重要な役割を担っていた。炭疽，ブルセラ症，牛疫，口蹄疫，乳房炎などの疾病の解明は，これらの学校での研究によって飛躍的に進んだ。また，動物用医薬品やワクチンの開発，外科手術の技術も進歩し，家畜の健康と福祉を向上させた。

（3）近年

近年，家畜の世話を含む獣医学教育において，「5つの自由※2」に関連する動物福祉を重視する傾向が強まっている。家畜の飼育，取り扱い，輸送など，家畜への倫理的配慮は，現在，ヨーロッパを中心にカリキュラムに組みこまれている。獣医師は，責任ある畜産業の実践を推進し，家畜の生活環境を改善し，食品生産の連鎖を通じて動物の人道的な扱いを保証するための教育を受けている。

一方で，産業動物の獣医学教育は，新興感染症，薬剤耐性，食の安全，持続可能な農業に関連する新たな課題に直面している。これらに対応するために，予防医学，個体群単位での健康管理，バイオセキュリティ，持続可能な生産方法の統合は，ますます重要になってきている。これらの課題に取り組み，革新的な解決策を開発するためには，獣医系大学，農業機関，産業界の協力が不可欠である。

※2：①飢えと渇きからの自由，②不快からの自由，③苦痛，怪我，疾病からの自由，④正常な行動を表現する自由，⑤恐怖と苦悩からの自由（詳細は「第4章」の「4-5. 産業動物の福祉（アニマルウェルフェア）」内「1. 5つの自由」を参照）。

産業動物の獣医学教育は，畜産業のニーズの変化に対応するために進化してきた。その焦点は歴史的には使役動物としての馬の健康維持から始まったといえるが，現在では，幅広い家畜の品種とその種特有の健康，福祉，生産性などの要件を包含することに移ってきた。今後も，持続可能な農業，予防医学，動物福祉，責任ある家畜生産実践の促進を引き続き重視することとなろう。

b. 伴侶動物の獣医学

伴侶動物の獣医学の歴史は古く，人が様々な目的のために動物を家畜化しはじめた古代にまでさかのぼる。しかし，伴侶動物に特化した獣医師の正式な教育・訓練が行われるようになったのは，ごく最近のことである。ここでは，伴侶動物の獣医学教育の歴史を簡単に紹介する。

（1）初期

古代のエジプト，ギリシャ，ローマなどでは，動物はしばしば愛玩，あるいは宗教的な目的のために飼われていた。したがって，このような動物の世話をする人はいたが，当時は正式な獣医学教育は存在しなかった。

中世では，動物の健康と治療に関する知識は，主に徒弟制・実践経験を通じて受け継がれた。ヨーロッパでは，馬を専門としたある程度の組織的な訓練が行われるようになった。

(2) 近代

　近代になって，欧米に獣医系の大学が設立された。当初は，馬や牛などを診る獣医師の養成に重点が置かれていたが，伴侶動物の社会的役割が進化するにつれて，専門的な獣医学教育の必要性が高まっていった。

(3) 近年

　20世紀に入ると，愛玩動物が家族の一員として，つまり伴侶動物として大切にされるようになり，獣医学的ケアの需要が高まった。そのため，世界中の獣医系大学は，伴侶動物の医療と手術に関する特別なトレーニングをカリキュラムに組みこみ，この需要に応えた。

　伴侶動物の獣医学的ケアの重要性が高まるにつれ，この分野には様々な専門分野が生まれた。獣医学科の学生は，小動物の内科，外科，皮膚科，眼科，腫瘍科などの分野でさらに教育や訓練を受けることができる。技術の進歩は獣医学教育の発展にも大きな役割を果たし，新しい診断ツール，画像診断技術，外科手術がカリキュラムに組みこまれるようになった。獣医師にとって，最新の研究，治療，技術に関する情報を入手することは不可欠であり，獣医師がキャリアを通じてスキルや知識を向上させるために，継続教育プログラムと専門能力開発の機会が用意されるようになった。

　今日，伴侶動物の獣医学教育は，臨床医学的側面だけでなく，行動学，栄養学，予防医学，および顧客とのコミュニケーションなどの分野を含む包括的な分野となっている。獣医系大学や専門機関は，獣医師が伴侶動物に最善のケアを提供できるよう，質の高い教育や訓練を提供するよう努めている。

c. 伴侶動物教育と国際基準

　伴侶動物教育と国際基準の確立は，世界中の愛玩動物の幸福と質の高いケアを確保するために，時代とともに発展してきた。ここでは，伴侶動物教育と国際基準の策定に関する簡単な歴史を紹介する。

(1) 獣医学教育システムができるまで

　初期の段階では，伴侶動物ケアに関する教育やトレーニングは非公式なものであり，実践的な経験に基づいていることが多かった。動物飼育員などの専門家は，それぞれのコミュニティ内で知識や技術を共有していたが，標準化されたカリキュラムや正式な教育制度は存在しなかった。18〜19世紀にかけて獣医系大学が設立され，動物教育が大きく発展した。当初，獣医系大学は家畜と馬を対象としていたが，伴侶動物の診療に対する需要が高まるにつれ，カリキュラムに伴侶動物に関する特別なトレーニングを取り入れるようになった。獣医系大学は，将来の獣医師のための正式な教育システムを提供するという重要な役割を担っていた。

(2) 獣医師団体の結成

　獣医学の発展と動物看護の水準の向上を目指し，19世紀末〜20世紀にかけて，欧米を中心に獣医師会が組織された。主な組織を表2-1に示す。獣医師会は，獣医師のための指針や倫理基準の設定を担うことが多く，また獣医師同士の協力，知識の共有，専門的な基準の確立を促進する上で重要な役割を担っている。

　獣医学の分野が拡大するにつれて，獣医療における専門性の需要がより顕著になった。獣医師団体は，伴侶動物ケアを専門とする獣医師に対して，認定プログラムを提供し，認定するようになった。これにより，教育基準を設定し，この分野での能力を評価する枠組みができた。

表2-1　19世紀末から20世紀に主に欧米で組織された獣医師団体

設立	団体名	略称
1844年	王立獣医学会	RCVS
1863年	米国獣医学協会（米国獣医師会）	AVMA
1933年	米国動物病院協会	AAHA
1959年	米国獣医専門委員会	ABVS
	世界小動物獣医師会	WSAVA
1975年	欧州獣医師連盟	FVE
1988年	欧州獣医学部教育機関協会	EAEVA
1991年	欧州獣医師専門委員会	EBVS

（3）国際基準の確立

　獣医療がグローバル化し，伴侶動物が国境を越えて移動するようになったことで，国際基準の必要性が明らかになった。世界小動物獣医師会（World Small Animal Veterinary Association：WSAVA）や欧州獣医師連盟（Federation of Veterinarians of Europe：FVE）といった組織が中心となって，伴侶動物教育と獣医療に関する指針と基準を確立した。これらの組織は，獣医学教育カリキュラムの指針，最適医療の推進，そして世界中の伴侶動物の福祉確保のために活動している。また，伴侶動物教育と獣医療の質を保証するために，様々な認定機関や認証制度が誕生した。米国獣医師会獣医学教育審議会（AVMA-COE）などの認定機関は，獣医学部やプログラムが所定の基準を満たしているかどうかを評価する。専門委員会が提供する認定プログラムは，特定の分野の知識と技能を評価するものである。

　伴侶動物ケアにおける能力を維持し，最新の進歩に対応するため，獣医師は継続的専門能力開発（Continuing Professional Development：CPD）に従事することが推奨されている。CPDプログラムは，獣医師が知識を更新し，技術を向上させ，新しい研究や治療法について情報を得る機会を提供する。多くの専門機関や規制機関は，獣医師が免許を維持するために，一定数のCPD時間を満たすことを要求している。

　今日，伴侶動物教育の国際基準は，医学的知識，臨床技術，倫理，コミュニケーション，行動学，福祉などのテーマを網羅する包括的なカリキュラムに焦点を当てている。これらの基準は，世界中の獣医師が一貫したレベルの教育と訓練を受け，国境を越えて最高水準のケアを推進することに役立っている。

d. 獣医公衆衛生学

　獣医公衆衛生学は，獣医学と公衆衛生学の接点に焦点を当てた分野である。人の健康を保護・改善するために，獣医学の知識と技術を応用し，人獣共通感染症の予防，リスク管理，危機管理（蔓延防止）をすることが含まれる。獣医公衆衛生学は，社会からのニーズの高まりに対応するため，時代とともに進化してきた。ここでは，獣医公衆衛生学教育の歴史と展望を紹介する。

（1）歴史

　獣医公衆衛生学は，19世紀末〜20世紀初頭にかけて，独自の学問分野として誕生した。当初，この分野の教育は伝統的な獣医学プログラムを通じて行われており，公衆衛生学のトピックに重点を置くことは限られていた。しかし，20世紀半ば，動物に由来する新興・再興感染症の流行などにより，人獣共通感染症の重要性が認識されるようになった。世界保健機関（WHO）と国連食糧農業機関（FAO）

の合同専門家会議(1958年)にて，人獣共通感染症は「本来人と人以外の脊椎動物の両者のあいだを伝播する性質を有する微生物による感染と疾病」と定義された。これに伴い公衆衛生に焦点が当てられるようになり，獣医学教育のコースやプログラムには，疫学，人獣共通感染症対策，食の安全，環境衛生といったテーマが取り入れられるようになった。人と動物の健康の相互関係に対する理解が深まるにつれ，獣医学と公衆衛生学の専門家の協力がより一般的になってきた。海外では，このような協力関係から，獣医学博士(Doctor of Veterinary Medicine：DVM)／公衆衛生学修士(Master of Public Health：MPH)プログラムなどの共同学位プログラムが開発され，学生は両分野の包括的なトレーニングを受けることができるようになっている。

　やがて，獣医公衆衛生学は，人獣共通感染症にとどまらず，より広範な公衆衛生学へとその範囲を広げていった。今では，災害への備え，バイオテロへの対応，健康政策，そしてワンヘルスアプローチ(人，動物，環境の接点における健康問題に対処するために複数の分野が関与する共同アプローチ)など，より幅広い公衆衛生の概念を包含している。さらに近年，新興感染症，気候変動，グローバル化などの影響もあり，公衆衛生学はより重要な位置を占めている。

(2)展望

　今後，獣医公衆衛生学教育は，獣医学，公衆衛生学，およびその他の関連分野のあいだでさらなる協力関係を築くことになると思われる。この学際的なアプローチは，複雑な健康課題に取り組み，健康システムの全体的な理解を促進するために不可欠である。また，世界のつながりが広がるにつれて，グローバルヘルスへの取り組みが重要視されている。獣医公衆衛生学の専門家は，感染症の制御，食品の安全性の確保，動物と人の福祉の促進といった国際的な取り組みにおいて，重要な役割を果たすことが期待されている。また，大量のデータから有益な知見を導き出すビッグデータサイエンスに対応するデジタルトランスフォーメーション(DX)教育，技術リテラシー，ゲノミクス，オミックス，データサイエンス，人工知能(AI)などの分野の進歩は，獣医公衆衛生学における研究とイノベーションの新たな機会を提供している。教育プログラムは，将来の課題に取り組む際に必要となるスキルを学生に身につけさせるために，これらの新しい分野を取り入れることになると思われる。さらに，人，動物，環境の健康の相互依存を認識するワンヘルスアプローチは，複雑系の解析と対象とする獣医公衆衛生学教育の将来を形成し続けるであろう。教育プログラムは，複雑な健康問題に包括的に取り組むために，協力，コミュニケーション，システム思考を重視するようになると思われる。

　今後，学際的な協力関係の強化，グローバルヘルスへの取り組み，研究とイノベーション，ワンヘルスアプローチへの継続的な注目を基盤とした展開が期待される。

2. 日本の獣医学の歴史と展望

　日本における獣医学の歴史は数世紀前にさかのぼり，時代とともに大きく発展してきた。ここでは，日本の獣医学の発展における重要な足跡を紹介する。

a. 歴史 (表2-2)

(1)古代・中世

　古代・中世の日本では，動物は農耕や交通，宗教儀礼において重要な役割を担っていた。『日本書紀』では大国主とスクナヒコナノミコト(少彦名命，『古事記』では少名毘古那神)が人と動物のために「病をおさむる法」と，鳥獣昆虫の災いをはらう「禁厭の法」を定めたと記述されている。歴史的に

は，595 年，聖徳太子が橘猪弼（たちばなえのすけ）に高句麗から来た馬医術に長けた僧（恵慈）をつけ，療馬法を学ばせた（太子流療馬術）。701 年には，大宝律令の中に馬医という官位が設置され，牛馬の個体識別（烙印を押す），疾病治療，屍体処分などを担った。907 年，延喜式が制定されたとき，白馬で御殿の前を通る儀式（白馬節会（あおうまのせちえ））が行われ，馬医が従っている。982 年，丹波康頼により『医方心』が書かれており，この中に，狂犬病の症状と治療が記載されている。その後の戦国時代は軍馬が中心となり，馬医が置かれた。獣医療の関係書としては，『馬医草紙絵巻』（1267 年，図 2-5），『病馬覚書』（1505 年），『御随身三上記（こずいしんみかみき）』にある療馬法（1512 年），桑島仲綱の『馬医醍醐』（1551 年），『療馬図説』（1573 年）がある。また，安土桃山時代に九州のキリシタン大名がローマに派遣した天正遣欧少年使節（1582〜1590 年）が，帰国時にアラビア馬 1 頭と西洋の獣医師 1 名を連れてきたという記録がある。

（2）近世

江戸時代になると橋本道派の『仮名安驥集（かなあんきしゅう）』（1604 年）や今村源右衛門（うまくすし）の『西説伯楽必携』（1729 年），菊池東水の『解馬新書』（1852 年）など多くの馬医書のほかに，小橋次郎右衛門の『犬之書』（1616 年），井口十右衛門の『牛病書』（1659 年）などがある。また，著者は明らかではないが，『牛療治調法記（うしりょうじちょうほうき）』（1756 年）が編纂された。5 代将軍の徳川綱吉が在任中の 1685 年頃から約 60 回以上発令した「生類憐れみの令[※3]」（1685〜1709 年）は，人の保護をも含む世界最古の動物保護法といわれている。ほかにも，江戸時代末期の 1867 年にフランスから軍事顧問団が来日し，フランス式の獣医学，蹄鉄術を幕府馬医に口述指導した。

※3：動物の保護・残虐行為の禁止，仏教や儒教に基づく道徳・公共の福祉についての法令。

（3）19 世紀後半〜20 世紀前半

19 世紀後半，日本は急速な近代化を遂げ，西洋の影響を受けて開国した。その一環として，西洋の獣医学が日本に導入された。1874 年 4 月，イギリスから 5 人の農学教師を招き，農事修学場を開設した。1876 年 5 月に農事修学場内に獣医学専門科を設置し，1877 年 10 月，農学校に改称し開校した。当初はイギリス人のジョン・アダムス・マックブライド（John Adams McBride，1843〜1889 年）が獣医学教育を担当した。また，ドイツ人のヨハネス・ルードヴィヒ・ヤンソン（獣医師・獣医学者，Johannes Ludwig Janson，1849〜1914 年）は，1880 年にベルリン陸軍獣医学校の助教授に就任したが，日本政府に招かれ同年 10 月に来日した。以降，日本に家畜衛生学など西洋式の獣医学を導入し，22 年にわたり駒場農学校および東京帝国大学農科大学で教鞭をとった。その後は，盛岡高等農林学校，第七高等学校で教え，畜産学や獣医学に関する多くの論文を執筆した。

次に，19 世紀後半から 20 世紀前半までに開校した獣医系大学の沿革を述べる。

① 東京大学の沿革

1882 年 5 月に前述の農学校を駒場農学校に改称し，1886 年，東京山林学校と合併して東京農林学校となった（後の獣医学科を含む東京大学農学部）。1890 年に東京帝国大学に獣医学科が設置されて，大学 4 年制の獣医学教育が開始された。

② 北海道大学の沿革

1872 年に設立された開拓使仮学校は，1875 年に北海道に移転後，1876 年 8 月に札幌農学校として

表 2-2　日本の獣医学の歴史

年号	できごと
595 年	聖徳太子が橘猪弼に高句麗から来た馬医術に長けた僧(恵慈)をつけ，療馬法を学ばせる(太子流療馬術)。
701 年	大宝律令の中に，馬医という官位が設置されている。
907 年	延喜式が制定されたとき，白馬で御殿の前を通る儀式(白馬節会)が行われ，馬医が従っている。
982 年	『医方心』
1267 年	『馬医草紙絵巻』
1505 年	『病馬覚書』
1512 年	『御随身三上記』
1551 年	『馬医醍醐』
1573 年	『療馬図説』
1590 年	天正遣欧少年使節(1582～1590 年)が帰国時に，アラビア馬 1 頭と西洋の獣医師 1 名を連れてくる。
1604 年	『仮名安驥集』
1616 年	『犬之書』
1659 年	『牛病書』
1685 年	5 代将軍の徳川綱吉が 1 回目の「生類憐れみの令」を発令する。
1717 年	『武馬必要』
1729 年	『西説伯楽必携』
1756 年	『牛療治調法記』
1852 年	『解馬新書』
1867 年	フランスから軍事顧問団が来日し，フランス式の獣医学，蹄鉄術を幕府馬医に口述指導する。
1872 年	開拓使仮学校(現：北海道大学)が設立される。
1874 年	イギリスからジョン・アダムス・マックブライド含む 5 人の農学教師を招き，農事修学場を開設する(現：東京大学，東京農工大学)。 フランスのアウギュスト・アンゴーが来日する。
1876 年	札幌農学校が開設され，アメリカから招聘されたウィリアム・スミス・クラークが教頭となる。
1877 年	農事修学場を改称し農学校が開校される。 陸軍獣医学校の前身となる陸軍馬医学舎が設置され，陸軍馬医学会が発足する。
1880 年	ドイツのヨハネス・ルードヴィヒ・ヤンソンが来日する。
1881 年	私立獣医学校設立(現：日本獣医生命科学大学)。
1890 年	東京獣医講習所設立(現：麻布大学)。
1893 年	陸軍獣医学校設立。
1907 年	東京獣医学校設立(現：日本大学)。
1964 年	酪農学園大学に酪農学部獣医学科が設置。
1966 年	北里大学に畜産学部獣医学科が設置。
2018 年	岡山理科大学に獣医学部獣医学科が設置。

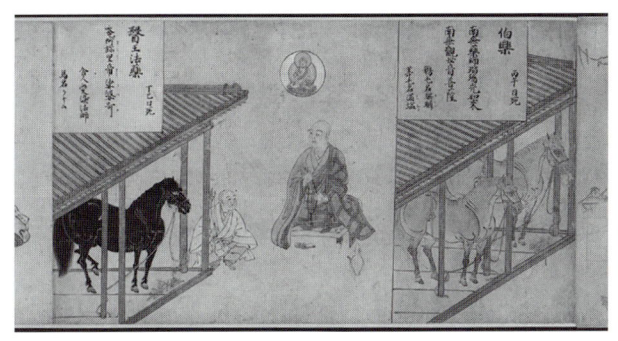

図 2-5　馬医草紙絵巻
出典：国立文化財機構所蔵品統合検索システム
https://colbase.nich.go.jp/collection_items/tnm/
A-10479?locale=ja

開設され，アメリカから招聘されたウィリアム・スミス・クラーク（William Smith Clark, 1826〜1886 年）が教頭に就任，農学教育が開始された。1907 年 9 月に札幌農学校を東北帝国大学農科大学と改称，畜産学科が設置され，さらに 1910 年 3 月には獣医学講座が設置された。1918 年，東北帝国大学農科大学は，東北帝国大学から分離され，新たに北海道帝国大学が設立された。1947 年，北海道帝国大学は戦後の教育改革により北海道大学となり，1949 年，農学部に獣医学科が設置された。そして 1952 年，北海道大学農学部獣医学科は獣医学部となった。

③ 東京農工大学の沿革

東京農工大学の沿革は前述の東京大学と重複しており，1874 年の農事修学場，1878 年の駒場農学校，1882 年の東京山林学校，1886 年の東京農林学校，1890 年の帝国大学農科大学，1919 年の東京帝国大学農学部実科を経て，1935 年，東京高等農林学校として独立している。1944 年に東京農林専門学校となり，1949 年に東京農工大学が新制大学として発足し，農学部の中に組みこまれ，獣医学科として再編された。

④ 陸軍獣医学校の沿革

1874 年，トゥールーズ獣医学校出身のアウギュスト・アンゴー（Auguste René Angot, 1843〜1913 年）が来日し，陸軍兵学寮で教育を行った。解剖学，病理学と病床講義などを実施した。1877 年，陸軍獣医学校の前身となる陸軍馬医学舎が設置されると，アンゴーは同学舎の教壇に立ち，その後 1880 年に帰国した。1877 年には，陸軍馬医学会が発足し，1893 年には陸軍獣医学校が設立されて，軍馬のための獣医師養成が行われた。

⑤ 日本獣医生命科学大学の沿革

1881 年，日本初の私立獣医学校として設立された。1892 年，東京獣医学校に改称された。この改称は，学校の規模と教育内容の充実を反映したものであった。1911 年に日本獣医学校に改称，1937 年，東京都目黒区から武蔵野市へ移転した。1938 年に日本高等獣医学校，1944 年に日本獣医畜産専門学校へ改称した。1949 年，学制改革により日本獣医畜産大学を設立した。2006 年に現在の日本獣医生命科学大学に改称した。

⑥ 麻布大学の沿革

1890 年，獣医学の基礎教育と技術の普及を目的として，東京都港区に東京獣医講習所が設立され，1894 年，麻布獣医学校が開設された。1912 年に麻布獣医畜産学校，1934 年に麻布獣医専門学校に改

称した。1947 年に神奈川県相模原市に移転し，1950 年の学制改革により麻布獣医科大学として開学した。そして 1980 年に麻布大学に改称した。

⑦ 日本大学の沿革

1907 年，東京都渋谷区に東京獣医学校が開設された。その後，東京高等獣医学校に昇格し，学制改革により東京獣医畜産大学(1949 年設立，1953 年廃止)に移行した。1943 年，日本大学農獣医学部の前身である日本大学農学部が設立された。当初は農学教育を中心にしていたが，1949 年，戦後の教育改革により，新制大学として日本大学が再編された。1951 年 11 月に日本大学と東京獣医畜産大学は合併した。1952 年，農学部に獣医学科を設置し，学部名を農獣医学部とした。1996 年，大幅に学部を改組し，獣医学科は生物資源科学部に属することになった。

(4) 第二次大戦後

アメリカ獣医学の流入が始まった。1953 年，東京大学では大学院が，北海道大学では大学院農学研究科が設置された。その後，各大学で獣医学科，大学院が整備され，新しい獣医学の学部課程(6 年制)や大学院課程(4 年制の博士課程)が開設された。さらに，1964 年には酪農学園大学酪農学部獣医学科が，1966 年には北里大学畜産学部に獣医学科と畜産学科が開設され，獣医系大学は 16 校となった。21 世紀に入り，2012 年に北海道大学と帯広畜産大学，山口大学と鹿児島大学に国立大学の共同獣医学部が設置された。2018 年には，約半世紀ぶりに岡山理科大学獣医学部が設置された。

振り返ると，日本の獣医学教育は，主に明治から大正にかけて(1870 年代〜1920 年代の約半世紀)発展と拡大を続け，各地の農学校に獣医学教育組織が設けられ，中等教育で獣医学教育が行われた(1890 年代)。30 道府県に獣医学校，獣医講習所，獣医伝習所，獣医養成所が開設された。しかし，1945 年，第二次世界大戦の終結とともに，旧制実業学校における獣医学教育は完全に消滅した。

b. 現代

日本の獣医学関係者は，獣医学の研究と実践に大きな貢献をしてきた。家畜，伴侶動物，野生動物の疾病の診断と治療における進歩は，特筆すべきものがある。また，鳥インフルエンザや狂犬病などの人獣共通感染症，牛海綿状脳症などのプリオン病に関する研究でも，日本は最先端を走っている。

日本の獣医師制度は，農林水産省によって規制されている。日本獣医師会は，専門的な基準を設定し，獣医師の福祉を促進する上で重要な役割を担っている。また，獣医師が診療に必要な能力と倫理的基準を満たすことを保証するために，獣医学教育の認定と獣医師免許取得のプロセスがある。

今日，日本の獣医療は進化を続け，新しい技術を取り入れ，研究活動を拡大することで，耐性菌の統御，食品安全の確保，生物多様性の保全などの新たな課題に取り組んでいる。獣医学は，動物の健康と福祉，公衆衛生，そして日本の農業と生態系の持続可能な発展において重要な役割を担っている。

2-4. 獣医活動の国際化と国際獣医事の展開・展望　非コア🖊

1. 国際獣医活動

国際獣医活動は，動物の健康，福祉，公衆衛生を促進するために，様々な国の獣医師や獣医学組織が行う種々の取り組みや協力を指す。国際獣医活動の例をいくつか紹介する。

a．ワンヘルス・イニシアチブ

　ワンヘルスとは，人，動物，環境の健康が相互に関連していることを認識する学際的なアプローチであり，ワンヘルス・イニシアチブとは，医師，獣医師，歯科医師，看護師や，その他の健康科学および環境関連分野の専門家とで，平等で包括的な協力関係を築く運動のことをいう。獣医師はワンヘルス・イニシアチブにおいて重要な役割を担っており，人の健康の専門家や環境科学者とともに，人獣共通感染症や複数の生物種に影響を与える種々の問題に取り組んでいる。

b．世界的な疾病サーベイランス

　高病原性鳥インフルエンザ，口蹄疫，豚熱，アフリカ豚熱，狂犬病など，動物の感染症を監視・抑制するため，獣医師は国際的に協力している。情報の共有，対応策の調整，共同研究プロジェクト等を行っている。

c．国際的な研究協力

　獣医師と研究者は国境を越えて協力し，疾病の調査，新しいワクチンや治療法の開発，診断技術の向上，動物集団の疫学研究を行っている。このような共同研究には，プロジェクトの計画と実施，データや専門知識の共有，国際的な学術雑誌への研究成果の発表なども含まれる。

d．獣医師の社会的支援とトレーニング

　先進国の獣医師は，発展途上国の恵まれない地域に獣医療とトレーニングを提供する国際的な支援プログラムに参加することがある。このようなプログラムは，地域の能力を高め，動物福祉を改善し，持続可能な畜産業を促進することを目的としている。

e．災害への対応と救援

　自然災害や疾病の発生時には，獣医師は緊急の獣医療を提供し，動物の健康リスクを評価し，救援活動を調整するための国際的な取り組みに関与することがある。これには，被災地への獣医師チームの派遣，被災した動物の輸送と治療の調整などが含まれる。

f．獣医事政策と規格の開発

　国際獣疫事務局（WOAH〔旧 OIE〕）などの国際機関は，動物の健康，福祉，および貿易に関する基準や指針を設定する上で重要な役割を担っている。獣医師は，専門委員会への参加，技術的な情報提供，経験や専門知識の共有を通じて，このような取り組みに貢献している。

g．継続的な教育と会議

　国際的な獣医師協会や組織は，世界中の獣医師が集まる会議，セミナー，ワークショップを開催している。これらのイベントは，知識の共有，専門性の向上，業界内での交流や協力関係の構築の機会を提供する。

　以上は，世界各地で行われている幅広い国際獣医活動の例である。獣医師と獣医師団体の協力と知識の交換は，世界中の動物の健康，福祉，公衆衛生を向上させる上で重要な役割を担っている。

2. 国際獣医事

国際獣医事(international veterinary services)の発展は，近年著しいものがあり，いくつかの重要な傾向と展望が表れている。国際獣医事の進展は，動物の健康と福祉を改善し，疾病監視と動物衛生管理を強化し，食料の安定供給を確保し，動物と畜産物の国際貿易を促進することを目的としている。

a. 世界的な疾病の監視と管理

疾病管理の重要性がますます認識されるようになっている。WOAH，FAO，WHO，国連環境計画(UNEP)などの組織は，世界中の加盟国と協力して動物に影響を及ぼす疾病の監視と管理に取り組んでいる。リモートセンシング，地理情報システム，ビッグデータ解析などの先端技術の活用により，疾病発生の早期発見と対応が向上している。

b. ワンヘルスアプローチ

このアプローチは，人，動物，環境の健康が相互に関連していることを強調している。動物に影響を与える多くの疾病は人に広がる可能性があり(人獣共通感染症)，その逆もまた然りであることを認識している。このアプローチでは，獣医療，人医療，環境の専門家が協力して，新興・再興感染症や耐性菌の統御，人・動物・環境の境界におけるその他の健康上の課題に取り組むことを奨励している。

c. 遠隔獣医療

最新デジタル技術の統合により，現地で十分なサービスを受けられない地域での獣医療サービスへのアクセスが拡大している。また，これらの技術により，リアルタイムのデータ交換が可能になり，よりよい疾病の監視とモニタリングが可能になる。また，多くの国では，熟練した専門家の不足に対処するため，欧米，アジアの諸国で獣医系大学の新設，新しい獣医学教育や能力開発に投資している。世界中の大学や機関が協力することで，知識の共有，カリキュラムの進展，トレーニングの機会などが促進される。

d. 動物や畜産物の国際取引

国際取引を円滑に行うためには，獣医学的な基準や規制を調和させることが重要である。動物の健康，福祉，食品安全に関連する規制を整合させ，一貫性を確保し，貿易障壁を軽減するための取り組みが進められている。WOAHやコーデックス委員会(Codex Alimentarius Commission)などの組織が定めた国際基準は，疾病管理，食品安全，品質保証のためのガイドラインを提供している。

e. 気候変動

気候変動は，疾病の分布，資源の利用可能性，動物の福祉に影響を与えるため，動物の健康に様々な課題をもたらす。国際獣医事は，これらの影響を監視し管理する上で重要な役割を果たす。家畜管理システムの改善，代替蛋白源の開発の促進，温室効果ガス排出量の削減など，気候変動リスクを軽減し，畜産における持続可能な実践を促進するための戦略が注目されている。

f. 緊急対応

国際獣医事は，緊急対応や災害管理，特に，多発する自然災害や疾病の発生時に不可欠である。国際的な協力とネットワークにより，獣医師チームの迅速な展開，緊急獣医療の提供，資源と専門知識

の調整が可能になる。このような努力は，動物の個体群を保護し，公衆衛生を守り，被災した地域社会を支援するのに役立っている。

　国際獣医事の展開は，世界の健康と福祉における動物の健康の重要性に対する認識の高まりを反映している。連携を強化し，技術を活用し，新たな課題に取り組むことで，国際獣医事は，世界中の動物と人の健康，福祉，持続可能な発展に大きく貢献する体制を整えている。

〈参考〉
1. 馬場悠男. 人類の進化―最新研究から人間らしさの発達を探る―. Anthropol Sci（J-Ser）. 2014. 122(1), 102-108.
2. Knapp A. Cro-Magnon | Characteristics & Art. Study.com. 2023-3-12. https://study.com/academy/lesson/cro-magnon-description-facts.html, 参照 2025-1
3. 馬の進化 2. みんなの乗馬. https://www.minnano-jouba.com/mame_chishiki11.html, 参照 2025-1
4. Solounias N, Danowitz M, Stachtiaris E, et al. The evolution and anatomy of the horse manus with an emphasis on digit reduction. R Soc Open Sci. 2018; 5(1): 171782.

〈出典〉
図 2-1
● サヘラントロプス：By Sisyphos23 - Own work, based mostly on SahelanthropustchadensisZICA created by Mateus Zica, CC BY-SA 3.0, https://commons.wikimedia.org/w/index.php?curid=12623117
● アルディピテクス・ラミダス：By William Daniel Snyder - Own work, CC BY-SA 4.0, https://commons.wikimedia.org/w/index.php?curid=78965261
● アウストラロピテクス・アファレンシス：By Wolfgang Sauber - Own work, CC BY-SA 4.0, https://commons.wikimedia.org/w/index.php?curid=45113556
● ホモ・エルガステル：By Werner Ustorf - https://www.flickr.com/photos/phancurio/32882954435/, CC BY-SA 2.0, https://commons.wikimedia.org/w/index.php?curid=130588615

図 2-1, 2-3
● ホモ・ハビリス：By William Daniel Snyder - Own work, CC BY-SA 4.0, https://commons.wikimedia.org/w/index.php?curid=78965266
● ホモ・エレクトス：By Jakub Hałun - Own work, CC BY-SA 4.0, https://commons.wikimedia.org/w/index.php?curid=113008349
● ホモ・ネアンデルターレンシス：By Jakub Hałun - Own work, CC BY-SA 4.0, https://commons.wikimedia.org/w/index.php?curid=113008114
● ホモ・サピエンス（クロマニョン人）：By Jakub Hałun - Own work, CC BY-SA 4.0, https://commons.wikimedia.org/w/index.php?curid=113007978

図 2-3
● ラスコー洞窟の壁画：By JoJan - Self-photographed, CC BY 4.0, https://commons.wikimedia.org/w/index.php?curid=121647908
● 兵馬俑：By xiquinhosilva - Terracotta Army, CC BY 2.0, https://commons.wikimedia.org/w/index.php?curid=154893989

図 2-4
● アリストテレス：By Deiadameian - Own work, CC BY-SA 4.0, https://commons.wikimedia.org/w/index.php?curid=151601923
● ウェゲティウス：By Sailko - Own work, CC BY 3.0, https://commons.wikimedia.org/w/index.php?curid=37625045

第2章

第2章　演習問題

2-1. 国際自然保護連合（IUCN）の主な活動はどれか。
    a. 世界自然遺産の認定
    b. 野生動物の商取引規制
    c. 水鳥のための干潟の確保
    d. 地球温暖化の防止
    e. レッドリストの作成

2-2. *Equus ferus* を祖先とする家畜はどれか。
    a. 牛
    b. 馬
    c. 豚
    d. 山羊
    e. めん羊

2-3. 1897 年に口蹄疫が濾過性病原体により起こることを証明したのはだれか。
    a. ロベルト・コッホ
    b. ルイ・パスツール
    c. シャルル・シャンベラン
    d. フリードリッヒ・レフレル
    e. エミール・フォン・ベーリング

2-4. 主として獣医師を規制し，獣医師免許を付与している省庁はどれか。
    a. 文部科学省
    b. 厚生労働省
    c. 環境省
    d. 農林水産省
    e. 総務省

2-5. 1958 年の国連合同専門家会議において，人獣共通感染症の定義に関与した機関の組み合わせとして正しいものはどれか。
    a. 世界保健機関（WHO）― 国連食糧農業機関（FAO）
    b. FAO ― 国際獣疫事務局（WOAH〔旧 OIE〕）
    c. WHO ― 世界貿易機関（WTO）
    d. WHO ― WOAH
    e. WOAH ― 国連教育科学文化機関（UNESCO）

解 答

2-1.　正解　e

　　　解説：国際自然保護連合(IUCN)の目的は絶滅危惧種の保護であり，定期的にレッドリストを作成している。

　　　　　a.　世界自然遺産の認定は世界遺産委員会が行う。
　　　　　b.　野生動物の商取引の規制はワシントン条約(CITES)である。
　　　　　c.　水鳥のための干潟の確保はラムサール条約である。
　　　　　d.　地球温暖化の防止は気候変動枠組条約により規制されている。

2-2.　正解　b

　　　解説：a.　牛の祖先はオーロックス(*Bos primigenius*)と考えられている。
　　　　　c.　豚の祖先はイノシシ(*Sus scrofa*)と考えられている。
　　　　　d.　山羊の祖先はパサン(*Capra aegagrus*)と考えられている。
　　　　　e.　めん羊の祖先はアルガリ(*Ovis ammon*)と考えられている。

2-3.　正解　d

　　　解説：a.　ロベルト・コッホはコッホの 4 原則，結核菌や炭疽菌の純培養を確立した。
　　　　　b.　ルイ・パスツールは，白鳥の首フラスコにより微生物が空気から生じないことを明らかにした。また，家禽コレラ，炭疽，狂犬病のワクチンを作製した。
　　　　　c.　シャルル・シャンベランは，ウイルスの発見につながる細菌濾過器(シャンベラン濾過器)を開発した。
　　　　　e.　エミール・フォン・ベーリングは，北里柴三郎と共同でジフテリアの抗毒素血清療法を開発した。抗毒素血清療法として社会実装を成し遂げた功績が評価され，ベーリングは第 1 回のノーベル生理学・医学賞を受賞した。

2-4.　正解　d

　　　解説：獣医師の規制，免許の付与を行っているのは農林水産省である。

2-5.　正解　a

　　　解説：1958 年，国連合同専門家会議で人獣共通感染症(Zoonosis)を定義したときに専門家を送った主な機関は，世界保健機関(WHO)と国連食糧農業機関(FAO)である。なお，国際獣疫事務局(OIE)とWOAH は同じもので，2022 年に略称を OIE から WOAH に変更した。世界貿易機関(WTO)は，国際貿易を調整する国際機関で本部はイタリアのローマにある。国連教育科学文化機関(UNES-CO)は，世界の教育普及，科学振興，文化遺産の保護と活用，情報流通の促進等のために，規範・指針策定，共同研究，会議・セミナーの開催，出版物の刊行，開発途上国援助等の活動を行っている。

第3章 伴侶動物獣医療

➡ **到達目標**
1）伴侶動物の疾病の特徴と獣医療の概要を説明できる。

➡ **学習のポイント・キーワード**
伴侶動物の特性，交信能力，忠誠心，セラピー効果，疾病の特徴，遺伝性疾患，感染症，腫瘍性疾患，伴侶動物獣医療，救急医療，生活の質（QOL），臨床獣医学教育，ボトムアップ教育，トップダウン教育，徴候，画像検査，臨床教育内容，臨床教育課程，臨床獣医師の質保証，臨床獣医師の義務，獣医倫理，獣医師の誓い，愛玩動物看護師，伴侶動物獣医療の現状と展望

3-1. 伴侶動物の特性と獣医療

1. 伴侶動物の特性と飼い主の対応

伴侶動物（家庭動物，愛玩動物，ペット）は，コンパニオンシップ（companionship：交友，図3-1）や情緒的な援助（無条件の愛など）を提供し，しばしば飼い主の生活に不可欠な役割を果たす。伴侶動物の特性としては，表3-1のようなものが挙げられる。なお，本章では犬と猫を中心に述べる。

2. 伴侶動物の疾病の特徴

伴侶動物の疾病は，その動物種，品種，年齢，環境，健康管理の状況など，様々な要因によって大きく異なる。伴侶動物の疾病に共通する特徴として，表3-2のようなものがある。

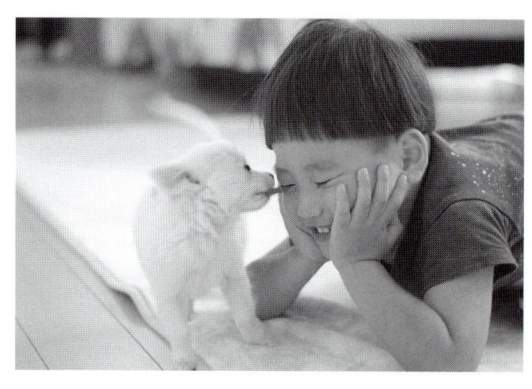

図3-1 伴侶動物とのコンパニオンシップ

表3-1　伴侶動物（主に犬と猫）の特性と飼い主の対応

コミュニケーション能力	伴侶動物は人の言葉を話すことはできないが，様々な手段で飼い主とコミュニケーションをとることができる。ボディーランゲージ（身体言語），発声，その他のコミュニケーション・シグナルを使い，自分のニーズ（欲求），感情を伝える。動物のコミュニケーション・シグナルを理解し解釈することは，効果的な交流と伴侶動物の幸福を確保するためにきわめて重要である。
愛情深い行動	伴侶動物は愛情深いことで知られている。犬の場合は尻尾を振ったり，猫の場合は喉をゴロゴロと鳴らしたりするなど，様々な手段で愛情を示す。彼らの愛情表現は，飼い主に安らぎと幸福を与える。
忠誠心	伴侶動物は飼い主に忠実なことで知られている。特に犬は，非常に忠実で保護欲が強い。家族と強い絆で結ばれていることが多く，様々な場面でサポーターや伴侶として頼りにされる。
遊び好き	伴侶動物の多くは遊び好きで，飼い主に娯楽や喜びを与える。犬や猫は，物を追いかけたり，動くものに飛びついたりして遊ぶ。遊びの時間は伴侶動物と飼い主の絆を深め，関係を強化する機会にもなる。
独自の個性	人と同様，伴侶動物は明確な個性を示す。個々の伴侶動物には独特の気質，好み，癖がある。それぞれの個性を理解し尊重することは，飼い主と動物の調和のとれた関係を築くために不可欠である。
セラピー効果	伴侶動物との触れあいは，ストレスの軽減，血圧の低下，気分の改善（孤独感や抑うつ感の緩和など）等の多くの治療効果を飼い主にもたらす。また，伴侶動物は，身体的，情緒的，認知的な問題を抱える人を支援する動物介在療法プログラムにおいて，頻繁に使用されている。

表3-2　伴侶動物の疾病の特徴

種特異的な疾患	伴侶動物の種（犬，猫，小鳥など）ごとに，特定の疾病がある。例えば，犬は犬パルボウイルス※（CPV）感染症，犬ジステンパーや犬伝染性肝炎にかかるが，猫はかからない。一方，猫は猫白血病ウイルス（FeLV）感染症や猫免疫不全ウイルス（FIV）感染症，猫パルボウイルス（FPV）感染症（猫汎白血球減少症），猫伝染性腹膜炎（FIP）にかかるが，犬はかからない。
遺伝性疾患	犬種や猫種によっては，特定の疾病にかかりやすい遺伝的素因をもっている場合がある。例えば犬では，大型犬は股関節形成不全になりやすく，短頭種は呼吸器に問題がある場合が多い。
若齢性・加齢性疾患	特定の疾患の有病率は，伴侶動物の年齢によって異なる場合がある。例えば，幼齢〜若齢では，免疫システムが未熟なため感染症にかかりやすく，高齢では腫瘍や関節炎，腎臓病などの慢性疾患が起こりやすい。
環境要因	気候，地理，生活環境などの環境要因は，特定の疾病の流行や分布に影響を与える可能性がある。例えば，都市部に住む伴侶動物は，地方に住む伴侶動物にくらべて，汚染物質や感染性物質に曝されやすい。
栄養状態・生活様式	食事や生活習慣もまた，疾病のかかりやすさや進行に重要な影響を与えることがある。例えば，栄養不良や肥満は，糖尿病，肥満に関連した関節の問題，歯の疾患など，様々な健康問題を引き起こす可能性がある。
人獣共通感染症と予防医療	伴侶動物がかかる疾病の中には，人にも感染するものがある（人獣共通感染症）。これらの人獣共通感染症の蔓延を防ぐには，適切な衛生管理と定期的な獣医療が不可欠である。これには，定期的なワクチン接種，寄生虫駆除，健康診断が含まれる。

※：猫のパルボウイルスが突然変異して犬のパルボウイルスになった（1〜2塩基の置換）。

3.　伴侶動物の疾病各論

a.　遺伝性疾患

　犬や猫などの伴侶動物は，様々な遺伝性疾患に罹患する可能性がある。これらの疾患は，症例により発症年齢，進行の具合，重篤度が大きく異なる。伴侶動物でみられる典型的な遺伝性疾患には表3-3に示すようなものがあるが，これらはほんの一例に過ぎない。遺伝子検査，早期発見による責任ある繁殖は，これらの疾患を管理し，予防する上できわめて重要である。

b.　感染症

　犬や猫などの伴侶動物は，様々な感染症にかかる可能性がある。表3-4に挙げる感染症は，ほんの一例である。動物病院でのワクチン接種，寄生虫駆除などの予防医療は，これらの疾病から伴侶動物を守るのに役立つ。

表 3-3　伴侶動物でみられる代表的な遺伝性疾患

進行性網膜萎縮症 (PRA)	網膜の変性により，視力低下や最終的には失明に至る遺伝疾患である。様々な犬種でみられる。
短頭種気道症候群 (BAS)	ブルドッグやパグなど，目元から鼻先にかけて (マズル) の長さが短い種 (短頭種) によくみられる。鼻孔・気道の狭窄，軟口蓋の過長，喉頭小嚢の外反などの徴候があり，呼吸困難を起こすことがある。
肥大型心筋症 (HCM)	犬でもみられるが猫に多い遺伝性の心疾患で，心筋の肥厚を特徴とし，心不全や突然死に至る。
フォン・ヴィレブランド病 (vWD)	主に犬にみられる出血傾向を主徴とする血液疾患である。血液凝固に必要な蛋白質であるフォン・ヴィレブランド因子の欠乏によって起こる。
変性性脊髄症 (DM)	主にジャーマン・シェパード・ドッグなどの特定の犬種が罹患する神経疾患で，後肢の衰弱と麻痺が進行する。
多発性嚢胞腎 (PKD)	主に猫にみられ，特にペルシャ系に多い。腎臓に液体で満たされた嚢胞ができ，時間の経過とともに腎不全に至る。
猫下部尿路疾患 (FLUTD)	厳密には遺伝性疾患とはいえないが，一部の猫種は遺伝的に尿路の問題を起こしやすく，尿路結石や尿道閉塞などの徴候が生じることがある。
股関節形成不全 (HD)	主に大型犬でよくみられる疾患で，股関節が適切に発達せず，痛み，跛行，関節炎を引き起こす。
膝蓋骨脱臼 (PL)	主に小型犬でみられる，膝蓋骨が正常な位置からずれる (脱臼する) 疾患で，跛行や不快感を引き起こす。
骨形成不全症 (OI)	猫でもみられるが犬に多い遺伝性疾患で，一般に「脆い骨の病気」として知られている。

PRA：Progressive Retinal Atrophy, BAS：Brachycephalic Airway Syndrome, HCM：Hypertrophic Cardiomyopathy, VWD：Von Willebrand Disease, DM：Degenerative Myelopathy, PKD：Polycystic Kidney Disease, FLUTD：Feline Lower Urinary Tract Disease, HD：Hip Dysplasia, PL：Patellar Luxation, OI：Osteogenesis Imperfecta

表 3-4　伴侶動物でみられる代表的な感染症

ウイルス性疾患	犬ジステンパー (Canine distemper)	病原体は，パラミクソウイルス科のウイルス (CDV) である。犬に感染する伝染力の強い疾患で，呼吸器，消化器，神経徴候を引き起こす。硬蹠症 (hard pad disease) ともいわれる。特に子犬の場合，命にかかわることもある。
	犬パルボウイルス感染症 (Canine Parvovirus Infection)	病原体は犬パルボウイルス (CPV) であり，特に子犬に感染する。感染力の強いウイルスであり，猫パルボウイルス (FPV) が変異して犬に感染するようになった。重篤な消化器徴候を引き起こし，速やかに治療しないと命にかかわることもある。
	狂犬病 (Rabies)	病原体は，ラブドウイルス科の狂犬病ウイルス (RV) である。犬や猫を含む哺乳類の中枢神経系を侵すウイルス性疾患であり，感染した動物に咬まれることで感染する。発症した場合，ほぼ 100% の確率で死亡する。古くから知られている人獣共通感染症で，恐水病 (hydrophobia) ともいわれる。
	猫パルボウイルス感染症 (猫汎白血球減少症, Feline Parvovirus Infection, Feline panleukopenia)	病原体は，猫パルボウイルス (FPV) である。猫に感染する伝染力の強いウイルス性疾患で，重度の消化器徴候，発熱，白血球の減少を引き起こす。特に子猫にとっては危険である。前述のとおり，このウイルスが変異して CPV となった。猫ジステンパー (feline distemper) とも呼ばれる。
	猫白血病ウイルス感染症 (Feline Leukemia virus Infection)	病原体は猫白血病ウイルス (FeLV) であり，猫に感染するレトロウイルスである。感染猫はリンパ腫などの血液腫瘍を発症したり，貧血や白血球の減少により免疫力が下がったりするため，様々な二次感染症のリスクが高まる。
	猫免疫不全ウイルス感染症 (Feline Immunodeficiency virus Infection)	病原体は，猫免疫不全ウイルス (FIV) であり，猫に感染するレトロウイルスである。ヒト免疫不全ウイルス (HIV) と同様に，後天性免疫不全症候群 (Acquired Immunodeficiency Syndrome：AIDS) を引き起こす。免疫 T 細胞に感染し，免疫抑制を誘導し，AIDS を引き起こす。

（次ページに続く）

(表 3-4 の続き)

細菌性疾患	ライム病 (Lyme disease)	マダニによって媒介される細菌感染症で，病原体としては，スピロヘータ門の *Borrelia burgdorferi* など 4 種の細菌が知られている。病原体を保有したマダニに咬まれることによって感染し，人も感染する可能性がある。発熱，関節痛，だるさなどを引き起こす。
	レプトスピラ症 (Leptospirosis)	人を含む犬やほかの動物に感染する可能性のある細菌感染症である。病原体はスピロヘータ門の細菌で非常に多くの種がある。通常，感染した動物の尿や汚染された水に触れることで感染し，腎臓や肝臓に深刻な障害をもたらすことがある。犬では発熱・嘔吐，粘膜の充出血，黄疸のうち 2 つ以上の徴候と急性肝・腎障害を示す。
その他の疾患	皮膚糸状菌症 (Ringworm disease)	皮膚糸状菌症(白癬症)は真菌感染症であり，皮膚糸状菌のトリコフィトンやミクロスポラムなどが原因となる。その特徴的なリング状の皮疹は白癬(ringworm, 矢印)と呼ばれている。犬・猫ともに感染し，皮膚病変，かゆみ，脱毛などを引き起こす。感染力が強く，人にも感染する可能性がある。
	ケンネルコフ (Kennel cough)	犬伝染性気管気管支炎ともいわれる。病原体は 1 種類ではなく，呼吸器系感染を起こす細菌やウイルスが関与する。ブリーディング施設や避難所など，犬が集団で飼育されている環境で容易に広がり，激しい咳やくしゃみを引き起こす。主な病原体は，犬パラインフルエンザウイルスや犬アデノウイルス，犬ヘルペスウイルス，ボルデテラ菌などである。

c. 腫瘍性疾患

　伴侶動物も人と同様に，良性と悪性の，様々な種類の腫瘍が発生する。獣医師と飼い主は，伴侶動物にしこりやこぶ，その他の異常な徴候がないか定期的に観察することが重要である。早期発見・早期治療により，多くの悪性腫瘍において予後を大幅に改善することができる。伴侶動物でみられる腫瘍性疾患には表 3-5 に示すようなものがある。

4.　伴侶動物獣医療の要素

　犬，猫，小鳥などの伴侶動物の獣医療は，彼らの健康と安寧(ウェルビーング：wellbeing)を維持するために重要な役割を果たす。獣医療には，伴侶動物の疾病や怪我を予防，診断，治療することを目的とした幅広いサービスが含まれる。伴侶動物に対する獣医学的ケアの重要な要素を表 3-6 に示す。

3-2.　伴侶動物の臨床獣医学教育　非コア

　一般に，伴侶動物獣医学(伴侶動物獣医科学：companion animal veterinary science，小動物獣医科学：small animal veterinary science)は，犬，猫，ウサギ，モルモット，ハムスター，その他の小型哺乳類など，伴侶動物の健康と安寧に焦点を当てた学問である。主に，伴侶動物の疾病や怪我の予防，診断，治療を扱う。

　伴侶動物の臨床獣医師は，動物の健康に関する幅広い業務を担当する。定期的な健康診断，ワクチン接種，避妊・去勢手術，歯科検診，疾病の診断・治療，手術などである。また飼い主に対して，栄養，行動，動物の世話に関する助言も行う。さらに，臨床獣医師は診療のほかにも，研究や教育に携わったり，行政，愛護センター，あるいは製薬企業やペットフード企業，ペット保険企業などの産業関連職と協力したりする。

　卒業後，臨床獣医師は専門的な知識と経験を得るために，インターンシップやレジデンシー(臨床研修)を通じてさらなるトレーニングを受けることが推奨されている(獣医師法第 16 条の 2，専門獣医師

表 3-5　伴侶動物でみられる代表的な腫瘍性疾患

乳腺腫瘍	避妊手術を受けていない雌の伴侶動物でよくみられる。悪性の場合は，肺，肝臓，リンパ節などに転移しやすい。
皮膚腫瘍	皮膚腫瘍は伴侶動物によくみられ，肥満細胞腫，黒色腫，扁平上皮癌，線維肉腫など様々な種類がある。
消化器腫瘍	口腔，食道，胃，小腸，大腸などに腫瘍が発生することがある。
生殖器腫瘍	● 犬可移植性性器腫瘍 (CTVT)：犬同士の性的接触によって伝播する腫瘍である。通常，交尾中に生きた癌細胞が犬のあいだで移動することによって広がる。若齢で，避妊・去勢していない犬にみられる。スティッカー肉腫としても知られる。
脳腫瘍	一般的ではないが，伴侶動物にも脳腫瘍が発生することがあり，神経徴候を引き起こすことがある。髄膜腫，神経膠腫，下垂体腺腫 (腺癌)，脈絡叢乳頭腫 (乳頭癌) などが発生する。
内分泌系腫瘍	● 甲状腺腫瘍：伴侶動物に発生する可能性があり，甲状腺機能に影響を与える。甲状腺腫瘍の診断は通常，身体検査，甲状腺ホルモンレベルを評価する血液検査，画像検査，甲状腺の生検 (バイオプシー) などを組み合わせて行う。
血液腫瘍	● リンパ腫：リンパ腫は白血球の一種であるリンパ球の腫瘍である。猫のある型は猫白血病ウイルス (FeLV) の感染により発生しやすい。リンパ節，脾臓，肝臓，骨髄などの様々な臓器や組織が侵される。
骨や筋肉に発生する腫瘍	● 骨肉腫：骨肉腫は骨腫瘍の一種で，通常，大型犬の手足などの長骨に発生する。しばしば跛行，腫瘍の発生部位の腫脹や疼痛，患肢の負重の嫌悪などの徴候を呈する。骨肉腫は転移の可能性が高く，肺への転移が最も多い。 ● 軟部組織肉腫：筋肉 (横紋筋，平滑筋)，脂肪，神経 (中枢神経，末梢神経)，血管など様々な軟部組織から発生する。体のどの部分にも発生する可能性がある。
その他の臓器に発生する腫瘍	● 血管肉腫：血管を覆う細胞から発生する腫瘍の一種である。犬では，一般的に脾臓，心臓，皮膚に発生する。犬では比較的よくみられるが，猫では犬にくらべまれであり，皮膚型と内蔵型がある。

CTVT：Canine Transmissible Venereal Tumor

表 3-6　伴侶動物に対する獣医学的ケアの重要な要素

定期健診と予防的ケア	定期的な健康診断は，あらゆる年齢の伴侶動物の健康維持にとって必要であり，特に，高齢動物の健康診断は重要である。健康診断では，総合的な身体検査による動物の体の状態の評価や，懸念事項や行動の変化の有無について飼い主から聞き取りを行う必要がある。健康診断で行われる各種検査は，獣医師が動物の全体的な健康状態をスクリーニングし，疾病の徴候を早期に発見するのに役立つ。 予防措置には，一般的な疾病から身を守るためのワクチン接種，寄生虫駆除 (ノミ・シラミ・ダニなどの外部寄生虫，回虫・条虫・吸虫などの内部寄生虫)，定期検査などが含まれる。
栄養と歯科衛生の指導	伴侶動物の健康と長寿には，適切な栄養摂取が不可欠である。獣医師は，動物の年齢，品種，大きさ，特定の健康要件に基づいて，適切な食事の内容や分量，栄養補助食品について指導する。また歯科疾患は，痛みを起こしたり，感染による全身の健康問題につながったりするため，歯科衛生は非常に重要である。獣医師は歯の問題を予防するために，定期的な歯科検診とクリーニングを行う。また，家庭でのデンタルケアに関する指導も行う。
診断・治療および手術・麻酔	伴侶動物が疾病にかかったり，怪我をしたりした場合，獣医師は身体検査，臨床検査，画像検査などによって疾病を診断する。診断に基づき，投薬，手術，理学療法，その他の介入を含む適切な治療計画を立てる。手術では，避妊・去勢手術，腫瘍摘出，整形外科的整復などを行う。麻酔は，獣医師や愛玩動物看護師による常時監視のもと，外科処置中の動物の鎮痛と安全性を確保するために行われる。
救急医療	近年，24 時間体制で救急サービスを提供する動物病院が増えつつある。救急医療では，急性疾患，外傷，中毒，その他の緊急事態に対する治療を行う。獣医師による迅速なケアは，危機的な状況において救命につながる。
リハビリテーション	リハビリテーションと理学療法は，伴侶動物獣医療の重要な要素だと認識されつつある。これらのサービスは，運動能力の向上，慢性疾患の管理，手術後の回復を助け，エクササイズ，マッサージ，水治療法，その他の方法を通じて，動物たちの生活の質 (Quality of Life：QOL) を高めることを目的としている。
行動カウンセリング	獣医師は伴侶動物の問題行動について指導やカウンセリングを行う。動物の攻撃性，不安，マーキング，過剰な吠え声などの問題に対処するため，さらには動物の行動や人と動物の絆を改善するための行動修正計画を提案し，トレーニング，環境エンリッチメントの助言を行う。

の認定については後述）。博士号(Ph. D)を取得する場合は，学士号取得後 4 年間の大学院教育が必要である。

1.　臨床獣医学教育の構造〜ボトムアップとトップダウン〜

獣医学教育モデル・コア・カリキュラム(以下，コアカリキュラム)の基礎獣医学は，「第 1 章」で説明したように，基本的にボトムアップ方式で構成されている。動物の正常な形態と機能学，生理学などから始まり，それらの異常状態(疾病)や感染症にかかわる病理学，生体応答にかかわる免疫学，疾病の原因となる病原微生物学や医動物学(寄生虫学)などを学ぶ。また，疾病の治療や正常性回復のために必要となる薬理学や，その有効性・安全性を確認する毒性学などを学習する。

これに対して臨床獣医学は，図 3-2 に示すように，臨床分野カテゴリー，病理学的カテゴリー，診療行為カテゴリーの 3 つの次元からなる立体的な構成となっている。臨床教育が始まると，学生ははじめて基礎獣医学の重要性と，それぞれの臨床科目が縦・横・高さの立体的な広がりをもち，互いに深く関連していることに気付く。

一例として，神経系が障害されたときに，その障害は中枢神経系・末梢神経系・感覚系・運動系のどの神経に由来しているのか，そしてそれはどのように循環器系・呼吸器系・消化器系・筋骨格系などの別のシステムに影響するのか，といったことを理解する。

さらに一例として，臨床現場において飼い主の稟告，徴候，身体検査，臨床検査である程度概要が分かり，CT 検査，病理学的検査で生殖器系の悪性腫瘍であると診断がついたとする(図 3-2 を参照)。

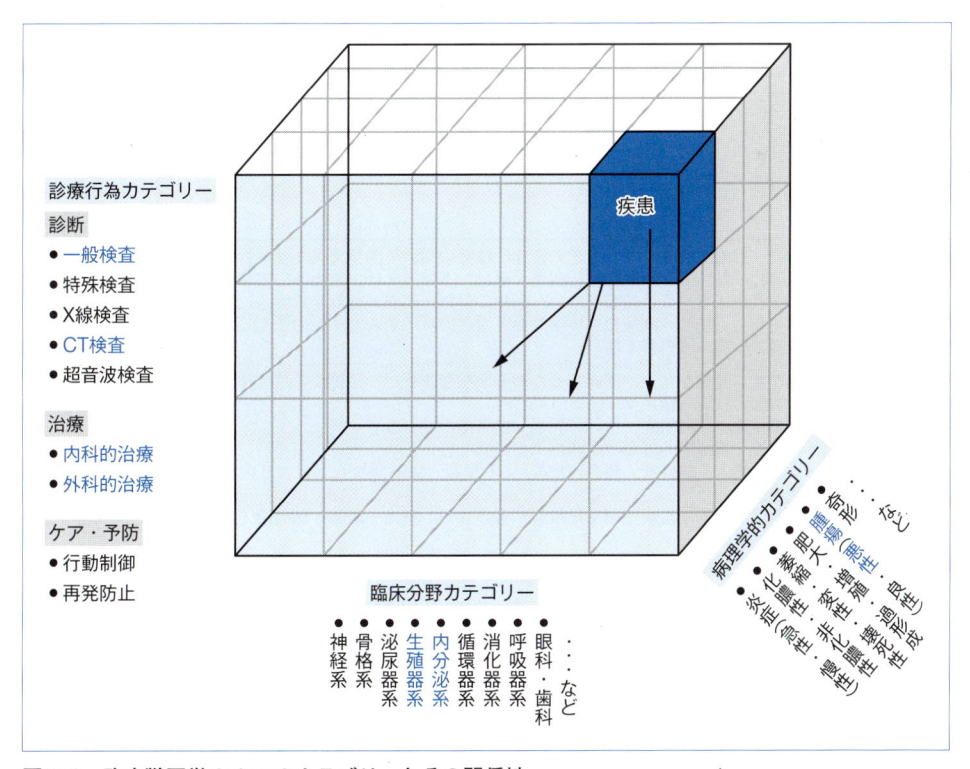

図 3-2　臨床獣医学の 3 つのカテゴリーとその関係性
臨床獣医学は，臨床分野カテゴリー，病理学的カテゴリー，診療行為カテゴリーの 3 つの次元からなる。図から，基礎獣医学と臨床科目が縦・横・高さの立体的な広がりをもち，互いに深く関連していることに気付く。なお，図では一例として，生殖器系の悪性腫瘍であると診断された症例にかかわる事項を青字で示している。

その際，外科的治療，放射線治療，内科的治療が必要となる可能性を考慮して，治療計画を立てる。この場合は，外科的に腫瘍を切除する，放射線治療を行う，適切な抗がん剤を投与するなどの選択が基本であるが，腫瘍による二次的変化や，治療の副作用なども考慮しなくてはならない。腫瘍の治療においては，腫瘍の生じた臓器の生理機能の変化のみならず，関連器官に及ぼす影響など，基礎獣医学の知識を動員し，症例に応じてそれらの知識を再構築する能力を身につけることが必要である。

このように，基礎獣医学がボトムアップ方式であるのに対し，臨床獣医学はトップダウン方式であるといえる。実際に診療現場で獣医師は，飼い主からの稟告を聞き，動物の示す徴候を観察し，検査の結果等に基づいて診断を下し，治療方法を決定する。診療は，おおむね表3-7に示すような手順で進められる。

2. 臨床獣医学教育の課程

伴侶動物のための臨床獣医学教育は，主に犬，猫，小鳥などの伴侶動物の診断，治療，およびケア（配慮，世話，管理）の技能を習得するために獣医学生（以下，学生と略す）が受ける教育である。内科学・外科学などの講義と実習，獣医学共用試験を終えたスチューデント・ドクターとしての実践的な現場教育（総合参加型臨床実習），およびエクスターンシップ，インターンシップも含まれる。これらの教育は，獣医師が動物に有効で思いやりのあるケアを提供するために非常に重要である。一般的に，臨床獣医学教育は，①基礎獣医学，②臨床獣医学教育，③総合参加型臨床実習，④学外のエクスターンシップとインターンシップ，⑤継続教育のような過程で行われる。

a. 基礎獣医学

「第1章」で述べたように，学生は通常，化学，分子生物学，生物物理学，放射線生物学などの基礎教育（講義・実習）を受けた後，コアカリキュラムの解剖学，組織学，生理学，病理学，免疫学，薬理

表3-7　診療の手順

①身体検査	動物の一般的な徴候には，食欲の変化，体重の増減，無気力または活動性低下，飲水または排尿パターンの変化，咳，くしゃみ，呼吸困難，嘔吐，下痢，発疹，脱毛等の皮膚の異常，跛行，歩行困難，行動変化などがある。身体検査を行い，動物の外観・姿勢・行動を観察し，体に異常，痛み，腫れがないか触診する。心拍数，呼吸数，体温，血圧などのバイタルサインのチェック，耳，鼻，口の検査を行い，聴診器で心臓や肺の音を聴く。
②検査	腹部などに異常がないか確認するため画像検査を行い，必要に応じて神経学的検査を行う。所見に基づいて追加の検査を指示する。 ●血液検査：臓器機能や血球の評価，感染症の検出などを行う。 ●尿検査：腎機能の評価や尿路感染の確認を行う。 ●画像検査：X線検査，超音波検査，CT検査，MRI検査などにより内部構造を観察し，病変部の特定や診断を行う。 ●病理学的検査：組織生検や細胞診が含まれる。細胞や組織を顕微鏡で観察し，疾患の診断や原因の究明を行う。 ●抗原・遺伝子検査，培養検査：ウイルス，細菌，真菌などの病原体を特定する。 ●アレルギー検査：潜在的なアレルゲンを特定する。 ●遺伝子検査：特定の品種における遺伝性疾患を検出する。
③診断	病歴，身体検査，その他の検査所見を組み合わせて診断する。
④治療	●投薬：抗菌薬，抗炎症薬，鎮痛薬，抗寄生虫薬など適切な薬の処方を行う。 ●手術：腫瘍の摘出，骨折の修復などを行う。 ●リハビリテーション：理学療法，体操などを行い，怪我や手術からの回復を助ける。 ●食事管理：特定の病状の管理や健康促進のために，特殊な食事を勧める。 ●行動修正：行動上の問題に対するトレーニングまたは行動修正計画を実施する。 ●支持療法：輸液療法，創傷ケア，看護ケアなど，回復過程を支援するための治療を行う。
⑤予防医療のアドバイス	ワクチン接種，寄生虫駆除，デンタルケアなど，健康を維持するための予防医療をアドバイスする。

学，微生物学，動物感染症学などの専門教育を受ける。これらの教育課程は，動物の健康と疾患を理解するための基礎となる。

b. 臨床獣医学教育

臨床獣医学教育で学ぶ科目については，「第1章」の「1-3. 獣医学の教育体系」内「3. 獣医学教育モデル・コア・カリキュラム」の「c. 臨床獣医学」を参照されたい。

c. 総合参加型臨床実習

獣医学共用試験に合格し，大学による知識・技能の質保証を受けた学生(スチューデント・ドクター)は，総合参加型臨床実習に参加することができる。これは，実際の臨床現場で獣医師とともに動物の診断や治療を行う経験を積むプログラムである。この実習は，学生が理論的な知識だけでなく，実践的な技術や臨床判断力を身につけるための重要なステップである。

総合参加型臨床実習では，実際の診療現場で教員や獣医師が学生を帯同し，症例の診察や病歴の聴取，診断の立案，治療計画の立案，手術の補助などの実際の臨床業務を行う。学生は，獣医師の指導のもとで動物の状態を評価し，必要な処置を行うことで，実践的な技術を磨く機会を得る。また，一連の治療経過をみたり，飼い主とかかわったりすることで，臨床判断力やコミュニケーション能力を発展させる。ときには，エキゾチックアニマル(鳥類や爬虫類)に触れる機会もあり，様々な動物との接触を通じて，各動物の特性や疾患について学ぶことができる。

d. 学外でのエクスターンシップとインターンシップ

エクスターンシップの目的は，実際の業務を体験して学びを深めることであり，比較的低学年の学生が参加することが多い。エクスターンシップはキャリア教育の一環であり，あくまで大学生としての学びの延長という位置付けになる。そのため就職活動の選考には影響しない。

他方，インターンシップの目的は，企業と学生の就職ミスマッチを減らすことである。長期のインターンシップでは自己成長，スキルアップするという目的もある。一般的にインターンシップには高学年の学生が参加し，新卒採用の選考の一部となっている場合もある。

学生は，学外の動物病院でのエクスターンシップやインターンシップのプログラムに参加する機会がある。このような経験により，学生は様々な診療環境に触れることができ，経験豊富な獣医師と一緒に働くことで，臨床スキルと知識をさらに高めることができる。実際には，休暇期間などに学生が大学に届け出て自主的に参加するもの，大学がキャリア教育として単位を認定するもの，アドバンスト科目として臨床獣医学分野以外も含んで行われるものなど多様性がある。

e. 継続教育

獣医学における臨床教育は，大学を卒業した時点で終了するわけではない。獣医師法第16条の2の「臨床研修」には，「診療を業務とする獣医師は，免許を受けた後も，大学の獣医学に関する学部もしくは学科の附属施設である飼育動物の診療施設又は農林水産大臣の指定する診療施設において，臨床研修を行うように努めるものとする」と規定されている。臨床獣医師は，伴侶動物獣医療における最新の進歩に常に対応できるよう，キャリアを通じて継続的な教育を受けることが奨励されている。これには，カンファレンス，ワークショップ，セミナーへの参加，専門的な文献を通じた知識の更新などが含まれる。

3. 臨床獣医学の内容

　臨床獣医学は，動物の疾病，怪我の予防，診断，治療に焦点を当てた獣医学の一分野である。動物も人と同じように様々な健康上の問題を抱え，適切な獣医療を必要とするという理解に基づいて教育する。臨床獣医師は，臨床獣医学に特化した訓練を受けた専門家であり，動物の健康，福祉，および公衆衛生を促進する上で重要な役割を担っている。臨床獣医学の主要な内容は次のとおりである。

a. 動物の健康管理

　臨床獣医師は，ワクチン接種，寄生虫駆除，デンタルケア，一般的な健康診断など，動物の日常的な健康管理を行う。また，動物の疾病や怪我の診断と治療も行う。学生は，これらの手技に関して講義および実習を受ける。

b. 予防医療

　臨床獣医師は，動物間での感染症（動物感染症）や，動物と人のあいだでの感染症（人獣共通感染症）が広がるのを防ぐために重要な役割を担っている。学生は，適正なワクチン接種プログラムの開発，疾病サーベイランスの実施，衛生習慣や疾病予防対策に関して学ぶ。

c. 診断技術

　臨床獣医学では，臨床検査，一般的な画像検査（X 線検査，超音波検査，内視鏡検査），高度画像検査（CT 検査，MRI 検査）などの様々な診断ツールや技術を用いる。これらは，獣医師が疾病を正確に診断し，適切な治療計画を立てるのに役立つ。検査の原理と特性，画像解析などについて，主として臨床例に基づいた教育を受ける。

d. 外科的処置

　臨床獣医師は，避妊・去勢手術，腫瘍摘出，骨折の修復など，動物に様々な外科的処置を施す。これらの処置は，痛みを和らげ，異常を修復し，動物の全体的な健康を向上させることに役立つ。学生は，外科手技とともに麻酔処置などに関して学習する。

e. 臨床栄養学

　動物の健康と安寧のためには，適切な栄養摂取が不可欠である。特に入院動物や慢性疾患をもつ動物では，病状にあった栄養管理が必要である。学生は，動物がそれぞれのニーズにあった適切な栄養を摂取できるよう，症例に適した栄養管理法を学ぶ。

f. 公衆衛生と人獣共通感染症の管理

　獣医師には，人獣共通感染症を監視・管理することで，公衆衛生に貢献する役割があり，臨床獣医師は，人獣共通感染症の発生を予防・管理するために，公衆衛生学の専門家と協力し，動物と人の両方の集団を保護する責務がある。獣医師には，狂犬病予防法による狂犬病の犬の届出，「感染症の予防及び感染症の患者に対する医療に関する法律（感染症法）」によるエキノコックスの犬，西ナイル熱や鳥インフルエンザの鳥の届出義務があるので，人獣共通感染症の管理についても学習する。このほか感染症法については，「第 5 章」の「5-4. 獣医療と人獣共通感染症」内「3. 日本における人と動物の感染症と獣医師」の「b. 感染症法」を参照されたい。

g. 研究と教育

獣医学部では，獣医学的知識の向上と動物の健康状態を改善するための研究を行う。また，獣医師は飼い主や一般の人々に，伴侶動物の管理（マイクロチップの挿入など），動物福祉，公衆衛生に関して指導する責任があり，教育や啓蒙活動にも貢献する。学生は，これらのことを学習する。

3-3.　臨床獣医師の質保証

臨床獣医師の質保証とは，臨床獣医師から動物に提供される獣医学的ケアの品質，安全性，有効性が高い基準を満たしていることを保証するものである。このためには，一連の獣医学的実践とプロセスを，自己点検・評価や，第三者評価などにより監査することが必要である。質保証のためには，獣医療の明確で包括的な基準と，それを満たすための手順を確立させることが不可欠である。

1.　臨床獣医師の質保証のための実践

質保証の基準は，エビデンスに基づく。現在の最良の実践（ベストプラクティス）を基準に反映するためには，定期的に更新する必要がある。獣医師の質保証に関連する実践には以下のものがある。

a. 研修と継続教育

臨床獣医師と愛玩動物看護師などのサポートスタッフは，獣医療における最新の情報に精通し，熟練していることを保証するために，十分な研修と継続教育を受けるべきである。

b. 正確で完全な診療記録の作成・管理

正確で完全な診療記録の作成は，臨床獣医師の質保証のためにきわめて重要である。臨床獣医師は各症例について，病歴，身体検査などの検査結果，診断，治療計画，投薬，その後の管理に関する情報を含む詳細な診療記録を作成・管理する必要がある。このような文書化により一連の症例の経過を把握することができるため，将来の治療決定の参考資料となる。獣医師法第21条の「診療簿及び検案簿」の第1項には，「獣医師は，診療をした場合には，診療に関する事項を診療簿に，検案をした場合には，検案に関する事項を検案簿に，遅滞なく記載しなければならない」とあり，第2項では，「獣医師は，前項の診療簿及び検案簿を3年以上で農林水産省令が定める期間保存しなければならない」とされている。

c. ピアレビューと症例検討

臨床獣医師間で査読（ピアレビュー）と症例検討を進めることで，協力関係，知識の共有，質の向上が促進される。臨床獣医師が，診断・治療が困難であった症例を発表し，議論し，経験を共有し，同僚から意見を求めることができる定期的なミーティングは，提供される獣医学的ケア全体の質を高めることにつながる。

d. 臨床結果の監視・評価

臨床結果（症例の転帰）の監視（モニタリング）と評価は，臨床獣医師の質保証の重要な要素である。臨床獣医師は，罹患率，死亡率，感染率，合併症発生率など，症例の転帰に関する指標を追跡する必要がある。これらのデータを分析することで，臨床獣医師は改善すべき点を特定し，診療において適切な変更ができる。

e. 顧客満足度の調査

満足度調査を通じて顧客からフィードバックを得ることで，臨床獣医師が提供する獣医学的ケアの質について貴重な洞察を得ることができる。この調査では，コミュニケーション，思いやり，待ち時間，アクセス，総合的な満足度など，様々な面を評価することができる。顧客からのフィードバックは，改善点を特定し，顧客体験を向上させるのに役立つ。

f. 規制要件の遵守

臨床獣医師は，獣医療を管理する地方自治体の規制(条例)，および国の規制(法令，政令，省令)を遵守する必要がある。これには，免許要件(獣医師法)，薬物に関する規制(医薬品，医療機器等の品質，有効性及び安全性の確保等に関する法律〔薬機法〕，麻薬及び向精神薬取締法〔麻薬取締法〕，毒物及び劇物取締法〔毒劇法〕など)，診療施設基準(獣医療法)，倫理ガイドライン(獣医師の誓いなど)の遵守が含まれる。定期的な監査と検査により，各規制用件の遵守を確保し，注意が必要な分野を特定することができる。

g. 継続的な品質改善

臨床獣医師は継続的な品質改善に努めなければならない。これには，プロトコル(診療の手順)の定期的な見直しと更新，新しい技術や手法の導入，新しい研究についての情報収集，顧客や同僚からのフィードバックの取りこみなどが含まれる。このような品質改善を実践することで，臨床獣医師は安全性，有効性，顧客満足度を維持しながら，動物に最高レベルのケアを提供することができる。

2. 臨床獣医師の法的義務

臨床獣医師は，動物の健康と福祉を保護するために法的義務を負っている。以下は，臨床獣医師の法的義務の例である。ただし，これらは国と地方自治体によって異なる場合があるため注意が必要である。詳細は，「獣医倫理・動物福祉学」「獣医事法規」で学ぶ。

a. 獣医療の提供

臨床獣医師は，動物の健康状態を評価し，適切な治療を提供することで，動物に関する保健衛生を向上させる責任がある(獣医師法第1条)。臨床獣医師は獣医学の専門知識とスキルを活用して，診断，治療(処置や手術)，予防医療を行う。

b. 疾病の予防と制御

臨床獣医師は，疾病予防と制御に貢献する義務を負っている。感染症の診断，ワクチン接種プログラムの実施，衛生基準の確保，飼育者への衛生管理の指導(獣医師法第20条)などが含まれる。

c. 手術および麻酔の管理

臨床獣医師は，手術や麻酔を適切に行う責任がある。熟練した手技による手術の実施，麻酔薬の適切な使用，麻酔時のモニタリングなどが含まれる。

d.　医薬品の適正使用

　臨床獣医師は，医薬品の適正使用に関する法的義務を負っている。医薬品について，臨床獣医師自らが診断した上での処方(獣医師法第 18 条)，適切な用量での使用と投与方法の指示，適切な貯蔵と管理，また麻薬等にかかわる法的規制の遵守などが求められる。

e.　獣医倫理の遵守

　臨床獣医師は，獣医倫理を遵守する必要がある。動物の福祉と利益を最優先するため，治療方針の選択，情報の提供，インフォームド・コンセント(十分な説明とそれに基づく同意)の取得，個人情報の保護などに留意する。

f.　診療記録の管理

　臨床獣医師は，症例の診療記録を正確かつ機密性を保持して管理する責任がある(獣医師法第 21 条)。

g.　応召の義務

　獣医師法第 19 条において臨床獣医師は，診療を求められた場合，正当な理由がなければ，診療を拒否できないとされている。正当な理由なく診療を拒否し，悪質とみなされた場合は，業務停止等の行政処分[1] がなされる(獣医師法第 8 条，第 19 条)。

※ 1：各行政庁が，根拠となる法律に従って，国民の権利や義務に直接影響を及ぼす行為。行政処分には，改善命令，措置命令，事業の停止処分，許可の取消処分等がある。行政処分は，刑罰(刑事事件の罰則)と異なる。

3.　獣医師の誓い

　1995 年，第 25 回世界獣医師会(World Veterinary Association：WVA)大会と第 20 回世界小動物獣医師会(World Small Animal Veterinary Association：WSAVA)大会が合同で，世界獣医学大会として横浜で開催された。WVA の創立以来，はじめてアジア地域で開催された大会である。「獣医師の誓い―95 年宣言」は，そのときに採択された宣言である(図 3-3)。

　この宣言は，獣医師が動物の健康と福祉を保護し，人と動物の関係を促進することを誓うものである。また，専門家として自らを厳しく律するよう求めるとともに，獣医師自身の人間性の豊かさの追求にも触れている。この宣言は，獣医師自身が内に向かって誓うということだけでなく，社会に対して宣言することにより，獣医師の責任を一層明確にしている。また同時に，これを遵守しなければならないという気持ちが喚起されることも期待している。「獣医師の誓い―95 年宣言」の内容から解釈できる獣医師の責務を表 3-8 に示す。図 3-3 と表 3-8 に示すとおり，「獣医師の誓い―95 年宣言」は①～⑤の 5 項目からなる。

4.　臨床獣医師の倫理的行動の規範

　臨床獣医師は，動物の福祉と安寧を促進するのに重要な役割を担う。獣医師の倫理的配慮は，専門家としての決断と行動を導く上できわめて重要であり，表 3-9 に示す項目が考えられる。

第3章

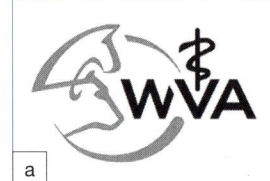

WORLD VETERINARY ASSOCIATION

a

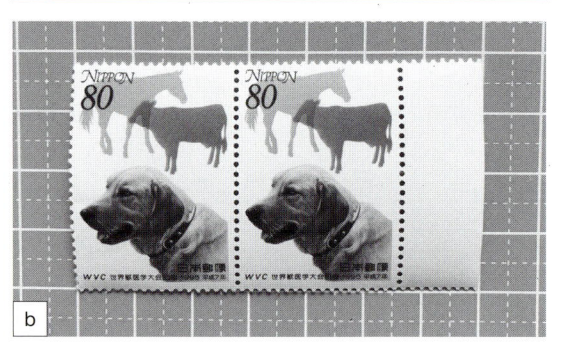

b

図 3-3　世界獣医学大会にかかわるもの

1995 年，横浜にて開催された世界獣医学大会では，世界獣医師会（WVA）の第 25 回大会と世界小動物獣医師会（WSAVA）の第 20 回大会が合同で行われた。なお，この大会は WVA 創立以来，はじめてアジア地域で開催された大会である。

a：WVA のロゴ
b：世界獣医学大会を記念して発行された記念切手
c：獣医師の誓い― 95 年宣言

c

日本獣医師会・獣医師倫理綱領

獣医師の誓い－95年宣言

　人類は、地球の環境を保全し、他の生物と調和を図る責任をもっている。特に獣医師は、動物の健康に責任を有するとともに、人の健康についても密接に関わる役割を担っており、人と動物が共存できる環境を築く立場にある。

　獣医師は、また、人々がうるおいのある豊かな生活を楽しむことができるよう、広範多岐にわたる専門領域において、社会の要請に積極的に応えていく必要がある。

　獣医師は、このような重大な社会的使命を果たすことを誇りとし、自らの生活をも心豊かにすることができるよう、高い見識と厳正な態度で職務を遂行しなければならない。

　以上の理念のもとに、私たち獣医師は、次のことを誓う。

1　動物の生命を尊重し、その健康と福祉に指導的な役割を果たすとともに、人の健康と福祉の増進に努める。

2　人と動物の絆（ヒューマン・アニマル・ボンド）を確立するとともに、平和な社会の発展と環境の保全に努める。

3　良識ある社会人としての人格と教養を一層高めて、専門職としてふさわしい言動を心がける。

4　獣医学の最新の知識の吸収と技術の研鑽、普及に励み、関連科学との交流を推進する。

5　相互の連携と協調を密にし、国際交流を推進して世界の獣医界の発展に努める。

社団法人日本獣医師会　第52回通常総会採択（1995年6月）

表 3-8　「獣医師の誓い― 95 年宣言」の内容および獣医師の責務

①動物の生命を尊重し，その健康と福祉に指導的な役割を果たすとともに，人の健康と福祉の増進に努める。	
解釈	獣医師の幅広い任務を象徴的に取りあげ，動物の生命に直接かかわるだけでなく，公衆衛生分野や生物医学分野などにおいて，人の健康にも密接にかかわる専門職としての社会的使命を常に認識するよう，獣医師の自覚を促すものである。
①から考えられる獣医師の責務	●動物の健康と福祉の維持，改善に尽力する。 ●疾病の予防，診断，治療において最高の専門能力を発揮する。 ●人の健康につながる食の安全などを守るため，動物の健康に関する公衆衛生活動に参加する。
②人と動物の絆（ヒューマン・アニマル・ボンド）を確立するとともに，平和な社会の発展と環境の保全に努める。	
解釈	近年，重要となっている人と動物の関係をよりよく築くために，両者にかかわる獣医師が専門職としての職責を果たすことを通じて，平和な社会の発展と環境の保全に寄与するよう求めている。
②から考えられる獣医師の責務	●環境保護に積極的に関与し，動物との共生を促進する。
③良識ある社会人としての人格と教養を一層高めて，専門職としてふさわしい言動を心がける。	
解釈	高い社会性を身につける必要性を述べている。獣医師などの専門家には，内面的知性の未熟さや，社会性の欠如などがみられることがあるため，専門分野以外のことに関しても自己研鑽し，幅広く教養を身につけることについて，一層の努力を呼びかけている。
④獣医学の最新の知識の吸収と技術の研鑽，普及に励み，関連科学との交流を推進する。	
解釈	日進月歩の獣医的知識の習得，技術の研鑽に努め，医学や生物学などの自然科学，さらには社会科学を含む関連科学との交流を積極的に推進することにより，獣医学および関連科学の発展について貢献するよう願っている。
④から考えられる獣医師の責務	●同僚獣医師との連携を重視し，チームワークを通じて最善の結果を達成する。 ●専門知識を継続的に向上させ，倫理的責任を果たすため，教育と研究に取り組む。

（次ページに続く）

（表 3-8 の続き）

⑤相互の連携と協調を密にし，国際交流を推進して世界の獣医界の発展に努める。	
解釈	専門分野に偏りがちな獣医師に対し，全体的なまとまりを強く呼びかけるとともに，国際的にも獣医師同士が広く交流し，様々な関係情報の交換・伝達を積極的に図っていくことにより，国内外の獣医界が発展するよう期待するものである。
⑤から考えられる獣医師の責務	●国際的な協力と情報共有を通じて世界中の獣医学の発展と改善に寄与する。

文献 1・2 より引用・改変

表 3-9　臨床獣医師に求められる倫理的行動

動物福祉の優先	治療する動物の福祉を第一に考える。これには，適切なケアの提供により痛みや苦痛を最小限に抑え，動物の身体的・精神的ニーズを満たすことが含まれる。
専門家としての能力の維持・向上	動物に最良の医療を提供できるように，最新の獣医学的知識，技術，実践を常に把握することで，専門家としての能力の維持・向上に努める。
正直・誠実な行動	あらゆる職業上の交流において，正直かつ誠実に行動する。獣医療の限界，潜在的なリスク，診断や治療にまつわる不確実性について，透明性を保つ。
チームワークの促進	獣医療チーム内の協力とチームワークを促進する。必要であればほかの獣医師に相談し，セカンドオピニオンを求め，協力して動物に最善の医療を提供する。
倫理的な研究の推進	研究に従事する場合は，倫理基準を遵守するよう努める。研究動物の福祉を守り，研究への組み入れが正当かつ必要であることを確認する。また，研究を開始する前に適切な倫理的承認を得る。
インフォームド・コンセント	処置や治療を行う前に，飼い主からインフォームド・コンセントを得る。診断，予後，利用可能な治療法に関する正確な情報を提供し，飼い主がそれらを十分に理解した上で，自由に意思決定できるように支援する。
飼い主とのコミュニケーション	飼い主との効果的なコミュニケーションを図る。飼い主の話に注意深く耳を傾け，彼らの懸念に対処し，彼らが理解できる言葉で明確な説明を行う。守秘義務を守り，意思決定における飼い主の自主性を尊重する。
ケアの継続性	可能な限り飼い主と長期的な関係を築き，動物に継続的なケアを提供するよう努める。治療のフォローアップを行い，適切な指導と支援を行う。
多様性の尊重	飼い主や同僚の多様な文化的・宗教的・倫理的信条を尊重する。動物福祉の原則を守りつつ，治療のアプローチを適宜変更する。
専門家としての行動	専門家としての品行を守り，動物福祉や獣医師としての品位を損なうような利益相反を避ける。条例，法律，国際的な条約，規制，実践規範を遵守する。高い倫理基準を守ることで，獣医療と動物福祉の向上に貢献することができる。

3-4.　伴侶動物獣医療の現状

1.　高度獣医療化

　近代的な伴侶動物獣医療（小動物獣医療）は，高度経済成長期後の 1970〜1980 年代に本格的にスタートした。そして伴侶動物獣医療は，新しい医療技術・機器の開発や情報の流通速度の著しい上昇により，急速に高度化した。また現在，世界の伴侶動物獣医療においては，地域や国による技術的な差は縮まっている。近年の伴侶動物獣医療の変化としては，次のものが挙げられる。

a.　予防医療への意識の高まり

　人医療において，「治療よりも予防を重視する」という傾向[※2]がみられるのと同様に，伴侶動物獣医療においても予防医療が重視されつつある（伴侶動物獣医療における予防的ケア〔措置〕については表 3-6 を参照）。獣医師は，伴侶動物の全体的な健康と安寧を確保するために，予防医療の重要性を認識しなければならない。

※2：人医療において治療よりも予防に重点を置く意義として，以下の①〜④などが考えられる。

　　①患者の健康維持と生活の質（QOL）の向上に貢献：慢性疾患の回避など

②医療システムの持続可能性に貢献（感染症，代謝病など）：医療費の削減

③医療資源の根本的活用の推進：治療に必要な医師，看護師，施設，薬剤などのリソースを，緊急・重症例などに有効に使うことが可能となる

④社会全体の負担軽減に貢献：社会的生産性能，労働力の維持

b. 画像診断の普及

動物病院では現在，X線検査，超音波検査などの診断ツールが用いられており，様々な疾患の診断に役立っている。CT検査，MRI検査などの高度画像診断を行う病院もあり，これらの検査で得られる詳細な画像によって，獣医師は適切な処置を行うことができる。

c. 専門的治療の普及

人医療と同様，伴侶動物獣医療でも専門的な治療が普及している。高度な訓練を受けた獣医師は，循環器科，腫瘍科，神経科，皮膚科，眼科などの分野で専門的な治療を提供している。このような高い専門性をもつ獣医師は，一次診療を行う獣医師と協力して，複雑な病状の伴侶動物に包括的な治療を提供することができる。

d. 遠隔診療の導入

遠隔診療により，飼い主はオンラインでの相談を通じて，物理的に動物病院を訪れることなく，獣医師からアドバイスを受けることができる。遠隔診療は，経過観察，行動相談などに使用される。ただし，遠隔診療には限界があり，すべてのケースで対面診療に取って代わるわけではない。基本的には病院での対面診療が推奨されている（獣医師法第18条）。

e. ウェルネスへの注目と代替療法への需要の高まり

伴侶動物のウェルネス（健康維持のための活動）は，総合的に健康で安心な状態とQOLを維持することに焦点を当てており，注目を集めている。また，鍼灸，指圧，漢方薬などの代替療法は，従来の治療法とともに獣医療に取り入れられている。

f. 麻酔および手術の技術向上

麻酔・手術における技術は著しく進歩し，伴侶動物にとってより安全な処置と，手術後のより早い回復が可能になった。また，低侵襲手術（腹腔鏡手術，レーザー手術など）が利用される機会が増え，術後の痛みが軽減されている。

g. 電子カルテの導入

電子カルテ（Electronic Medical Records：EMR）は，動物病院で普及している。EMRには，治療を合理化する，獣医療チーム間のコミュニケーションを向上させる，症例の病歴や診断検査結果へのアクセスを容易にするなどの利点がある。また，動物病院の受付から，顧客管理，会計処理，EMRまで管理できるシステムも開発されている。

これらの伴侶動物獣医療の変化以外にも，遺伝子治療や再生医療，ゲノム編集技術の導入などがある（「第6章」の「6-4. 創薬研究における現状と課題，獣医師の役割」内「1. 創薬研究の現状および

トレンド」を参照)。臨床現場の変化と進歩は，伴侶動物獣医療の新分野を形成しつづけており，伴侶動物の健康と安寧を向上させる方向に向かって進んでいる。

2. 獣医学における人工知能利用の可能性

近年，医学における人工知能(AI)の進歩は，様々な分野で革新的な変化を起こしている。2024 年のノーベル賞では，物理学賞(人工ニューラルネットワーク〔人工神経網，Artificial Neural Network：ANN〕)，化学賞(蛋白質の立体構造予測)のいずれも AI 分野の研究者が受賞した。ほかに，新型コロナウイルス感染症(COVID-19)のパンデミックの際，AI はウイルスの拡散予測，診断ツールの開発，パンデミックに関連する大規模データセットの分析支援などの様々な役割を果たした。いずれ，獣医学分野にもこれらのツールが波及してくると思われる。医学における AI の進歩に関して，いくつかの重要な項目を紹介する(表 3-10)。

また，AI の波及による成果とともに，新たな課題も生じると思われる。AI がヘルスケアに組みこまれるにつれ，患者のプライバシー，アルゴリズムの偏り，透明性などについて倫理的な配慮が必要となる。規制機関は現在，医療における AI の責任ある利用を確保するための指針や枠組みの作成に取り組んでいる。

3. 愛玩動物看護師制度の確立

愛玩動物看護師が獣医師と同様に国家資格となり，チーム獣医療をスタートさせることになった。以下に国家資格化の背景となった「愛玩動物看護師法」と愛玩動物看護師の役割の概要を説明する。

愛玩動物看護師法が 2019 年 6 月 28 日に公布され(2022 年 5 月 1 日施行)，愛玩動物看護師国家試験が行われるようになった(第 1 回：2023 年 2 月 19 日)。この法は農林水産省と環境省の共管である。

表 3-10　医学における重要な AI の進歩

医療画像の解析	AI は，X 線検査，MRI 検査，CT 検査などの医療画像の解析において，大きな進歩を示している。AI のアルゴリズムは，人間の目では見落としかねない微妙なパターンを特定することで，がんを含む疾患の早期発見を支援することができる。
手術ロボットへの応用	AI を搭載したロボットシステムは，外科医が複雑な手技をより正確に行えるよう支援することができる。これらのシステムは，リアルタイムのフィードバックを提供し，外科医のスキルを補強する。
診断の支援	AI は診断支援ツールとしても利用されている。病歴，検査結果などの情報を総合的に分析し，診断の正確性を高める。特に，まれな疾患や複雑な病態の症例の診断において，AI の支援は重要である。
予測分析と個別化医療	AI は大規模な遺伝子データを解析することができる。AI のアルゴリズムは患者のデータを分析し，転帰を予測するために使用され，医療従事者がより多くの情報に基づいて診断・治療などにかかわる意思決定を行うのに役立つ。遺伝的体質に基づいて個々の患者にあわせた治療を行う個別化医療は，AI の支援によってますます発展していくと考えられる。
遠隔患者モニタリング	AI は，患者のデータを収集・分析するウェアラブル機器や，遠隔モニタリングシステムの開発に貢献している。これにより，健康状態の継続的なモニタリングや，潜在的な健康問題の早期発見が可能になる。
会話ロボットと仮想健康支援	AI を活用した会話ロボット(チャットボット)や仮想健康支援(バーチャルアシスタント)は，患者とのエンゲージメント，情報提供，問い合わせへの回答，さらには患者の健康状態のモニタリングに活用されている。このテクノロジーは，患者と医療提供者のコミュニケーションの改善に役立つ。
医薬品開発	AI は，膨大なデータセットを分析し，潜在的な薬剤候補を予測することができる。これにより，効率的で費用対効果の高い新薬開発が可能になる。
自然言語処理による情報の抽出	自然言語処理(Natural Language Processing：NLP)とは，自然言語(人間が日常的に使っている言語)をコンピュータが理解し処理する技術である。診療記録，研究論文，その他のテキストから情報を抽出し，分析することができる。これにより，臨床事例の文書化，膨大な医学文献からの知識の抽出などが可能になる。

愛玩動物看護師法は，国家資格となった愛玩動物看護師について，愛玩動物の健康管理や診療の補助を行う専門家としての免許，試験，資格等について定めるとともに，その業務が適正に運用されるよう規律を定めている。概要は次のとおりである。

- 愛玩動物の健康管理と診療補助：愛玩動物看護師は，獣医師の指示のもとで，診療や手術の補助，投薬，マイクロチップの挿入，治療計画の実行などを行う。
- 飼育環境の指導：愛玩動物の飼育環境に関するアドバイスや指導を行い，愛玩動物の健康や福祉の向上に寄与する。
- 飼い主の教育とサポート：愛玩動物の飼い主に対して，適切な飼育方法や健康管理に関する教育やサポートを提供する。
- 国家試験制度：国家試験は，愛玩動物看護師法に基づき，一定の期間ごとに実施される。試験内容や合格基準は厳格に定められている。試験内容には，動物の生理学，疾病学，看護学などに関する知識や技術が含まれる。国家試験に合格することで，愛玩動物看護師としての国家資格（業務独占資格）が取得できる。資格取得者は，動物病院や動物福祉施設，ペットショップなどで活躍することが一般的である。

4. 日本の伴侶動物獣医療の現状と課題

a. 社会の変化と伴侶動物獣医療への影響

高度経済成長を経て 3 世代家族構成が崩壊し，核家族化が進んだ。さらに少子高齢化が進み，超高齢化社会にもかかわらず総人口が減少する社会となった。また，ネットワーク通信技術等によるデジタル社会の急速な発展，仮想（バーチャル）空間，高性能ロボットの開発が進み，人と人が直接接する機会が明らかに減少している。これは働く世代だけでなく，子供から老人にまで及んでいる。このような社会環境の変化は，人と親密な関係を築ける伴侶動物のニーズを高めた。人と伴侶動物の絆はより深くなり，家族の一員，社会の一員とみなされるようになった。

そして，超高齢化社会が進み，毎年の出生数が大幅に減少し，平均寿命が延びているにもかかわらず総人口は減少している。日本の総人口のピークは 2008 年の約 1 億 2,800 万人であり，2022 年は約 1 億 2,500 万人，2050 年には約 9,500 万人まで減少するともいわれている。伴侶動物（犬・猫）の飼育数も 2008 年の約 2,400 万頭をピークに，2020 年には約 1,800 万頭に減少した。今後もこの傾向は続くものと考えられる。

しかし，伴侶動物の動物病院数は，飼育頭数がピークを迎えた 2008 年では約 10,030 施設であり，2020 年には約 12,250 施設と増加している。2020 年の活動獣医師数は 40,251 人であり，そのうち伴侶動物獣医師（犬・猫を対象とする）の数は 16,203 人である。また，事業形態については，動物病院の約 64％が獣医師 1 名の個人経営である一方で，大都市を中心に，個人経営から法人経営へ移行する傾向がみられる。

今後，諸要因の変化により，我が国の社会がさらなる都市集中型へと進むか，あるいは，情報の社会化に伴う都市と地方の情報格差の解消，遠隔労働（リモートワーク）などによるライフスタイルの変容，多様性を重要視する価値観などにより，地方分散型になっていくかは不明である。21 世紀半ばには，その方向性は明確になるであろう。いずれの方向に進む場合でも，その変遷にあわせて伴侶動物獣医療の課題を見すえ，発展させていく必要がある。

b．現状の伴侶動物獣医療の課題

　現状の伴侶動物獣医療の課題を次に挙げる。

(1) 高度獣医療の提供

　伴侶動物の長寿化に伴い，臨床現場で遭遇する疾病の質・量は変化しており，飼い主が求める獣医療の内容は複雑化・多様化している。このようなニーズに応じるため，最先端の医療技術や高度な医療機器を使用した予防・診断・治療の技術を獣医療現場へ導入することが必要となる。

(2) チーム獣医療の提供体制の確立

　愛玩動物看護師法の制定に伴い，獣医師の担う業務と愛玩動物看護師の担う業務が明確化された。適切な役割分担と連携によるチーム獣医療提供体制の確立が喫緊の課題である。診療現場において愛玩動物看護師がその知識や技術を十分に発揮できる環境を整備するために，獣医師が制度への理解を深めることや，既卒の従事者に対する卒後教育が必要である。愛玩動物看護師との連携による診療の効率化，専門的な知識・技術を活かした飼い主とのコミュニケーションなどにより，動物病院がよりよい診療を提供できるようになることが期待される。

(3) 認定・専門獣医師の認定制度の整備

　診療技術の高度化・多様化に対応した専門獣医療の提供，一次診療施設（身近な存在として獣医療を提供する病院）と二次診療施設（高度獣医療を提供する病院）が連携したよりよい獣医療の提供，獣医師の専門分野に関する客観的な情報の提供，卒後臨床研修の整備・充実等の観点から，専門医の認定制度の構築が必要とされていた。2024 年 4 月に獣医療に関する広告制限が見直され，獣医師の専門性（認定獣医師・専門獣医師の資格）についての広告が可能となった。これにより，日本獣医師会の下部組織である「認定・専門獣医師協議会」が，獣医師の専門性に関する認証を行う者として農林水産大臣の指定を受け，認定・専門獣医師制度に関する事業を行うことになった。現在，認定・専門獣医師協議会によって専門性認定団体（認定獣医師や専門獣医師の資格を付与しようとする学術団体）として指定されているのは，動物臨床医学会，日本獣医麻酔外科学会，日本獣医がん学会，日本動物病院協会，日本獣医循環器学会，日本獣医皮膚科学会，日本産業動物獣医学会の 7 つである（2024 年 11 月現在）[3]。今後，さらに多くの学術団体による専門性認定要件確認が行われ，獣医療の各分野における認定・専門獣医師の活躍の促進が期待されている。

(4) 地域診療ネットワーク

　伴侶動物診療施設の相対的過剰や市場規模の縮小は，獣医師 1 名の小さな個人病院（身近な存在として医療を提供する一次診療施設，人口の少ない〔過疎化した〕地方）と，多数の獣医師が従事する大きな法人病院（専門的な高度医療を提供する二次診療施設，人口が集中した都市部）への二極化を加速させている。今後は，高齢者が高齢動物を飼育するケースが増加すると考えられ，その場合は動物病院への通院が難しくなる。よって近い将来，一次診療施設が遠隔診療を活用した在宅獣医療の提供などの役割を負うかもしれない。さらに，一次診療施設は，救急医療や夜間診療をしている大型の二次診療施設との連携等，地域獣医療提供の中心的存在としての役割を果たす必要がある。

　少子高齢化社会は今後もさらに進行するため，動物病院の役割はより一層多岐にわたると思われる。高齢化する伴侶動物への適正な獣医療の提供，高齢者による動物飼育への支援，地域の動物医療ネッ

トワークの充実，地域包括支援における動物介在活動，学校飼育動物を介した子供の情操教育への寄与などが考えられる。このほかにも，「動物の愛護及び管理に関する法律（動物愛護管理法）」の改正によるマイクロチップの装着および登録の義務化への対応，電子処方箋の実用化，インターネットを用いた臨床データの活用，AI を利用した診断や処方への対応など，多くの検討すべき課題がある。

〈参考〉
1. 公益社団法人日本獣医師会．獣医師の誓い— 95 年宣言．https://jvma-vet.jp/about/chikai.html，参照 2025-1
2. 公益社団法人日本獣医師会．「獣医師の誓い— 95 年宣言」について（説明）．https://jvma-vet.jp/about/projects/chikai_pdf/1-3.pdf，参照 2025-1
3. 認定・専門獣医師協議会．認定・専門獣医師制度とは．https://j-vet.jp/cv_pv/page_02.html，参照 2025-1

〈出典〉
表 3-3
● 膝蓋骨脱臼：VCA Japan 合同会社 YPC 東京動物整形外科病院　高橋文孝先生
表 3-4
● 皮膚糸状菌症：たちかわ動物病院　太刀川史郎先生
表 3-5
● 血液腫瘍（リンパ腫）：赤坂動物病院　石田卓夫先生

第 3 章　演習問題

3-1.　伴侶動物の特性として適切でないものはどれか。

    a.　警戒心

    b.　愛情深い行動

    c.　コミュニケーション能力

    d.　セラピー効果

    e.　遊び好き

3-2.　一般に，スチューデント・ドクターの称号はどのイベントの後に得られるか。

    a.　獣医学課程を修了したとき

    b.　獣医系大学に入学したとき

    c.　大学院博士課程を修了したとき

    d.　国家試験に合格したとき

    e.　獣医学共用試験に合格したとき

3-3.　獣医師法第 19 条「診療を業務とする獣医師は，診療を求められたときは，正当な理由がなければ，これを拒んではならない」という規定は，何といわれるか。

    a.　個人情報の守秘義務

    b.　記録の保持義務

    c.　説明と同意の義務

    d.　応召の義務

    e.　臨床獣医師の努力義務

3-4.　1995 年に「獣医師の誓い― 95 年宣言」が採択された大会の主催はどれか。

    a.　日本獣医学生協会（JAVS）

    b.　アジア獣医師会連合（FAVA）

    c.　世界獣医師会（WVA）

    d.　欧州獣医学教育機関協会（EAEVE）

    e.　米国獣医学協会（AVMA）

3-5.　今後の伴侶動物獣医療の課題に関する記述として適切でないものはどれか。

    a.　高度獣医療の導入と提供

    b.　高額獣医診療の拡大・推進

    c.　公的な専門獣医師の認定

    d.　チーム獣医療の提供体制の構築

    e.　地域診療ネットワークの確立

3-1.　正解　a
　　　　解説：伴侶動物の特性としては，愛情深い行動，コミュニケーション能力，セラピー効果，遊び好き，忠誠心などがある。

3-2.　正解　e
　　　　解説：獣医学共用試験に合格したときはスチューデント・ドクターの称号，獣医学課程を卒業したときは学士号，国家試験に合格したときは獣医師免許，博士課程を修了したときは博士号を得ることができる。

3-3.　正解　d
　　　　解説：「診療を業務とする獣医師は，診療を求められたときは，正当な理由がなければ，これを拒んではならない」という規定は，応召の義務といわれる。獣医師の公法上の義務で，その趣旨は動物を保護することにあり，診療拒否により動物に損害を与えた場合には賠償責任(民事罰)を負うこともある。

3-4.　正解　c
　　　　解説：1995 年，第 25 回世界獣医師会(WVA)大会と第 20 回世界小動物獣医師会(WSAVA)大会が合同で，世界獣医学大会として横浜で開催され，そのとき「獣医師の誓い」が採択された。

3-5.　正解　b
　　　　解説：今後の伴侶動物獣医療の課題は，高度獣医療の提供，公的な専門獣医師制度，チーム獣医療の提供体制，地域診療ネットワークの確立などである。

Note

産業動物獣医療

一般目標：産業動物の獣医療に適正に対応できる獣医師の役割を理解する。

➡ **到達目標**
1）産業動物の疾病の特徴と獣医療の概要を説明できる。

➡ **学習のポイント・キーワード**
産業動物，家畜の特性，家禽の特性，水産養殖動物の特性，ミツバチの特性，産業動物の感染症，動物用医薬品，バイオセキュリティ，牛海綿状脳症，産業動物の非感染性疾患，NOSAI 家畜診療所，往診，遠隔診療，産業動物獣医療の質保証，質保証に関連する法規，産業動物獣医療の指針，家畜共済制度，5 つの自由，産業動物福祉の指針，生産獣医療，教育参照基準

4-1. 産業動物の特性と疾病

1. 臨床獣医師が対象とする産業動物 （図 4-1）

　産業動物とは，その生産物や労働力が人にとって有用な動物であり，主として人の経済的利益を目的として飼育される動物を指す。これらの動物は，食料，衣料，労働力，肥料の供給源として重要な役割を果たしている。産業動物には，牛，豚，馬，めん羊，山羊などの乳製品や肉等の生産に利用される家畜（畜産動物）や，鶏，ウズラ，七面鳥，アヒルなどの卵や肉等の生産に利用される家禽が含まれる。また，養蜂業で利用されるミツバチも特用家畜としてこれに含まれる。前述の産業動物に加えて，水産養殖動物も産業動物の一部と考えることができる。水産養殖動物には，魚類，エビなどの甲殻類，および貝類などの水生軟体動物が含まれる。

　産業動物の臨床獣医師は，産業動物の健康状態を評価し，疾病の予防，診断，治療を行うことで，動物の健康をサポートする。産業動物の健康管理は，食品の安全性や環境保護にも関連しており，人の健康においても重要な役割を果たしている。例えば，産業動物に用いる動物用医薬品は，農林水産省のもと，法律に基づいて厳密に管理されている。これらの医薬品は獣医師が処方することになっており，中には「使用禁止期間（休薬期間）」が設けられているものがある。これは，食品としての肉，卵，乳等の畜水産物中に薬が残留し，人の健康を損なうことを防ぐためである。

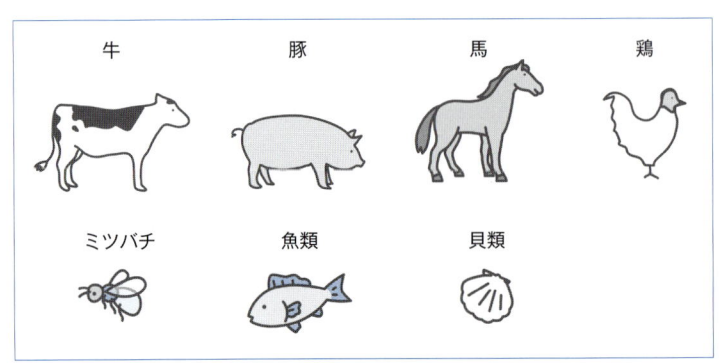

図 4-1　臨床獣医師が対象とする産業動物の例

2. 獣医学からみた家畜（畜産動物）の特性

　家畜は，人により飼育され，食肉や乳製品，皮革や加工品などの生産物を得るために利用される動物である。家畜には様々な動物種が含まれる。一般的な特性を表 4-1 に示す。

3. 家禽の特性

　家禽には鶏，アヒル，七面鳥，ガチョウ，ウズラ，ハトなどの様々な鳥類が含まれるが，世界中で最も一般的に飼育・消費されているのは鶏である。産業動物による穀物消費量から肉・卵の生産量への変換率，すなわち飼養効率は，牛＜豚＜鶏の順に高い。近年，世界的に，鶏による動物性蛋白質の生産量が，牛や豚を上回っている。

　家禽は通常，その主な生産目的に基づいて分類される。例えば，鶏ではブロイラーは食肉用，レイヤーは卵生産用である。レイヤーにおいては，産卵数と卵の大きさが重要であり，かなりの数の卵を安定して産めるかどうかで選別される。また，ブリーダー(種鶏)はブロイラーあるいはレイヤーの親鶏であり，卵を生産することで，養鶏場に群れを補充する。家禽の特性を表 4-2 に示す。

　家禽産業は絶えず進化しており，育種家は生産者や市場の需要に応えるべく，選択的育種による形質改良に努めている。世界各地における地域的な嗜好，文化的慣習，気候条件もまた，家禽の特徴に影響を与えている。

4. 水産養殖動物の特性

　水産養殖動物は広範な水生動物種を包含しており，主として魚類(コイ，ギンザケ，ブリ，ウナギなど)，甲殻類(クルマエビなど)，軟体動物(カキ類，ホタテガイ，アサリ，アワビなど)が含まれる。水産養殖動物の一般的な特性を表 4-3 に示す。

　近年，世界の水産業では養殖業が急成長し，海洋の魚類捕獲量に養殖魚量が迫りつつある。現在進行中の研究と選択的育種の努力は，水産養殖動物の様々な形質を改善し，世界人口の増加により高まる食糧への需要を持続的に満たすことを目的としている。地域の環境条件，市場の嗜好，技術の進歩もまた，養殖種の特徴付けと開発に影響を与えている。

表 4-1　家畜（畜産動物）の特性

人への依存	長いあいだ人に飼育されてきたため，野生での生存が難しく，人に対する依存度が高くなっている（「第 2 章」の「2-1. 人と動物の関係の歴史と動物の家畜化」内「3. 動物の家畜化と社会化の特性」を参照）。
選択的育種による強化	長い期間にわたり人による種の選抜が行われてきたため，肉や乳，毛・皮などの生産において適した特性が選択的に強化されている(品種改良)。
生産性向上のための研究	近年では，人工授精や胚移植，遺伝子組み換え技術などの，家畜の生産性を向上させる研究が進められている。しかし，生産性の向上とともに受胎率の低下などがみられ，繁殖上の問題となっている。
品種の多様性	牛，豚，めん羊，馬などの様々な動物が存在し，それぞれに異なる特徴(品種)がある。
集団行動	家畜には，社会性のあるものが多い。一般的に群れを形成して行動し，その中でコミュニケーションをとる。
疾病管理の重要性	家畜の飼育では，疾病の管理が重要となる。特に群飼育では，個体飼育で持続しにくい感染症(病原体)が持続することが多いため，感染症の予防や適切な獣医療の提供が必要である。
環境への影響	家畜は，メタンガス産生，糞尿による土壌の過肥化や水質汚濁などにより，環境に影響を及ぼすことがある。

表4-2　家禽の特性

高い繁殖能力	家禽は群れの規模を維持するために，高い繁殖能力をもつ。
高い飼料効率（成長率）と肉の質	効率的な家禽生産には，飼料を効率的に体重に変換することが重要であり，家禽は高い飼料効率を有している。例えばブロイラーは，急速に成長し，短期間で市場体重に達する。肉を生産する家禽では，肉の味，食感，全体的な品質が重要であり，育種と栄養は最終製品の味と栄養価に影響する。
耐病性	家禽には一般的な疾病に対する抵抗力（耐病性）があり，これは群全体の生産性を向上させる。
気質	家禽は品種によって気質が異なる。例えば，穏やかで扱いやすく，庭先での飼育が可能なものもある（チャボなど）。
行動	家禽の種類によってユニークな行動がみられる。例えば，鶏では餌を求めて地面をひっかく行動，アヒルでは水浴びなどが知られている。
羽毛	家禽の羽の色や模様は特徴的で，品種によって大きく異なることがある。家禽は羽毛をもち，羽毛は保温，保護，求愛の役割を果たしている。
適応性	家禽は様々な環境条件に適応することができ，品種によっては特定の気候や生産システムに適した特性をもつこともある。

表4-3　水産養殖動物の特性

繁殖率と成長速度	安定し自立した個体群を確保するために，養殖種には優れた繁殖能力が求められる。養殖における重要な特徴のひとつは，動物種による成長速度の早さである。成長が早ければ早いほど，市場規模も大きくなり，収益性も向上する。
飼料効率	飼料を効率的に体重に変換することは，費用対効果を高めるために重要である。養殖用飼料の価格の高騰は，より飼料効率のよい養殖種が選ばれる要因となっている。近年ではゲノム編集などにより，一段と高い飼料効率を示す新品種の作製が進んでいる。
歩留まりと品質	使用可能な肉の割合（歩留まり）と肉質は，魚類の市場性に不可欠な要素である。甲殻類では，殻の品質と硬さも市場価値に影響する重要な要素である。市場における特定の動物種や製品の需要は，養殖の決定に影響を与えることがある。また，最終製品の風味や食感は，消費者に受け入れられるために不可欠な考慮事項である。
生息環境の好みと共食い	いくつかの種は特定の生息環境を好むことから，養殖業ではその種の成長と安寧を最適化するための環境を再現する必要がある。また，初期のライフステージでは共食い行動を示すことがあり，損失を防ぐために慎重な管理が必要である。種の行動を理解することは，適切な養殖システムを設計し，養殖動物のストレスを軽減するためにきわめて重要である。
耐病性，耐水質性，感染防御対応	水産養殖において，一般的な疾病に対する耐性は，大規模な損失を防ぎ，抗菌薬やその他の治療の必要性を最小限に抑えるためにきわめて重要である。また，種によって水温，溶存酸素濃度，pH，塩分などの水質パラメーターに対する耐性は異なる。これらの耐性を理解し，疾病の侵入と蔓延を防ぐことが不可欠である。特定の種においては，より高度なバイオセキュリティを必要とする場合がある。
環境影響への配慮	持続可能な水産養殖の実践は，廃棄物の発生や地域の生態系との潜在的な相互作用を含め，養殖される種が環境に与える影響を考慮する必要がある。

5.　ミツバチの特性

　ミツバチは真社会性（動物の示す社会性のうち高度に分化が進んだもの）昆虫であり，複雑な社会構造をもつ高度に組織化されたコロニーを形成する。各コロニーは，1匹の女王バチ（2倍体），数万匹の働きバチ（2倍体），および数百〜数千の雄バチ（1倍体）の3種の主要なキャストで構成されている。女王バチはコロニー内で最大のハチであり，産卵を担当する。働きバチは，採餌，掃除・子育て，ハニカム（ハチの巣）の構築など，巣の中で様々なタスクを実行する不妊の雌バチである。雄バチの主な目的は処女の女王バチと交尾をすることである。ミツバチの主要な特性を表4-4に示す。総じてミツバチは，複雑で高度な行動をもち，生態系のバランスと農業の生産性に大きく貢献する，驚くべき昆虫である。

表 4-4　ミツバチの特性

採餌行動と交信	働きバチは巣の外に出て，特殊な口吻を使って花の蜜を吸い，花粉を体毛に集める（採餌行動）。これらの資源で花粉団子をつくり，後ろ足の花粉篭に付けて巣に持ち帰る。また，ミツバチは洗練されたコミュニケーション・システムをもっている（交信）。彼らは「8 の字ダンス（waggle dance）」に代表される，様々な情報伝達方法を使用する。例えば，蜜や花粉のよい供給源をみつけたとき，働きバチは巣に戻り，ほかの働きバチに餌源の方向と距離を伝えるために 8 の字ダンスを行う。ミツバチの 8 の字ダンスは，1973 年にノーベル生理学医学賞を受賞したカール・フォン・フリッシュ（1886～1982 年）により発見された。
営巣	ミツバチは熟練した建築家であり，複雑な六角形のワックスセル（蝋巣房）を構築する（営巣）。これらの巣房は蜂蜜，花粉，ブルード（卵，幼虫，蛹）の貯蔵庫として機能する。巣房づくりに必要な蜜蝋は，働きバチの腹部の下側に位置する腺で生成される。
防衛	ミツバチは巣を保護しており，脅威を感知した際には，巣を守るために刺す。ミツバチの刺し針は有刺で抜けないようになっており，ミツバチの内臓に付着しているので，刺したミツバチは死に至る。
季節的行動	ミツバチは暖かい季節に活動し，寒い季節にはあまり活動しないか，休眠状態になる。温帯地域では，エネルギーを節約するため，暖かい巣箱の中で冬期クラスター（群れ）を形成する様子がみられる。
蜂蜜生産	ミツバチは採餌と脱水のプロセスを経て，花蜜を蜂蜜に変えることができる（蜂蜜生産）。蜂蜜は，花が乏しい時期や天候が採餌に不利な時期の主な食料源となる。
受粉と生態系への貢献	多くの農作物（果物，野菜，ナッツ類）を含む開花植物の生長と繁殖において，ミツバチは不可欠な存在である。花蜜と花粉を集める際に，花から花へと花粉を移動させ，受粉と果実の生産を助ける（受粉媒介者）。これにより，生態系の生物多様性に貢献している。

6. 国内外の主な家畜・家禽の飼養状況

a. 国外[1, 2]

　国際的な家畜と家禽の飼養頭数は常に変動している。家畜と家禽の飼養密度と総飼養数を図 4-2 に示す。

- 牛：2012～2014 年には 10 億頭を超えていたが，2019 年には約 9 億 2,834 万頭まで減少し，その後やや増加した。2021 年の飼養頭数は約 9 億 3,770 万頭であり，2022 年には約 9 億 4,037 万頭となっている（1 位はブラジルで約 2 億 3,400 万頭，次いでインド，アメリカ）。
- 豚：2022 年の飼養頭数は約 7 億 7,864 万頭である（1 位は中国で約 4 億 5,000 万頭，次いでアメリカ，ブラジル）。
- めん羊：2020 年の飼養頭数は約 12 億 6,300 万頭であったが，2021 年に約 12 億 6,600 万頭となり，過去最高を更新した（1 位は中国で約 1 億 9,400 万頭，次いでインド，オーストラリア）。
- 山羊：2022 年の飼養頭数は約 4 億 5,000 万頭である（1 位はインドで約 1 億 5,000 万頭，次いで中国，ナイジェリア）。
- 馬：家畜馬として，約 5,500 万頭が飼養されている（1 位は中国で約 891 万頭，次いでメキシコ，ブラジル）[2]。
- 家禽：1990 年以来，世界の鶏の数は 2 倍以上に増えている。2000 年には約 139 億羽だった鶏は，2022 年には約 265 億 6,000 万羽となっている（1 位は中国の約 51 億 8,500 万羽，次いでインドネシア，パキスタン）。アヒルは，世界で約 6 億羽が飼養されている。

b. 国内

　日本における家畜・家禽の飼養状況を次に示す（2023 年時点）。最新の情報は，農林水産省から公表される「畜産統計調査」[5] を参照されたい。

- 牛：飼養頭数は 404 万 3,000 頭，世界では 60 位前後である。乳用牛は 135 万 6,000 頭で，2022 年にくらべ 1.1％減少しており，肉用牛は 268 万 7,000 頭で，2022 年にくらべ 2.8％増加した。

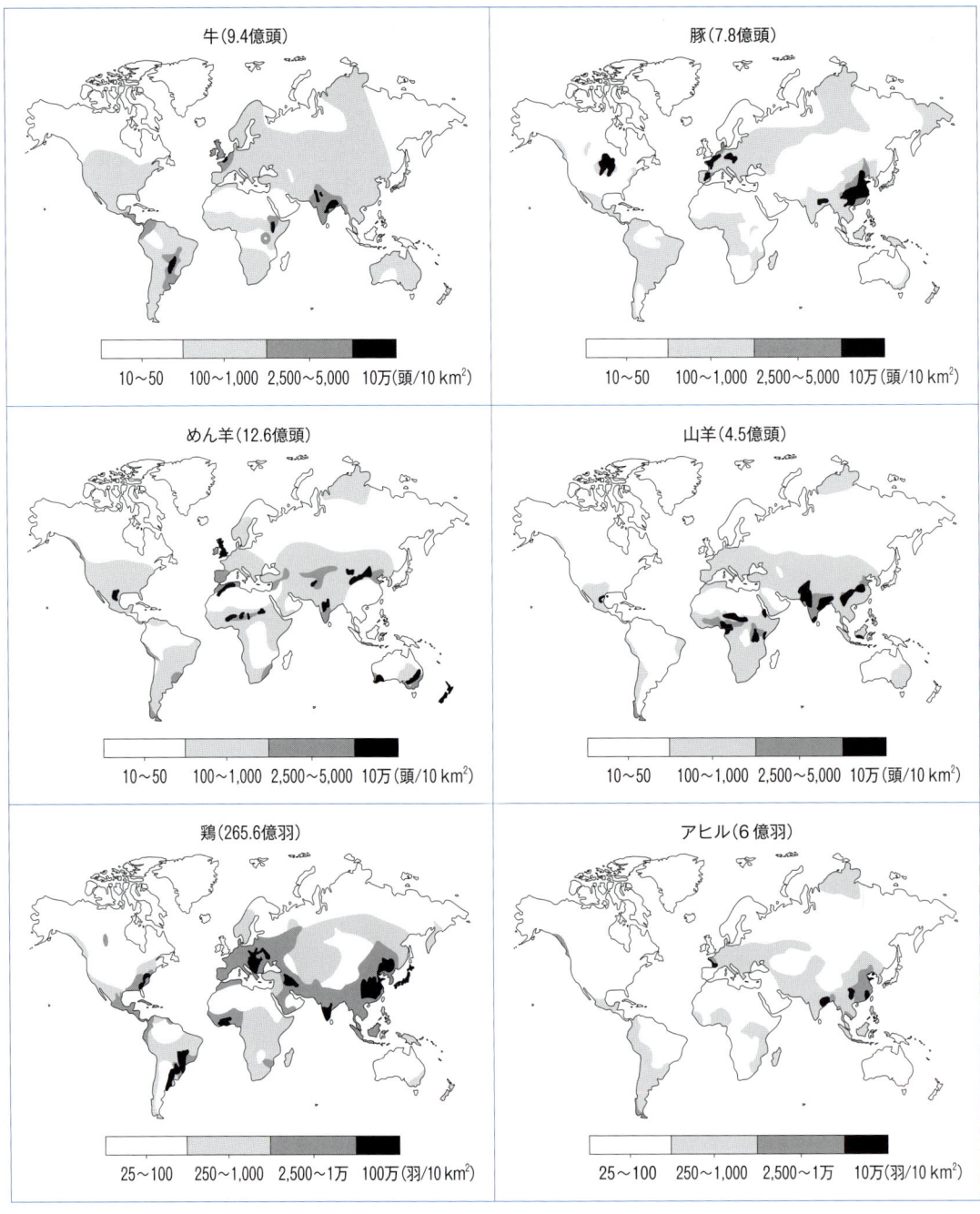

図 4-2　世界の家畜と家禽の飼養密度と総飼養数
（　）内の数は総飼養数[3] を示す。地図上の色の濃淡は，平均 10 km^2 あたりの飼養密度[4] を表している。

文献 3，4 より引用・改変

- 豚：飼養頭数は 895 万 6,000 頭で，2022 年にくらべ 7,000 頭（0.1 %）増加し，世界では 18 位である。
- めん羊：飼養頭数は約 2 万頭で，世界では 150 位前後である。
- 山羊：飼養頭数は約 3 万頭で，世界では 150 位前後である。
- 馬：家畜馬は 7 万 3,000 頭，競走馬は 4 万 7,000 頭飼養されている。

● 家禽：鶏の飼養羽数は約 2 億 7,000 万羽で，世界では 12 位である。採卵鶏の飼養戸数は 1,690 戸で，前年にくらべ 120 戸（6.6 ％）減少した。成鶏雌（6 カ月齢以上）の飼養羽数は約 1 億 2,858 万羽で，前年にくらべ約 871 万羽（6.3 ％）減少した。他方，ブロイラーの飼養戸数は 2,100 戸で，2022 年から変化はなかった。飼養羽数は約 1 億 4,146 万羽で，2022 年にくらべ 223 万 3,000 羽（1.6 ％）増加した。

7.　産業動物の疾病

a. 感染症

　産業動物は集約的な農法（集中畜産，工場式畜産）にて高密度で飼育されるため，様々な感染症にかかりやすい。産業動物に影響を及ぼす代表的な感染症を表 4-5 に示す。効率を重視し，画一化された

表 4-5　産業動物に影響を及ぼす代表的な感染症

家畜	口蹄疫（FMD）	ピコルナウイルス科の口蹄疫ウイルスによるきわめて伝染性の強い法定伝染病（家畜伝染病）である。牛，豚，めん羊，山羊などの偶蹄類に感染する。急速に広がる可能性があり，汚染国に対する貿易制限により大きな経済的損失をもたらす。
	牛呼吸器病症候群（BRDC）	様々なウイルスや細菌によって引き起こされる複雑な疾病で，牛で発生する。輸送中や肥育場での混合飼育など，ストレスを受けた場合によく発症する。
	乳房炎	主に細菌（ブドウ球菌，連鎖球菌，コリネバクテリウム，マイコプラズマなど）によって引き起こされる，乳牛の乳房の炎症性感染症である。乳生産と乳質に影響を及ぼし，酪農家の経済的損失につながる。
	牛海綿状脳症（BSE）	牛が罹患する致死性の神経変性疾患（プリオン病）である。汚染した肉骨粉により牛から牛に伝達する。また，汚染した食肉製品の摂取と関連して，人に変異型クロイツフェルト・ヤコブ病（vCJD）を引き起こすリスクをもたらす。定型BSE と非定型 BSE がある。
	豚繁殖・呼吸障害症候群（PRRS）	アルテリウイルス科の PRRS ウイルスによる感染症である。成豚に繁殖の問題を引き起こし，若齢豚および成豚に呼吸器系の問題を引き起こす。母豚の感染では，妊娠後期の流死産が特徴的である。養豚産業に多大な経済的損失をもたらす。
	豚インフルエンザ	豚が罹患するインフルエンザウイルスは，ときおり人に感染することがあり，世界的大流行（パンデミック）を引き起こす可能性が懸念されている。実際に 2009年には，豚由来の H1N1 型インフルエンザがパンデミックを引き起こした。
家禽	鳥インフルエンザ	オルトミクソウイルス科の鳥インフルエンザウイルスによる感染症で，主に鶏やアヒルなどの家禽が感染する。鳥インフルエンザウイルスの一部の株は病原性が非常に高く（高病原性鳥インフルエンザ，HPAI），致死率が高い（法定伝染病）。病原性は低いが，H5 と H7 亜型の鳥インフルエンザウイルスは HPAI に変異する可能性があるため，法定伝染病（低病原性鳥インフルエンザ）として扱われる。
	ニューカッスル病	パラミクソウイルス科のニューカッスル病ウイルスによる感染症で，家禽，特に鶏が罹患する。呼吸器障害，神経系障害，卵生産量の低下を引き起こす。病原性の高いニューカッスル病ウイルスは法定伝染病に指定されており，低い株は届出伝染病に指定されている。
家畜・家禽	コクシジウム症	コクシジウム（原生動物,胞子虫）の寄生による疾病で，家禽や家畜でみられる。消化器障害，成長低下，飼料効率の低下を引き起こす。
	サルモネラ症	牛，豚，鶏など，様々な家畜や家禽でみられる細菌感染症である。汚染された畜産物を介して人にも感染する。家禽サルモネラ症（家禽チフスとひな白痢）は法定伝染病である。
	マイコプラズマ感染症	家畜や家禽において，様々な呼吸器疾患や生殖器疾患，関節炎，乳房炎などが生じる疾病で，生産損失や獣医療費の増加につながる。マイコプラズマは細胞壁を欠く唯一の細菌であり，ペニシリン系やセフェム系の抗菌薬は効かない。
ミツバチ	腐蛆病	ミツバチの細菌感染症で，法定伝染病である。腐蛆病の原因菌には，アメリカ腐蛆病菌（*Paenibacillus larvae*）とヨーロッパ腐蛆病菌（*Melissococcus plutonius*）がある。
水産養殖動物	コイヘルペスウイルス感染症	アロヘルペスウイルス科のコイヘルペスウイルスによる感染症で，ニシキゴイとマゴイのみに感染する。緩慢遊泳，摂餌不良，びらんなどの徴候を示し，きわめて高い確率で死亡する。

飼育方法をとる工業的畜水産業において，これらの疾病の予防と管理を行うためには，効果的なバイオセキュリティ，ワクチン接種，適切な衛生習慣，発生を迅速に発見するための監視（モニタリング）システムなどが必要である。また，衛生管理は，工業的畜水産業における家畜，家禽，水産養殖動物，特用家畜の生産性と福祉を維持するためにきわめて重要である。

産業動物の感染症については，「動物感染症学」「家禽疾病学」「魚病学」「人獣共通感染症学」や，「動物衛生学」「病理学」「微生物学」「寄生虫病学（医動物学）」「獣医事法規」などでも学習する。

b. 非感染性疾患

産業動物の非感染性疾患は「生産病」とも呼ばれ，集中的かつ閉鎖的な環境で飼育される結果として生じ，畜産の生産性，動物福祉に影響を及ぼす。産業動物における生産病の例を表4-6に示す。このような問題に対処するには，飼育環境，栄養状態，管理方法を改善し，ストレスを軽減させることが必要となる。持続可能で責任ある畜水産業の実践には，動物の健康と福祉の向上が不可欠である。

表4-6 産業動物における主な非感染性疾患（生産病）

牛	代謝障害	代謝が阻害され，栄養の利用バランスが崩れた場合に起こる。牛での基本的な発生概念として，①濃厚飼料多給→②第一胃の機能の変化→③肝機能を主とする臓器機能の変化→④代謝障害の発現といったプロセスが考えられているが，乳牛の産後のケトーシスのようなプロセスもある。ケトーシスとは，一般的に分娩後2週間以内に発生する代謝性疾患である。分娩後の牛では，乳生産のために栄養要求量が大きくなるが，そのための十分なエネルギーを摂取できないために，負のエネルギーバランスに陥る。エネルギーが不足している分，脂肪や蛋白質が燃焼され，体重が減少する。
	乳熱	血中カルシウム濃度が高い状態で分娩すると，上皮小体ホルモンがうまくはたらかず，骨から血中へのカルシウムの移動が遅れ，分娩後に乳熱が発生する原因となる。予防として，分娩前に血中カルシウム濃度を低い状態にすることで，上皮小体ホルモンの活動を促し，骨から血中へカルシウムの移動を促進する。
家禽	脂肪肝症候群	肝臓に余分な脂肪が蓄積することで起こる。ブロイラーに多く，典型的な原因は過剰給餌と運動不足，または肥満である。脂肪肝出血症候群を起こすことが多い。
	ミオパチー（筋症）	ブロイラーが急速に成長するように飼育された結果として起こる疾患である。家禽の白縞（white striping）や木質胸肉（woody breast）など，ブロイラーの浅胸筋変性症は様々なタイプのミオパチーを含み，肉質に影響を与える筋肉の異常を引き起こす。ミオパチーにより，脂肪含量が大きく増加し，蛋白質含量が低下する可能性がある。
家畜・家禽	繁殖障害	雌雄どちらにおいても種々の原因により生じるが，繁殖能力は畜産の生産性に不可欠であり，不妊の状態は畜産の全体的な生産に大きな影響を与える可能性がある。
	胃潰瘍	集中的に飼育された豚，特に母豚によくみられる。閉じ込め飼育や不適切な給餌方法に伴うストレスが主な原因である。
	暑熱ストレス	産業動物は温度調節が制限された環境で飼育されることが多く，暑熱ストレスが生じやすい。牛，豚，家禽では暑熱ストレスにより，免疫力，肉質，繁殖成績の低下などの健康問題が起こりやすい。
	跛行	集約的に飼育される家畜や家禽によくみられる問題で，不適切な飼育環境，劣悪な床条件，または栄養の不均衡と関連していることが多い。図は牛の右後肢の跛行を示している。
	骨軟骨症	軟骨や骨の成長に影響を及ぼす発育障害である。豚や家禽のような，急速に成長する動物で起こる。
	呼吸器疾患	狭い環境で飼育されている産業動物は，空気の質が悪く，過密状態のため，非感染性の慢性（進行性）の呼吸器疾患にかかりやすい。家禽や豚は特にかかりやすい。
	消化器疾患	反芻動物で多発する酸性胃腸症，ストレスや偏った飼料により生じる胃腸捻転，高発酵性飼料により生じる鼓腸症，ストレスにより生じる潰瘍性胃炎などの疾患は，飼料要求率や成長率に影響を及ぼす可能性がある。

4-2. 産業動物獣医療

1. 産業動物獣医療の要素

　産業動物獣医療は，畜水産業における動物の健康・福祉や，生産性を確保するためにきわめて重要である。工業的畜水産業には集約的な生産システムが伴うため，多数の動物が狭い場所に収容され，健康上の問題を抱えやすくなる。このような環境における獣医療は，疾病の予防，早期発見，治療を目的としており，いくつかの重要な要素を含んでいる(表 4-7)。工業的畜水産業において，動物が倫理的かつ責任をもって飼育されていることを保証するためには，経験豊富な獣医師の協力が不可欠である。また，獣医師は，畜水産業における動物福祉，生産効率，疾病予防戦略を改善するための研究開発活動にも携わることがある。動物福祉の実践の促進と業界基準の遵守は，持続可能で思いやりのあるアプローチを生み出すことにもつながっていく。

2. 産業動物獣医療の提供体制

a. NOSAI 家畜診療所

　NOSAI 家畜診療所は，農業共済組合により運営されている家畜診療施設である。2022 年時点で全国に 200 カ所以上の診療所があり，約 1,700 人の獣医師が勤務している。これらの診療所では，畜産業に携わる農家の支援を行い，家畜の健康管理や疾病の予防・治療を提供し，年間約 140 万件の診療を行っている。

　NOSAI 家畜診療所の主な業務には，牛や馬，豚などの疾病の診療(外科手術も含む)，ワクチン接種，繁殖検診などが含まれる。また，特定の疾病に対する損害防止事業や獣医師の研修も行っている。地域社会と密接に連携し，地域の防疫活動をサポートするとともに，畜産業の発展に貢献している。NOSAI 家畜診療所では獣医師の採用活動も積極的に行っており，獣医学生に対して研修の機会を提供している。

表 4-7　産業動物獣医療の重要な要素

定期的な健康チェックと怪我・疾病の治療	獣医師による定期的な診察，産業動物の健康状態の監視，および疾病の初期徴候の特定を行い，必要であれば迅速な介入を実施する。怪我や疾病がみつかった場合には，適切な治療を行う。これには投薬，手術などが含まれる。
疾病サーベイランス	感染症の徴候を早期に発見するためには，継続的なモニタリングが不可欠である。これにより迅速な介入が可能になり，群内に感染が広がるリスクを最小限に抑えることができる。
予防医療	畜水産業では，疾病の発生を最小限に抑え，群れ全体の健康を維持するために，予防医療が不可欠である。健康診断，ワクチン接種，寄生虫駆除，バイオセキュリティなどが含まれる。
安楽死	産業動物が重度または不治の病にかかった場合，安楽死を検討することがある。獣医師は既定のガイドライン※に従い，人道的かつ責任をもって安楽死を行う。
栄養管理	獣医師は栄養管理者や農場管理者と密接に連携し，家畜・家禽に適切な飼料を設計し，モニタリングする。適切な栄養摂取は代謝障害を予防し，最大限の成長と生産を得るために不可欠である。
繁殖管理	定期的な繁殖検診を行い，その動物にあわせた治療をすることで繁殖能力を最大化する。人工授精を行うこともある。
人道的な処置(疼痛管理)	工業的畜水産業では，管理目的で除角(牛)，くちばし切り(鶏)などの処置が行われることがある。獣医師は，これらの処置が人道的に行われることを確認し，必要に応じて痛みを和らげる処置を行う。
環境衛生への配慮	産業動物獣医療には，飼育施設の空気の質や衛生状態など，環境の健全さと清潔さを評価し，維持することが含まれる。

※：文献 6 を参照されたい。

b. 往診

往診とは，獣医師が農場などの畜産施設に出向き，家畜を診療することである。産業動物獣医療では，家畜を診療所まで移動させるのが難しい，大規模な農場では多くの家畜を一度に診察する必要がある，などの理由により一般的に往診が行われている。往診は，家畜の健康と福祉を保つために不可欠なサービスである。

往診を行う獣医師は，家畜の健康状態を評価し，必要な治療を行い，予防措置を講じる。例えば，家畜が感染症にかかっている場合，適切な治療を提供することで早期回復を促進し，感染の広がりを防ぐことができる。また，ワクチン接種や健康管理についてアドバイスすることで，家畜の健康を維持するサポートを行う。

往診を行う際には，必要に応じて家畜を安定させるための措置を取りつつ，適切な診療器具や薬剤を使用することが重要である。また飼養者とのコミュニケーションも，家畜の状態を正確に理解してもらうために必要である。

c. 遠隔診療

(1)遠隔診療の具体例と注意点

遠隔診療とは，医療の一形態であり，医療従事者(獣医療では獣医師)が患者(獣医療では飼養者)に対し，物理的な距離を越えて医療サービスを提供することである。遠隔診療の例を次に示す。

- テレコンサルテーション：医師同士が患者の情報を共有しつつ，ビデオ通話や電話を使用して治療方針等について相談する。また，患者と医療従事者がビデオ通話や電話を使用して医療相談を行うこともある。
- テレモニタリング：ウェアラブルデバイスなどにより，患者の生体データ(血圧，心拍数など)等の健康情報を遠隔でモニタリングする。
- 遠隔診断：医療画像(X 線，MRI，超音波など)などのデータを電子的に送信し，医療従事者がリモートで診断を行う。
- テレリハビリテーション：リハビリテーションプログラムをオンラインで提供する。
- テレサージェリー：手術ロボットを用いて遠隔で手術を行う。

遠隔診療は，地理的な制約(移動が困難など)のある患者にとって特に便利であり，ますます需要が高まっている。ただし，セキュリティやプライバシーへの懸念もあり，適切な規制と技術の導入が必要である。

(2)産業動物獣医療における遠隔診療に関する通知

畜産業は，日本の農業の基幹的部門へと成長を遂げており，飼養規模の拡大と集約化が進展している。それに伴い，家畜感染症の予防や食の安全，農家の収益性向上につながる獣医療が求められている。家畜の遠隔診療については従来，迅速・的確な診療を実現するため，飼養者からの病状の聴取等をもって行う診察が行われてきた。

しかし，獣医師の偏在や情報通信機器の高度化・普及等により，遠隔診療の適時・適切な活用を推進することになった。2021 年，農林水産省は「遠隔診療を積極的に活用するための留意事項等」を発出している(表4-8)。

3. 動物用医薬品の使用の規制（図4-3）

　動物用医薬品の中には，「使用規制省令[※1]」により使用が規制されている医薬品がある。使用規制省令は「医薬品，医療機器等の品質，有効性および安全性の確保等に関する法律」（医薬品医療機器等法または薬機法と略される）の規定に基づいている。肉や乳製品，卵等の畜水産物中に薬剤が残留することを防ぐため，主に食用として飼育される動物に使用する薬剤が対象である。

　この省令では，「使用禁止期間」という，薬剤を対象の動物に投与することが禁止されている期間があり，各薬剤について，投与した動物の体内から薬剤が消失するまでの期間が定められている。これに違反した使用者（獣医師，畜産農家および水産養殖業者等）には罰則が適用される。このほかに，「休

表 4-8　遠隔診療を積極的に活用するための留意事項等

1. 家畜遠隔診療の積極的活用における留意事項
（1）　畜産農家では，飼養衛生管理基準に定める農場ごとの担当獣医師等の定期的な指導を受けていることに鑑み，群の一部に対面での診療が行われていない家畜が含まれている場合であっても初診から遠隔診療（要指示医薬品の処方を含む。）が可能であること。
（2）　ただし，家畜伝染病等が疑われる場合，正確な診断のため触診を要する場合，畜産農家の情報通信機器の扱いが不慣れであり，正確な情報が得られない場合等，遠隔診療による対応が困難又は不適切と考えられる場合は，対面での診察への切り替えや，管内の家畜保健衛生所等への連絡を行うこと。
2. その他の留意事項
（1）　より適切かつ安全に遠隔診療を実施するため，遠隔診療を行う獣医師は，送付された検体の検査，より高度で情報量の多い情報通信技術の活用等により診療に必要な情報を入手すること。
（2）　家畜への過剰投薬の防止等の観点から，地域の家畜保健衛生所の家畜防疫員及び飼養衛生管理基準に定める農場ごとの担当獣医師等の関係者間で，診療に関する医薬品の処方，使用等の情報を共有し，連携して慎重使用の推進を図ること。

文献7より引用・改変

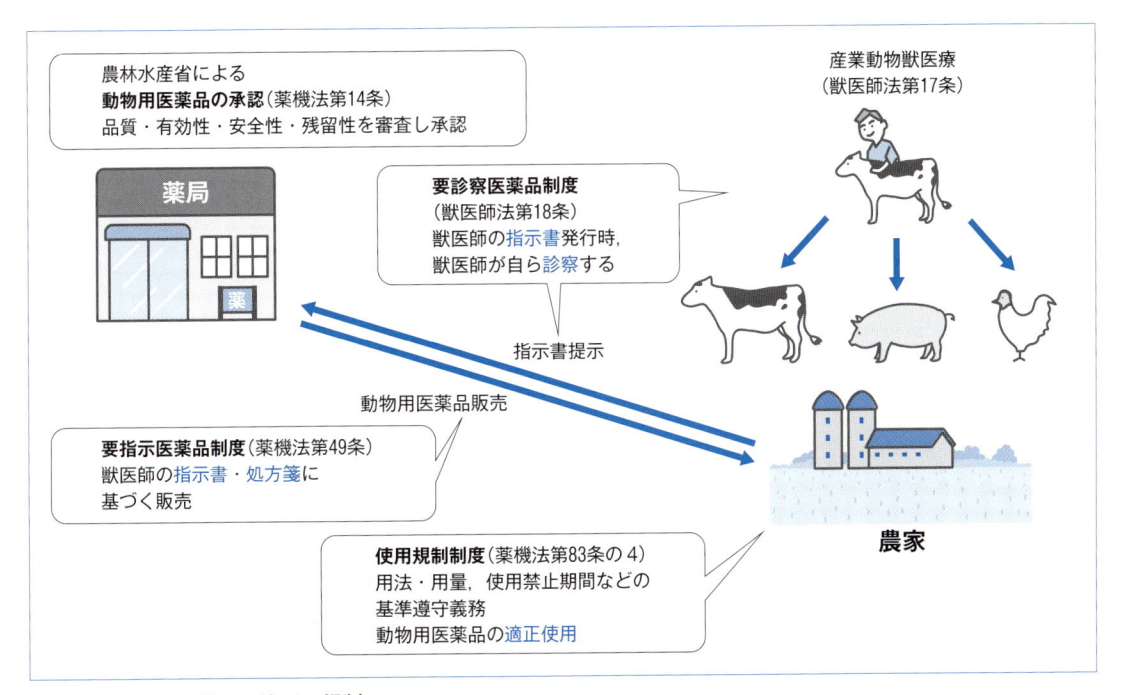

図 4-3　動物用医薬品の使用の規制

薬期間」という食用に出荷する前の動物への投薬を禁止する期間も存在する。休薬期間は法律による罰則の適用はないが，休薬期間を守らない場合，畜水産物中に残留する医薬品成分の量が残留基準値を超えてしまい，「食品衛生法」違反になる恐れがある。

※1：動物用医薬品及び医薬品の使用の規制に関する省令

4-3. 産業動物獣医療の質保証

　産業動物獣医療における品質保証（Quality Assurance：QA）の目的は，生産効率を最適化し，疾病リスクを最小限に抑えながら，動物の健康と福祉を守ることである。具体的に，産業動物獣医療の質保証とは，大規模農場，肥育農場，商業的繁殖事業などの畜産施設において，高品質の獣医療サービスを一貫して提供するために実施される体系的なプロセスとその取り組みを指す。産業動物獣医療における質保証の例を表4-9に示す。これらの事項を統合することで，動物の福祉を促進し，生産性を向上させ，持続可能で責任ある畜産の実践に貢献することができる。

1. 産業動物医療の指針

　2004年，日本獣医師会から「産業動物医療の指針」[8] が出された（2007年，2016年に一部改正）。指針は17項目からなり，産業動物獣医療における職業倫理が取りまとめられている。産業動物臨床獣医師が指針の内容を十分に理解・活用し，自己の産業動物獣医療倫理を確立し，適正な獣医療を提供することが期待されている。次に，指針の要点を述べるが，詳細は原文[8] を参照されたい。

a. 産業動物獣医療の目的と理念

　産業動物獣医療の目的には，診療による産業動物の健康の維持だけでなく，畜産における経営の効率化や生産性向上，また，家畜感染症や人獣共通感染症の予防・蔓延の防止等も含まれる。
　産業動物獣医療においては，医薬品等の残留防止，耐性菌の発現防止等に十分留意しつつ，畜水産

表4-9　産業動物獣医療における質保証の例

標準作業手順書（SOP）の作成	SOP（Standard Operating Procedures）とは，健康診断，ワクチン接種，治療，疾病サーベイランスなど，様々な獣医療サービスのための標準化されたプロトコルである。SOPの作成は，診療における一貫性と正確性の確保に役立つ。
モニタリング計画	新たな健康問題を迅速に発見するための，定期的な健康モニタリングおよび疾病サーベイランスの計画を確立する。モニタリングには，定期的な健康診断，実験施設での検査，病原体のスクリーニングが含まれる。
バイオセキュリティ	動物個体群内および個体群間での疾病の侵入と蔓延を防ぐためのバイオセキュリティを実施する。バイオセキュリティには，施設へのアクセス管理，検疫手順，衛生手順などが含まれる。
記録の保持	獣医学的介入，診療した動物の健康状態の詳細かつ正確な記録を維持する。包括的な記録は，疾病傾向などの分析を可能にする。
研修と教育	獣医学，畜産学，疾病管理における最新の進歩を常に把握するため，獣医師の継続的な研修と教育を行う。
規制の遵守	すべての獣医療サービスが，動物福祉，薬物使用，食品安全に関連する，地域／国／国際的な規制および基準に準拠して実施されていることを確認する。
外部監査	質保証プログラムにおいて改善すべき点を特定するために，独立した第三者による外部監査を実施する。
継続的改善	改善すべき点を特定し，必要に応じて是正措置を実施するために，質保証プロセスおよび結果を定期的に見直す。
倫理的配慮	適切な疼痛管理や安楽死の実施，抗菌薬の責任ある使用など，動物の健康と福祉に関連する決定を行う際には，倫理的配慮を行う。

食品を介した食中毒の発生防止等にも配慮する。畜産物が食品以外の幅広い用途に供されることや畜産公害の防止など，公衆衛生，環境衛生にも配慮して所有者等を指導する必要がある。

　産業動物獣医療は，動物の健康，畜産振興のみならず，人の健康，公衆衛生にも密接にかかわる社会的，公共的な性格を有するものであることを認識すべきである。経済動物としての側面を考慮しつつ，動物福祉にも配慮を怠ってはならない。また，産業動物臨床獣医師は，自己の業務に誇りをもつとともに，動物を慈しみ，所有者等の気持ちにも配慮して産業動物獣医療を提供するように努めなければならない。

b．一般行動指針と法令遵守，診療技術水準の確保

　獣医師は，獣医師の誓い（「第 3 章」の「3-3．臨床獣医師の質保証」内「3．獣医師の誓い」を参照），獣医師法，獣医療法，薬機法，家畜伝染病予防法，感染症の予防及び感染症の患者に対する医療に関する法律（感染症法），と畜場法，食鳥処理の事業の規制及び食鳥検査に関する法律（食鳥処理法），食品衛生法，飼料の安全性の確保及び品質の改善に関する法律（飼料安全法），農業災害補償法，狂犬病予防法等を遵守する。診療技術に関しては，最新の専門知識・技術を習得し，常に高い診療技術水準を維持するように生涯学習に努める。

c．応召義務とインフォームド・コンセント

　応召義務とは，獣医師が診療を求められたとき，正当な理由なしに拒んではならないという道義的義務である。インフォームド・コンセント（十分な説明とそれに基づく同意）を得るには，十分な事前説明（病状，検査・診療方針，予後，診療料金等）が重要である。

d．医薬品使用と診療簿の記載・保存，診断書等の交付，診療料金

　医薬品については，劇毒薬・要指示薬等の処方・管理，薬剤の残留・耐性，未承認薬の使用，副作用報告，治験薬使用への配慮をする。診療簿は通常 3 年間，牛等の反芻動物については 8 年間の保存が義務付けられている。また，診療料金を算定する際は，透明性を確保する。

e．所有者等への指導，動物愛護・福祉

　獣医師には，動物の保健衛生・動物愛護の指導，学校飼育動物への対応，手術・処置等における疼痛管理，遺伝性疾患の病性や予後等の説明が求められている。

f．診療トラブル対応，診療施設の管理・運営

　獣医師には，正確な情報提供，十分な説明と同意，診療過誤への真摯な対応が求められている。また，診療施設の適正な維持，感染性廃棄物処理，スタッフの協調・連携の重要性についても記載されている。

g．獣医師の連携と協力，診療施設の広告

　獣医師には，ほかの獣医師への情報提供が求められており，また必要に応じて，ほかの獣医師または診療施設等の紹介，法廷での証言を行う必要がある。さらに，広告に関しても言及されている。

　獣医師には，個人情報（飼育動物に関する情報も含まれる）の保護が求められている。また，家畜人工授精師，削蹄師と協力し，適正な獣医療を提供する。

2. 産業動物獣医療の質保証に関する法的根拠

　産業動物獣医療の質保証に関する法的根拠は，時代や状況により異なる。一般的には，産業動物の健康と福祉を保護し，食品の安全性を確保するための法律や規制に基づいている。

　質保証にかかわる法律の例を表 4-10 に示す。このほかに，産業動物臨床獣医師の業務に関しては，家畜伝染病予防法，感染症法，と畜場法，食鳥処理法，飼料安全法等の法規が関連しており，法の遵守が求められる。

4-4. 家畜共済制度　非コア 🖋

1. 家畜共済制度の歴史

　家畜共済制度は，家畜の疾病や災害が発生した場合に，日本の畜産農家を経済的に支援することを目的とした制度である。農林水産省の監督・認可を受けた任意保険制度であり，加入者は一定の保険料を支払い，補償の対象となる損害（家畜の死亡，伝染病や事故による損害，火災による損害など）が発生した場合に保険金を受け取る。具体的な補償内容や保険料は，家畜の種類や加入者の条件によって異なる。家畜共済制度は長い歴史をもっており，その変遷を表 4-11 に示す。

2. 家畜共済制度の法的根拠

　家畜共済制度の根拠となる法は，「農業保険法（旧：農業災害補償法）」である。第 1 条の「目的」に

表 4-10　産業動物獣医療の質保証にかかわる法律

法律	法的根拠と求められる質保証の内容
獣医師法	産業動物臨床獣医師は，動物の疾病や健康問題に対して適切な診断・治療を提供する責任がある。獣医師法第 17〜21 条には，業務独占として診療対象とする動物の規定や，応召の義務，各種証明書の発行，記録の管理などの義務が書かれている。獣医師は法律と倫理規定に従いながら，専門的なスキルと責任をもって業務を遂行することが求められる。違法行為をした場合には，刑事罰とともに行政罰（免許剝奪，業務停止など）を受ける。 また，獣医師法第 5 条の免許の欠格事由の中に，「獣医師道に対する重大な背反行為若しくは獣医事に関する不正行為があった者又は著しく徳性を欠くことが明らかな者」と記載されている。
獣医療法	診療施設においては，適正な産業動物獣医療を提供できるよう設備を整え，適正に維持するように努めなければならない。往診する場合は，往診先に持参する診療器具等を適正に整備し，往診先では衛生面，安全面に十分配慮して診療を行わなければならない。診療に伴い発生する使用済みの注射針，ガーゼ，バイアルや血液等の廃棄物については，感染性廃棄物と非感染性廃棄物に分別し，それぞれ専門の処理業者等に回収，処理させなければならない。 「産業動物医療の指針」[8] には，「獣医師及び診療施設に関する広告は，所有者等にとって診療及び診療施設の適正な選択又は判断の拠り所を与えるものであるが，産業動物獣医療の持つ社会性・公共性を考慮して，法令上の規制を遵守するだけではなく，それにふさわしい良識と節度を保った内容としなければならない」と記載されている。
薬機法※	薬機法では，劇毒薬，生物学的製剤，要指示医薬品等の農林水産省令で定められている医薬品について，獣医師が自ら診察しないで投与し，処方することが禁じられている。獣医師はこれに十分留意しなければならない。また，耐性菌の発生を防止するため，添付書類の記載を遵守して使用する必要がある。特に，人の医療上重要な抗菌薬については，第一選択薬が無効の症例に限り使用する。原則として感受性を確認し，適応症の治療として，必要最小限の期間の投与に留めなければならない。獣医師が診療の範囲を超えて医薬品の交付等を行うことは，医薬品の無許可販売や製造に該当し，薬機法に抵触する。
食品衛生法	産業動物から得られる食品（肉，乳製品，卵など）の安全性を確保するための法律である。動物の健康管理や薬剤使用などが，食品の安全性と品質に影響を与える場合がある。畜水産物中の薬剤残留を防止するために使用基準が定められている薬剤（使用規制対象医薬品）では，使用対象動物，用法および用量，使用禁止期間，帳簿の記載について，使用者に対し十分な指導を行わなければならない。

※：医薬品，医療機器等の品質，有効性および安全性の確保等に関する法律

表 4-11 家畜共済制度の歴史

年	内容
1909 年	**前身の制度の開始** 日本の家畜共済制度の起源は、1909 年に創設された「家畜伝染病予防共済組合」に遡る。この制度は、家畜の伝染病対策と被害者救済を目的とした、家畜飼養者による任意の共済組合であった。
1929 年	**「家畜保険法」の公布** 「家畜保険法」が公布され、保険制度が発足した。
1939〜1945 年	**共済制度の整備** 第二次世界大戦中、農業の重要性が高まった。特に家畜の健康管理が重要とされ、共済制度が強化された。
1947 年	**「農業災害補償法」の制定** 「農業災害補償法」が制定され、「家畜保険法」がこれに組み込まれた。
1955 年	**死廃病傷共済の発足** 死亡・廃用動物に疾病障害を含めた死廃病傷共済が発足した。
1960 年代	**国の指導による制度化** 家畜共済制度は、国の指導のもと法制度として整備された。1966 年に、共済制度の大改革があり、共済事故の選択制採用、共済掛金国庫負担（牛・馬）、引受方式改善、家畜共済損害防止事業の強化、責任保有・病傷給付方式の合理化が行われた。農林水産省の指導のもとで、各地域に「家畜共済組合」が設立された。
1970 年代以降	**共済制度の拡充と改善** 家畜共済制度が拡充され、様々な災害や感染症への対応が強化された。1971 年、共済掛金国庫負担の引き上げ、病傷給付の適正化（診療費一部受益者負担）が行われ、保険給付の保障や補償内容の改善など、農家の利便性と経済的な保障が向上した。
2000〜2011 年	**共済病の包含と分離** 2000 年に豚熱、アフリカ豚熱が家畜異常事故に追加され、2002 年に牛海綿状脳症（BSE）が廃用事故に追加された。しかし、2011 年の「家畜伝染病予防法」の改正に伴い、死亡家畜の全額補償制度が施行され、共済事故対象から牛疫、口蹄疫、豚熱、アフリカ豚熱による死亡、廃用が除かれることとなった。
現在	**持続可能性と地域特性の重視** 現在では、家畜共済制度は持続可能で維持可能な要素として位置付けられている。地域の特性やニーズに応じて、家畜共済制度の運営内容や内容が調整されている。

は、「農業経営の安定を図るため、災害その他の不慮の事故によって農業者が受けることのある損失を補償する共済事業、並びにこれらの事故及び農産物の需給の変動その他の事情によって農業者が受けることのある農業収入の減少に伴う農業経営への影響を緩和する保険の事業を行う農業保険の制度を確立し、もって農業の健全な発展に資することを目的とする」と規定されている。第 2 条には、「農業保険は、農業共済組合、若しくは農業共済組合連合会又は市町村の行う農業共済事業若しくは農業共済事業又は農業保険事業及び政府の行う再保険事業又は保険事業とする」と書かれている。

家畜共済制度は、畜産業の持続可能性を支え、畜産農家が直面する経済的リスクを軽減するために不可欠な要素と考えられる。

3. 家畜共済制度のしくみ

家畜共済制度は、家畜の死亡、伝染病や事故による損害、火災による損害など、畜産に関する様々なリスクを補償する。加入者は一定の保険料を支払い、補償の対象となる損害が発生した場合に保険金を受け取る（図 4-4）。具体的な補償内容や保険料は、家畜の種類や加入者の条件によって異なる。

家畜共済制度において、共済保障対象となるケースを以下に示す。

病傷事故例
- 共済加入家畜が一般的な疾病にかかったり怪我をしたりして、獣医師の治療を受けたとき

死廃事故例（死亡、廃用）
- 共済加入家畜が死亡したとき（牛、馬、豚）

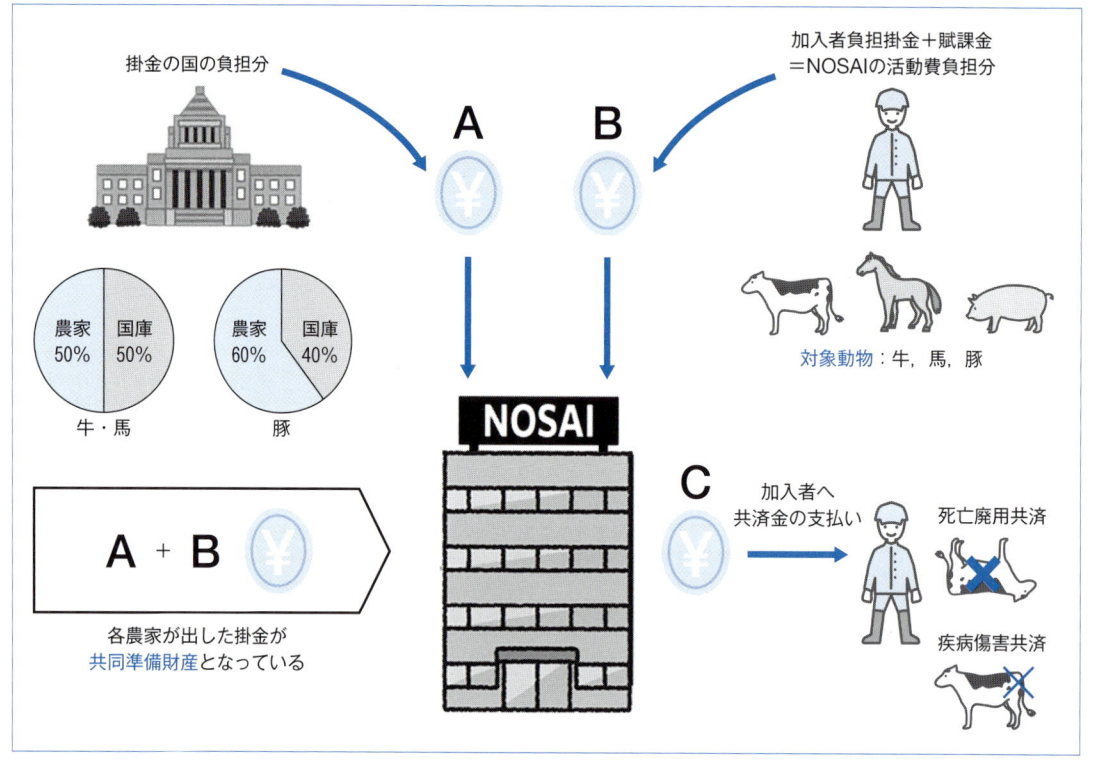

図4-4　家畜共済制度のしくみ
①加入者（農家）は農業共済（NOSAI）に掛金を払う（B）。
②NOSAIは国からの補助金を受け取る（掛金の一部を補填する，A）⇄国はNOSAIを通じて農家の負担を軽減する。
③NOSAIは損害が生じた農家に対し，共済金（補償金）を払う（C）。

- 獣医師から治療を受け死に瀕したとき
- 特別な疾病で，獣医師から治らないと宣告されたとき
- 盗難にあったとき
- 谷や井戸などに落ちて，救えないとき（事故）
- 乳牛の雌，種雄牛，種雄馬が繁殖能力を失ったとき（廃用）
- 乳牛の雌が泌乳期に泌乳能力を失ったとき（廃用）
- 使用価値のない奇形の子牛が生まれたとき（出生時）

　ほか，家畜共済制度の詳細は，農林水産省が公表している「農業保険法に基づく家畜共済の概要」[9]を参照されたい。

4-5. 産業動物の福祉（アニマルウェルフェア）　非コア✎

1.「5つの自由」

　「5つの自由」は，1965年，産業動物の福祉を改善するために，イギリス政府の家畜福祉委員会であるブランベル委員会によって策定された。以来，様々な動物における動物福祉基準の基礎として世界的に広く認知され，受け入れられている。「5つの自由」の内容は次のとおりである。

①飢えと渇きからの自由：動物は，栄養上の必要を満たし，健康を維持するために，適切な食事と清潔で新鮮な水を利用できるべきである。

②不快からの自由：動物は，適切な避難場所や休息場所など，身体的に快適であることを保証する環境を提供されるべきである。

③苦痛，怪我，疾病からの自由：動物は苦痛，身体的損傷，疾病から保護されるべきである。これには，獣医師による治療や疾病の予防措置も含まれる。

④正常な行動を表現する自由：動物は，十分なスペース，適切な施設の中で，自然な行動を表現し，可能な限り自然に近い状態で生活できるべきである。

⑤恐怖と苦悩からの自由：動物は不必要な恐怖，ストレス，不安を経験すべきでない。取り扱いと管理方法は，ストレスを最小限に抑え，動物の幸福を促進するように設計されるべきである。

「5つの自由」は，工業的畜産システムで飼育される動物を含めた動物の福祉を確保するための貴重な枠組みとして機能する。この原則を適用することで，産業動物にかかわる生産者などの人たちは，産業動物により質の高い生活を提供し，全体的な幸福を向上させることを目指している。動物福祉への関心が高まるにつれ，多くの組織や業界が動物福祉の基準やガイドラインを確立しているが，いずれも，その基礎として「5つの自由」を採用している。

2. 産業動物の福祉に関する農林水産省の指針

2017 年，農林水産省から「アニマルウェルフェアに配慮した家畜の飼養管理の基本的な考え方について」[10] が通知された。また 2023 年，農林水産省は，国際基準である OIE コードに沿った新たな国の指針を策定し，「国際獣疫事務局(OIE)の陸生動物衛生規約におけるアニマルウェルフェアの国際基準を踏まえた家畜の飼養管理の推進について」を発出した[11]。

これに際し獣医師には，家畜の飼養者に対して，動物福祉向上への取り組みは，単に国際基準に則るという現場への規制ではなく，持続可能な農業と動物の能力を引き出す飼育につながるということを認識してもらえるように指導する役割も求められている。

a. 新たな指針の方針

産業動物の福祉に関する国際基準を示した OIE コードに沿って，家畜・家禽の動物種ごとの飼養管理等について，①実施が推奨される事項と，②将来的に推奨される実施事項を明確にするような方針で臨んでいる。具体的には，この実施状況を国がモニタリングし，その結果も踏まえ，「実施が推奨される事項」の達成目標年を設定する。可能な項目については，補助事業のクロスコンプライアンス(補助金などの受給に一定の要件の達成を求めること)の対象とするなどし，アニマルウェルフェアの普及・推進を加速化させる。

b. 周知

持続可能な開発目標(SDGs)への対応を踏まえつつ，畜産物の輸出拡大を目指すこと，また国際基準である OIE コードに示される動物福祉の水準を満たすという基本的な考え方を改めて周知させ，家畜の管理者等にその責務を示す。「5つの自由」の確保に向けて，国際基準を満たすための具体的な対応を各畜種ごとの飼養管理等に関する技術的な指針とした。この通知は，都道府県の畜産部局，動物愛護部局を通じて，家畜の管理者および飼養者等へ周知を図る。

c. 家畜の飼養管理に関する指針

　農林水産省では，産業動物の福祉向上に対する取り組みを進めており，畜産業の適正化や規制の強化，様々な支援策などを行っている。これにより，持続可能な農業とよりよい環境での産業動物の飼育を目指している。公表されている指針を以下に示す。

- ●乳用牛の飼養管理に関する技術的な指針
- ●肉用牛の飼養管理に関する技術的な指針
- ●豚の飼養管理に関する技術的な指針
- ●採卵鶏の飼養管理に関する技術的な指針
- ●ブロイラーの飼養管理に関する技術的な指針
- ●馬の飼養管理に関する技術的な指針

　これらの指針には，各動物の管理方法，栄養，飼養施設およびその環境，アニマルウェルフェアの状態確認等の測定指標が記載されている。詳細は，農林水産省が公表している「アニマルウェルフェアに関する飼養管理指針」[11] を参照されたい。

d. 家畜の輸送に関する指針

　「家畜の輸送に関する技術的な指針」[12] には，家畜の輸送に関する基本事項，輸送の準備，輸送する家畜の管理方法，輸送中の環境，輸送のための施設等の構造，アニマルウェルフェアの状態確認等，家畜の輸送に関するアニマルウェルフェアの測定指標が記載されている。詳細は原文[12] を参照されたい。

e. 家畜の安楽死に関する指針

　「家畜の農場内における安楽死に関する技術的な指針」[6] には，本指針の範囲，農場内における家畜の安楽死に携わる者の責務，農場内における家畜の安楽死計画，家畜の取扱い，防疫管理等への配慮，安楽死の手順が記載されている。詳細は原文[6] を参照されたい。

4-6. 産業動物獣医療の今後の展開

1. 畜産学・獣医学分野の教育参照基準

　2015 年，日本学術会議の農学委員会・食料科学委員会合同農学分野の参照基準検討分科会から，大学教育の分野別質保証のため，教育課程編成上の参照基準が提言された。教育参照基準において，畜産学・獣医学分野の内容は，「畜産学・獣医学は，産業動物（家畜・家禽・昆虫），伴侶動物，野生動物，実験動物等を対象とする基礎生命科学及び応用動物科学である。ヒトと動物とその生育する場（草地等）を含めた地球環境システムとの調和を目指し，持続可能な社会の構築を目的とする。ヒトと動物の健康，環境の健全性が共通の世界の上に成り立つ（One World, One Health）との考えに立ち，福祉に配慮しながら動物を飼養管理し，育種改良と繁殖を促し，獣医療及び公衆衛生を介し，良質な畜産物や派生する生産物を安全・安定的に供給することで，人類の食と豊かな生活の基盤を支えてゆく」と示されており，獣医学分野における産業動物獣医療の役割の重さが示されている。

2. 生産獣医療

　産業動物獣医療は，家畜や家禽などの疾病の予防，診断，治療を中心とする臨床獣医学として扱われてきた。しかし近年，産業動物獣医療における獣医師の役割は，大規模化する農場での動物衛生管理などの支援や，環境保全，食の安全性確保，動物福祉の指導など，多岐にわたっている。その中で，「生産獣医療」という言葉も使われるようになった。『生産獣医療システム』というテキスト[13] では，

「生産獣医療とは，動物の生理にあった飼養管理を追求することにより，動物個体がもつ本来の能力を十分に引き出すことにほかならない」と記されている。そして，生産獣医療の 4 つのキーワードとして，動物福祉，食の安全，環境保全，生産性向上が挙げられている。また，臨床獣医学と飼養学，飼料学，管理学など畜産学領域との共同理解が必要であるとも述べられている。

　群飼育がベースとなった家畜・家禽では，個体への対応とともに集団の健康を維持することが強く求められている。また，IT 技術などの導入により，個体から得られる生体情報（行動センサーデータなど）が多くなっている現状では，ビッグデータの処理や疫学の知識を要求されることも多くなっている。

〈参考〉
1. グローバルノート株式会社．「家畜・畜産物生産量」国際比較統計カテゴリ一覧．GLOBAL NOTE®. https://www.globalnote.jp/category/9/70/102/，参照 2025-1
2. 農林放送事業団．馬の分布．世界の人と馬の文化．https://www.agriworld.or.jp/agriworld1/umabunka/cyugoku/chugoku_4.html，参照 2025-1
3. Gilbert M, Nicolas G, Cinardi G, et al. Global distribution data for cattle, buffaloes, horses, sheep, goats, pigs, chickens and ducks in 2010. Sci Data. 2018; 5: 180227.
4. Symington A. Mapped: Global livestock distribution and density. VISUAL CAPITALIST. https://www.visualcapitalist.com/cp/mapped-global-livestock-distribution-and-density/，参照 2025-1
5. 農林水産省．畜産統計調査．https://www.maff.go.jp/j/tokei/kouhyou/tikusan/，参照 2025-1
6. 農林水産省畜産局．家畜の農場内における安楽死に関する技術的な指針．https://www.maff.go.jp/j/chikusan/sinko/attach/pdf/animal_welfare_iken-85.pdf，参照 2025-1
7. 農林水産省．家畜における遠隔診療の積極的な活用について（通知）．https://www.maff.go.jp/j/syouan/tikusui/zyui/attach/pdf/law-12.pdf，参照 2025-1
8. 日本獣医師会．産業動物医療の指針．https://jvma-vet.jp/about/projects/chikai_pdf/2-2.pdf，参照 2025-1
9. 農林水産省．農業保険法に基づく家畜共済の概要．https://www.maff.go.jp/j/keiei/nogyohoken/nogyokyosai/attach/pdf/index-159.pdf，参照 2025-1
10. 農林水産省．アニマルウェルフェアに配慮した家畜の飼養管理の基本的な考え方について．https://www.maff.go.jp/j/chikusan/sinko/attach/pdf/animal_welfare-72.pdf，参照 2025-1
11. 農林水産省．アニマルウェルフェアに関する飼養管理指針．https://www.maff.go.jp/j/chikusan/sinko/230726.html，参照 2025-1
12. 農林水産省畜産局．家畜の輸送に関する技術的な指針．https://www.maff.go.jp/j/chikusan/sinko/attach/pdf/animal_welfare_iken-84.pdf，参照 2025-1
13. 全国家畜畜産物衛生指導協会．生産獣医療システム．農山漁村文化協会，1998.

第 4 章

生産獣医療の展望

　これまで，世界貿易の中で日本は，二次産品（家電製品や自動車など）の輸出攻勢のバーター取引（国際収支のバランス）として，増加する一方の輸入一次産品を受け入れざるを得なかった。高関税をかけた一次産品の輸入利ザヤを農家の保障にあてて，農産品の生産を縮小してきた（例：減反政策，一次産品生産調整）。しかし，1986〜1993年に行われた関税および貿易に関する一般協定（General Agreement on Tariffs and Trade：GATT）による多角的貿易交渉（ウルグアイ・ラウンド）以降，高関税の低減，関税撤廃の動きが加速し，環太平洋パートナーシップ（TPP）協定や2国間の自由貿易協定（FTA）などが進行した。これにより食料自給率の低下が著しくなり，輸入飼料や輸入穀物の高騰が農家への重い負担となってきた。

　最近になって世界的なヘルシー志向や和食ブームなどが起こり，日本の農産品の生産技術と品質が高く評価されるようになった。2020年，農林水産省は一次産品の輸出攻勢に転じる方針「農林水産物及び食品の輸出の促進に関する基本方針」を明らかにし，畜産物の輸出拡大を支援しはじめた。畜産物の輸出拡大は，飼養頭数の増大と農場の大規模化を来し，これは産業動物臨床獣医師にとっても，農家と一緒になって生産獣医療を進める好機である。

第4章　演習問題

4-1.　一般的に，産業動物に含まれない動物種はどれか。

    a.　ミツバチ

    b.　コイ

    c.　ウズラ

    d.　キツネ

    e.　カキ

4-2.　レイヤーと呼ばれる産業動物はどれか。

    a.　交雑牛

    b.　四元豚

    c.　種牡馬

    d.　黒毛和種

    e.　卵用鶏

4-3.　農業共済制度の根拠となる法律は何か。

    a.　農業保険法

    b.　労働者災害補償保険法

    c.　農業協同組合法

    d.　家畜伝染病予防法

    e.　と畜場法

4-4.　産業動物の福祉「5つの自由」に含まれないものはどれか。

    a.　恐怖と苦悩からの自由

    b.　常同行動を表現する自由

    c.　飢えと渇きからの自由

    d.　苦痛，怪我，疾病からの自由

    e.　不快からの自由

4-5.　アニマルウェルフェアに関して陸生動物衛生規約で国際基準を定めている機関はどれか。

    a.　世界保健機関（WHO）

    b.　国際獣疫事務局（OIE〔現 WOAH〕）

    c.　国連食糧農業機関（FAO）

    d.　世界貿易機関（WTO）

    e.　国際標準化機構（ISO）

4-1. 正解　d

解説：a. ミツバチは，特用家畜として産業動物に含まれる。
b. コイは，水産養殖動物として産業動物に含まれる。
c. ウズラは，家禽として産業動物に含まれる。
d. キツネは野生動物のため，一般に産業動物には含まれない。
e. カキ類は，水産養殖動物として産業動物に含まれる。

4-2. 正解　e

解説：a. 交雑牛(F1牛)とは，2つの純血品種を交配させた牛である。日本では一般的に，ホルスタイン種・ジャージー種などの乳牛の母親と，黒毛和種の肉牛の父親とのあいだに生まれた牛を指す。
b. 四元豚とは4つの純血品種を交配させた豚である。例えば，チェスターホワイト(CW)，大ヨークシャー(W)，ランドレース(L)を掛け合わせてできた母親(CW/W/L)にデュロック(D)の父親を交配して生まれた豚(CW/W/L/D)がある。
c. 種牡馬とは繁殖用の牡馬のことで，種馬や種雄馬ともいう。
d. 黒毛和種は黒毛で肉用の国産牛の代表品種である。市場では黒毛和牛などとも呼ばれる。
e. Lay は，動物では卵を産む(lay eggs)という意味で使われる。一般にレイヤーとは卵生産用の鶏(卵用鶏)をいい，ブロイラーは肉用鶏を指す。

4-3. 正解　a

解説：農業共済制度の根拠となる法律は農業保険法である。以前は「農業災害補償法」であったが，2018年に農業保険法に改正された。
b. 労働者災害補償保険法は，労働者の業務上の事由または通勤による労働者の傷病等に対して必要な保険給付を行い，被災労働者の社会復帰の促進等の事業を行うことを定めた法律である。
c. 農業協同組合法は，農業者の協同組織の発達を促進し，農業生産力の増進と農業者の経済・社会的地位の向上を図り，国民経済の発展に寄与することを目的とする法律である。
d. 家畜伝染病予防法は，家畜の伝染病の発生と蔓延を防止するための法律である。
e. と畜場法は，と畜場の経営と獣畜処理の適正確保のため公衆衛生上必要な規制・措置を講じ，国民の健康の保護を図ることを目的とする法律である。

4-4. 正解　b

解説：常同行動とは，同じ行動を定型化したパターンで何度も繰り返すが，その目的や機能ははっきりとしない飼育動物の異常行動である。多くの動物種で報告されており，同じ場所を行ったり来たりする常同歩行や，同じ場所で左右に揺れ続けるロッキング行動などがある。単独飼育や狭いスペースでの飼育など，その動物種にとって理想的でない環境で発現すると考えられている。

4-5. 正解　b

解説：a. 世界保健機関(WHO)は，人の健康の増進を目的とした国連機関である。
b. 国際獣疫事務局は世界の動物衛生の向上を目的とした政府間機関である。陸生動物衛生規約などの動物福祉の国際基準を定めている。2022年に OIE から WOAH に名称を改めた。
c. 国連食糧農業機関(FAO)は，食糧生産と分配の改善・生活向上を通して，世界の飢餓の撲滅を目的とした国連の専門機関である。
d. 世界貿易機関(WTO)は，自由貿易促進を主たる目的とした国際機関である。
e. 国際標準化機構(ISO)は，国際規格の世界的相互扶助を目的とし，国家標準化団体で構成された非政府組織(NGO)である。

Note

公共獣医事

> 一般目標：獣医畜産行政，家畜衛生，獣医公衆衛生及び環境衛生の専門職として必要な
> 獣医師の役割を理解する。

➡ 到達目標
1) 畜産・獣医行政の概要を説明できる。
2) 獣医疫学の概要を説明できる。
3) 家畜衛生学，獣医公衆衛生学の理念を説明できる。
4) 人獣共通感染症の現状を説明できる。
5) 食品衛生と HACCP（Hazard Analysis and Critical Control Point）システムの概要を説明できる。

非コア ✎ …6)〜7)
6) 環境衛生学の理念を説明できる。
7) 公害（大気汚染，水質汚染）と獣医事の関係，獣医環境毒性学を説明できる。

➡ 学習のポイント・キーワード
消費・安全局，畜産局，動物検疫所，動物医薬品検査所，農業・食品産業技術総合研究機構動物衛生研究部門，農林水産消費安全技術センター，家畜改良センター，感染症対策課，食品監視安全課，国立感染症研究所，国立医薬品食品衛生研究所，国立保健医療科学院，日本医療研究開発機構，地方自治体の獣医畜産関連組織・機関，ワンヘルス，ワンメディシン，獣医公衆衛生学，家畜衛生学，獣医環境毒性学，人獣共通感染症，食品衛生学，危害分析重要管理点（HACCP），コーデックス委員会，食品安全委員会，公害，大気汚染，水質汚染

5-1. 獣医畜産行政

獣医畜産行政は，農林水産省におけるもの，厚生労働省におけるもの，獣医畜産関連の地方自治体組織・機関におけるものの大きく3つに分けられる。

1. 農林水産省における獣医畜産行政（図5-1）

農林水産省の本省（霞が関）において，獣医師が主として活躍する場は，消費・安全局（Food Safety and Consumer Affairs Bureau）と畜産局（Livestock Industry Bureau）である。地方の出先機関としては，消費・安全局と関連する動物検疫所（Animal Quarantine Service：AQS），動物医薬品検査所（National Veterinary Assay Laboratory：NVAL），農業・食品産業技術総合研究機構（以下，農研機構）動物衛生研究部門（National Agriculture and Food Research Organization：NARO，National Institute of Animal Health：NIAH），農林水産消費安全技術センター（Food and Agricultural Materials Inspection Center：FAMIC），畜産局と関連する家畜改良センター（National Livestock Breeding Center：NLBC）などがある。

2. 農林水産省と関連機関の活動

a. 消費・安全局の主な役割

食品加工過程の安全性確保に危害分析重要管理点（HACCP）システムが導入され，人獣共通感染症の統御にワンヘルスアプローチ[※1]が導入されたように，農畜産品に関しては「農場から食卓まで（farm to table）」という考え方が導入された。いずれも複雑な課題に，分野を超えて取り組む姿勢である。

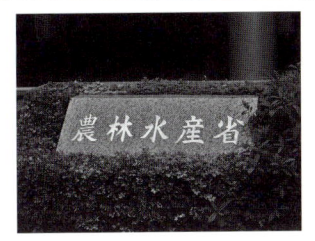

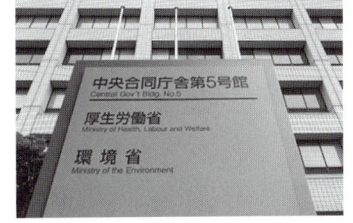

| 動物医薬品 検査所 （東京都国分寺市） | 農研機構 動物衛生研究部門 （茨城県つくば市） | 家畜改良センター （本所：福島県西白河郡） | | 国立感染症研究所 （戸山庁舎：東京都新宿区） | 国立医薬品食品 衛生研究所 （神奈川県川崎市） |

農林水産省 ／ 厚生労働省

| 動物検疫所 （本所：神奈川県横浜市） | 農林水産消費安全 技術センター （本部：埼玉県さいたま市） | | 日本医療研究開発機構 （本部：東京都千代田区） | 国立保健医療 科学院 （埼玉県和光市） |

図 5-1　農林水産省および厚生労働省における獣医畜産行政の関連機関

　農林水産省においても，生産重視の「畜産局」とは別に，消費者の視点も取りこみ，流通の下流からのフィードバックを活かそうと「消費・安全局」を発足させた。本局の基本姿勢は，消費者の視点を大切にして，国民の健康を守ることが何よりも重要であるという考え方のもとで，「食」の安全と安定供給を確保し，消費者が「食」に対する信頼感をもてるような政策を実施する，ということである。消費・安全局の主な役割を次に述べる。

※ 1：この 1 つの世界（ワンワールド：One World）の上に，人の健康，動物の健康，そして環境の健康が存在すること（ワンヘルス：One Health）を認識した上で，ワンヘルスに取り組むという分野を超えた研究アプローチのこと。

（1）食品安全規制

　食品安全に関する規制を制定し，実施する。食品中の添加物の使用基準，汚染物質，残留物質の基準値を設定し，食品の生産，流通，表示慣行を監視・検査することで，これらの基準が遵守されていることを確認する。

（2）検査と試験

　食品が安全性と品質基準を満たしていることを確認するため，検査と試験を行う。汚染物質，残留物質，その他の消費者の健康に影響を及ぼす可能性のある危険物質の検査も含まれる。

（3）リスク評価

　食品と農産物に関連する潜在的なリスクを評価し，リスク管理と緩和策の提言を行う。特定の製品や慣行の安全性について，十分な情報に基づいた決定を下すため，科学的データを分析し評価を行う。

（4）緊急対応

　食中毒の発生など消費者の安全にかかわる緊急事態が発生した場合，公衆衛生を守るための措置を講ずる。リコールや注意喚起の発令，汚染源を特定するための調査などが含まれる。

(5)国民の意識向上と教育

食品安全の慣行について一般市民を教育し，意識を高める役割を担っている。安全な食品の取り扱い方，保管，消費に関する情報の提供や，潜在的なリスクやリコールに関する情報の提供を行う。

(6)国際協力

食品安全に関する情報，ベストプラクティス（最良の事例・対処方法），専門知識を共有するため，国際機関や規制機関と協力している。これは，グローバル化した食品サプライチェーンにおいて特に重要である。

b. 畜産局の主な役割

畜産局は，国民へ牛乳，牛肉，豚肉，鶏肉，鶏卵などの畜産物を安全に安定的に供給すること，畜産農家などの経営の安定や健全な発展を図ること，生産から流通，消費に至るまでの中・長期的な展望をもって施策を総合的に推進することを基本に活動している。特に，畜産における適正農業規範（農業生産工程管理，Good Agricultural Practices：GAP），すなわち，畜産の生産活動の持続性の確保に向け，家畜衛生，環境保全，労働安全，食品安全，動物福祉に関する法令等を遵守するための点検項目を定め，これらの実施，記録，点検，評価を繰り返しつつ，生産工程の管理や改善を行う取り組みに力を入れている。畜産局の主な役割を次に述べる。

(1)畜産振興

日本の畜産業の発展を促進するための政策を策定・実施する責任を担っている。畜産の生産性と競争力を高めるための研究開発，技術移転，ベストプラクティスの支援が含まれる。

(2)動物の健康と疾病管理

家畜の健康と福祉を確保することは，畜産局の役割の重要な側面である。家畜の健康を守り，家畜集団内での感染症の蔓延を防ぐため，疾病の予防，管理，サーベイランス（調査・監視）に取り組む。

(3)繁殖と遺伝的形質の向上

肉質，乳量，耐病性の向上など，家畜の遺伝的形質を改善するための家畜繁殖プログラムの支援に携わる。

(4)品質と安全性の保証

食肉，乳製品，鶏卵などの畜産物の品質および安全性に関する基準・規制の確立に携わっている。生産慣行，食品安全対策，表示要件に関する指針設定も含まれる。

(5)畜産農家の支援

畜産農家の技術向上や動物福祉の向上，経営の収益性向上のための支援プログラム，補助金，研修などを提供する。

(6) 環境の持続可能性

　畜産局は，廃棄物の管理や効率的な資源化（例えば，家畜糞の効率的な堆肥化）など，畜産業が環境に与える影響を軽減する持続可能な慣行の推進に取り組む。

(7) 研究と革新

　研究機関，大学，民間セクターと協力し，畜産慣行，産業動物の生産技術，管理技術の革新を推進する。

(8) 国際貿易・協力

　畜産物に関する国際交渉に参加し，日本の畜産物の輸出促進を図るとともに，国際貿易規制・基準の遵守に努めている。

(9) 農業生産工程管理 (GAP)

　日本には，目的や背景の違いにより，JGAP，グローバル GAP (GGAP)，ASIAGAP の 3 つの GAP 認証が存在する。

> - JGAP：日本の畜産における GAP であり，国内の生産法人，小売業等が参加している。食の安全や環境保全への取り組みを評価するためにつくられた。
> - GGAP：ヨーロッパ発の GAP であり，小売業側が生産者の環境保全型農業への取り組みを評価するためにつくられた。FoodPLUS 社（ドイツ）が運営主体の世界基準の GAP 認証である。
> - ASIAGAP：日本発の GAP であり，アジアにおいて，世界食品安全イニシアティブ (GFSI) 承認の国際規格として展開することを目指してつくられた。

　このうち JGAP では，家畜の福祉を確保し，消費者の健康を守り，環境を保護し，サプライチェーン全体を通じて持続可能な農業慣行を促進することを目的としている。具体的には，表 5-1 に示すような事項を重視している。

c. 動物検疫所の主な役割

　動物検疫所は，本所（横浜市），8 つの支所（北海道・東北，成田，羽田・中部・関西空港，神戸，門司，沖縄），18 の出張所，4 つの分室から構成されている。動物検疫所の主な役割を次に述べる。

(1) 輸出入規制と検疫検査

　動物および動物製品の輸出入に関する規制を定め，実施している。これらの規制は，国家間での疾病の持ちこみや蔓延を防ぐのに役立っている。また，出入国する動物，動物製品，関連物品の徹底的な検査も行っている。これには生きた動物と，食肉，乳製品，皮革製品などの動物由来製品が含まれる。感染の可能性のある病原体や害虫を特定し，出入国を防ぐことを目的としている。

(2) 疾病の監視・統御

　家畜の健康状態および国内外の疾病の流行を監視・評価する。疾病が発生した場合，これらの状況を統御・管理し，動物と人の健康への影響を最小限に抑えるよう努める。

表 5-1　JGAP で重視されている事項

動物福祉と健康管理	JGAP の基準は家畜の福祉を優先している。これには,適切なスペースの提供,快適な生活環境,清潔な水へのアクセス,適切な換気,ストレス要因の最小化などが含まれる。また,家畜の健康が重要視されており,疾病の蔓延を防ぐための対策が講じられている。ワクチン接種プログラム,定期的な健康診断,動物用医薬品の適切な使用は,不可欠な要素である。
飼料の品質・安全性	厳格な規制により,飼料の調達ルート・組成・保管を管理し,飼料が栄養要件を満たすものであって,農薬・重金属・有害微生物などの汚染物質が含まれていないことを保証する。
動物衛生	動物衛生は疾病の蔓延を防ぎ,畜産物の品質を維持するために不可欠である。家畜の飼育場,給餌場,取り扱い施設において,適切な衛生管理が厳格に実施されている。
環境の持続可能性	JGAP は環境への影響を最小限に抑えるため,持続可能な農業慣行を奨励している。これには廃棄物管理,水やエネルギーなどの資源の責任ある利用,自然生息地の保全などが含まれる。
監視・記録管理	包括的な記録管理システムは,家畜の出生から市場出荷までのライフサイクル全体を追跡し,トレーサビリティと説明責任を確保する。これにより,食品の安全性や品質に関する問題を迅速に特定し,対処することができる。
労働者の安全と訓練	農場労働者は,適切な家畜の取り扱い技術,安全プロトコル,衛生慣行について訓練を受け,彼らの健康と最終製品の安全性を保証する必要がある。
認証	JGAP 基準を遵守する農場は,定期的な検査と監査により,遵守の認証を受ける。認証プログラムは,これらの基準を満たす,または上回る農場を認定し,消費者と市場に保証を提供する。
継続的改善	日本の畜産業者は,動物福祉と製品の品質を高い水準で維持しながら,生産性,効率性,持続可能性を高める研究,技術革新,新技術の採用を通じて,その慣行を継続的に改善するよう奨励される。

(3)衛生証明書

国際取引を目的とした動物と動物製品の衛生証明書を発行する。これらの証明書は,輸入国に対し,動物が必要な衛生・安全基準を満たしていることを保証するものである。

(4)リスク評価

新しい動物種または品種の,日本への導入に関連するリスクを評価する。これには,地域の生態系,農業,公衆衛生への潜在的影響の評価が含まれる。

(5)研究開発と普及啓発・教育

検疫手続き,疾病検出方法,リスク評価技術を改善するための研究開発活動に取り組んでいる。また,検疫規則を遵守することの重要性について,旅行者,輸入・輸出業者,一般市民を含む関係者の認識を高めるための教育プログラムやキャンペーンを実施している。

d. 動物医薬品検査所の主な役割

(1)医薬品の試験と分析

動物用医薬品が品質基準を満たし,有害な汚染物質が含まれていないことを確認するためのサンプル試験と分析を行う。これには,有効成分,不純物,残留物の存在を検出するための高度な分析技術が含まれる。

(2)規制監督と品質管理

医薬品登録を支援するためにメーカーから提出されたデータの評価,安全性と有効性の評価,規制当局への勧告など,動物用医薬品の規制承認プロセスにおいて主要な役割を果たす。さらに,市場に出回る動物用医薬品の品質と有効性・安全性を確保するために,品質管理基準を定め,製造施設の検査を実施し,規制要件に準拠しているかどうかを評価する。

（3）モニタリングと緊急対応

　動物用医薬品の責任ある使用を確実にするためのモニタリング・プログラムや監視に関与し，農場における動物用医薬品の使用をモニタリングする。これは，残留薬剤，抗菌薬耐性，その他の安全性に関する潜在的問題を特定するためにきわめて重要である。

　また，動物に影響を及ぼす疾病の発生など，緊急事態が発生した場合に必要となる，疾病の蔓延を抑制・防止するための動物用医薬品の評価および配備等の対応に関与する。

（4）研究開発，協力と研修

　新しい動物用医薬品の開発，既存の医薬品を改良するための研究に従事する。これには，薬効，安全性，投与量，投与方法に関する研究が含まれる。動物用医薬品の分野における専門知識，ベストプラクティスを共有するために，ほかの政府機関，研究機関，国際機関と協力する。さらに，獣医師，業界の専門家，規制担当者向けの研修プログラムを提供する。

（5）国民の意識向上と教育

　動物用医薬品の適正使用，誤用に伴う潜在的リスクについて，獣医師，生産者，一般市民の意識を高める。

e.　動物衛生研究部門の主な役割

　動物衛生研究部門は農研機構（国立研究開発法人）の一部門であり，前身は 1891 年に設立された農商務省仮農事試験場の獣疫研究室である。日本で最も多くの家畜伝染病にかかわる獣医学研究者を育ててきた研究機関である。動物衛生研究部門の主な役割を次に述べる。

（1）疾病の監視・統御と確定診断

　農業生産性に影響を及ぼす可能性のある疾病の監視とモニタリングを行う。これには，疾病の発生の特定，傾向の監視，蔓延を防ぐための管理措置の実施が含まれる。産業動物の疾病を公的に特定するための最終的な確定診断を行う。

（2）疾病の病理学と疫学研究

　産業動物の疾病の原因，メカニズム，パターンを研究する。この研究により，疾病の伝播，宿主と病原体の相互作用，効果的な統御戦略に関する知見が得られる。

（3）ワクチン開発と生物学的防除

　産業動物を感染症から守るためのワクチンや免疫戦略の研究・開発を行う。これには，新しいワクチンの開発，有効性の試験，安全性の評価などが含まれる。また，産業動物に影響を及ぼす病害虫を防除するための，環境に優しい方法の研究も行っている。これには，害虫の管理に役立つ天然の捕食者，寄生虫，有益な微生物の研究が含まれる。

（4）遺伝的改良

　疾病に強い品種を開発するための育種プログラムに取り組む。これには，疾病にかかりにくくするための高度な遺伝学的技術の開発が含まれる。

(5)リスク評価と健康管理

　新興感染症や外来種に関連するリスクの評価を担当する。これには，新たな疾病が産業動物に与える潜在的な影響の評価や，こうしたリスクを軽減するための戦略策定も含まれる。畜産業における産業動物の健康管理に関する調査や研究を行い，生産性向上や疾病リスクの低減に寄与する。

(6)能力開発・研修と連携

　農家，獣医師，普及指導員，農業・食品分野，その他の関係者に対し，研修プログラム，ワークショップ，教材を提供する。これらのプログラムは，疾病の予防，管理，バイオセキュリティに重点を置く。国内外の研究機関，政府機関，および業界の利害関係者と協力し，産業動物の健康に関する専門知識，資源，技術的な情報を提供する。

f.　農林水産消費安全技術センターの主な役割

　農林水産消費安全技術センターは，肥飼料検査所と農薬検査所が合併して，2007 年に設立された比較的新しい独立行政法人である。国内における食品，農業，林業，漁業などに関連する消費者の安全と検査技術の向上を目指している。肥料や農薬，遺伝子組み換え食品などの生産の場面から，その後の加工，小売りの商品表示まで，食品や農薬の分析や立ち入り検査，情報提供などを通じて活動している。食品だけでなく，畜産用の飼料やペットフードにも携わっている。

(1)検査・試験と品質保証

　様々な食品・農業資材および関連品目が，安全・品質基準を満たしていることを確認するための，検査と試験を実施している。これには，汚染物質，残留物質，添加物など，消費者に危害を及ぼす可能性のある物質の検査も含まれ，食品や農産物の全体的な品質の維持・向上に貢献している。サンプル検査(抜き取り試験)と試験を実施することで，規格外品や安全でない製品が消費者の手に渡るのを防ぐ。

(2)規制支援と消費者保護

　食品安全規制や農業規制にかかわる，規制機関および政府機関を支援している。基準の設定，試験プロトコルの確立，科学的データの解釈を支援し，政策決定に役立てる。市場に出回る食品や農産物が安全で規制に適合していることを保証することで，消費者の保護に貢献している。これには，残留農薬，重金属，汚染物質，その他の潜在的な健康被害を防止するための検査が含まれる。

(3)研究開発と能力開発

　食品および農業資材の安全性と品質の向上を目的とした研究開発活動を行っている。これには，新しい検査方法の開発，新たなリスクの分析，最新の科学的進歩に関する情報の入手などが含まれる。また，食品・農業業界の関係者に研修や能力開発プログラムを提供している。これは，食品安全慣行に関する認識を高め，生産，加工，流通に携わる専門家の技能を向上させるのに役立つ。

(4)国際協力

　国際機関やカウンターパート(協力者)と協力し，情報交換，検査方法の調和，国境を越えた一貫した基準の確保に努めている。これは，国内および国際貿易の双方にとって重要である。

g. 家畜改良センターの主な役割

(1)研究開発と技術移転

　家畜改良センターは「独立行政法人家畜改良センター法」に基づく独立行政法人で，畜産の発展と国民の食生活に貢献することを目指している。家畜の改良や，飼料作物の種苗の生産，供給，検査に関係する業務などを行っている。本所は福島県にあり，北海道〜九州まで 11 カ所の牧場・支場で，牛，豚，鶏，馬，羊，山羊など多様な畜種を扱っている。

(2)繁殖と遺伝学，遺伝資源保全

　より高い品質の肉や乳の生産，耐病性，地域の気候条件への適応性など，望ましい形質を示す改良家畜品種を開発するための選択的繁殖プログラムに取り組んでいる。これには，動物の遺伝学，繁殖技術に関する研究が含まれる。家畜改良センターは，様々な家畜の品種の遺伝的多様性を保全・維持する上で重要な役割を果たしており，貴重な遺伝的形質が将来の世代のために保存されている。これにより，変化する農業のニーズに対応することができる。

(3)繁殖プログラムの管理，生産と流通

　牛，豚，鶏，その他の家畜の繁殖プログラムを管理・監督している。これらのプログラムでは，改良された形質をもつ子孫を残すため，親動物を注意深く選別する。高品質の繁殖ストック(精液，胚，生きた動物など)を生産し，農家，その他の関係者に配布することで，改良された良質な遺伝子を畜産業界全体に普及させる。

(4)バイオセキュリティと動物衛生

　疾病監視の実施，健康管理プロトコルの実施，繁殖家畜に感染症がないことを保証することにより，バイオセキュリティの取り組みに貢献する。

(5)訓練・教育と連携

　畜産農家，研究者，業界関係者向けに，研修プログラムやワークショップ，教材を提供する。こうした取り組みは，畜産育種におけるベストプラクティスの進歩と普及に貢献する。ほかの研究機関，政府機関，業界関係者と協力し，知識の交換，資源の共有，畜産分野が直面する課題への集団的な取り組みを行っている。

3. 厚生労働省における獣医畜産行政 (図 5-1)

　厚生労働省における獣医師の活躍の場は，本省(霞が関)の健康・生活衛生局の感染症対策部感染症対策課，食品監視安全課である。ほかに，大臣官房の厚生科学課および国際課，環境省の自然環境局の総務課および動物愛護管理室に出向することが多い。

　地方の出先機関等としては，国立感染症研究所(National Institute of Infectious Diseases：NIID)，国立医薬品食品衛生研究所(National Institute of Health Sciences：NIHS)，国立保健医療科学院(National Institute of Public Health：NIPH)，厚生労働省が指導し，内閣府が所管する日本医療研究開発機構(Japan Agency for Medical Research and Development：AMED)などがある。しかし，厚生労働省の組織は，しばしば再編・改組されるので，名称変更の頻度が高い[※2]。

4. 厚生労働省と関連機関の活動

a. 感染症対策課の主な役割

感染症対策課(旧：結核感染症課)は，感染症の監視，予防，治療，情報提供などを行う組織で，我が国の感染症統御の司令塔として活動してきた。「感染症の予防及び感染症の患者に対する医療に関する法律(感染症法)」の策定をはじめ，結核やハンセン病，新しい人獣共通感染症などの対応の感染症法への取りこみ，バイオテロ対応としての病原体取り扱い規定の作成などを行っている。国民の健康を守り，感染症の蔓延を防ぎ，早期に対処することを目的としている。感染症対策課の主な役割を次に述べる。

(1)政策立案と実施

感染症の予防，診断，治療，管理に関する国家政策と指針の策定，およびその実施に関与する。感染症症例の発見，接触者の追跡や，医療従事者の標準化プロトコルの励行などの戦略策定も含まれる。

(2)監視・モニタリング

国内の感染症の流行を監視する。疾病の発生率，有病率，治療成績，薬剤耐性のパターンに関するデータの収集と分析も行う。感染症のトレンドを追跡することで，リスクの高い集団を特定することができ，適切な管理戦略を策定するのに役立つ。

(3)プログラム管理

感染症対策に関する様々な公衆衛生プログラムを監督している。診断・治療サービスの効率的な提供を確保するための，医療施設，地方厚生局，国際機関との連携調整が含まれる。

(4)研究と革新

感染症に関連する研究の実施または支援に関与する。疫学，診断，治療計画の作成，疾病管理のための新しいツールや技術の開発に関する研究が含まれる。

(5)研修と能力開発

感染症対策に携わる医療従事者，検査室職員，公衆衛生専門家に対し，研修や教材を提供する。これにより最新のベストプラクティスが確実に実践されるようになる。

(6)国際協力

感染症対策に関する知識，経験，ベストプラクティスを共有するために，国際的な保健機関や研究機関と協力する。感染症と闘うための主要な国際機関が先導するワンヘルス・イニシアティブへの参加や，疾病負担を軽減するための地域的・世界的な取り組みへの貢献も含まれる。

b.　食品監視安全課の主な役割

食品に関しては，その栄養価を担保する品質保証（quality assurance：QA）と，安全を担保する安全性の保障[3]（food safety）がある。食品の安全性の保障には，安全性の基準を策定する側面（規格・基準）と，安全基準が遵守されているかを監視する側面がある。食品監視安全課の主な役割を次に述べる。

※3：一般に，食料安全保障（food security）というと，食料の安定供給を意味する。また，食の防衛（food defense）は
　　　食品テロへの防衛を意味する。

（1）規制監督

食品の安全に関する規制を策定し実施する。食品中の汚染物質，添加物，その他の物質の許容基準の遵守や，消費者が購入する食品にかかわる，正確で透明性のある情報を提供するための表示要件の設定などを行う。なお，「生活衛生等関係行政の機能強化のための関係法律の整備に関する法律」の施行により，食品の安全基準策定は 2024 年 4 月 1 日から消費者庁に移管した。

（2）監視・モニタリング

食品サプライチェーンが安全基準を遵守しているかを監視する。食品製造施設の定期検査，食品サンプルの汚染物質・不純物検査，食中毒のアウトブレイク（集団発生）に関するデータの追跡・分析が含まれる。

（3）緊急対応とリコール管理

食品安全の危機や食中毒のアウトブレイクが発生した場合，緊急対応とリコールの調整において重要な役割を果たす。ほかの政府機関，業界関係者，一般市民と緊密に連携し，食品安全に対するあらゆる脅威に迅速に対処する。

（4）リスク管理の評価

汚染物質，添加物，アレルゲン，その他の危険を含む，食品安全に関連する潜在的なリスク管理を評価する。食品の生産，流通，消費の様々な側面に関する安全基準の遵守について評価する。

（5）研究と革新

食品安全技術，検査方法，リスク管理評価ツールを改善するための研究活動を支援する。これには，この分野における科学的進歩に常に気を配り，新しい知識を食品安全規制や実務に取り入れることも含まれる。

（6）消費者教育とはたらきかけ

消費者に安全な食品の取り扱い方，アレルゲンに関する情報，その他食品安全の側面についての情報を提供するため，一般消費者向け啓発キャンペーンや教育活動に取り組む。

（7）国際協力

情報，経験，ベストプラクティスを共有するため，国際的な食品安全機関や規制機関と協力する。これにより，輸入食品が必要な安全要件を満たすことを保証している。

c. 国立感染症研究所の主な役割

　1947 年に設立された国立予防衛生研究所を前身とする。2025 年に国立国際医療研究センターと合併し，非公務員型の特殊法人「国立健康危機管理研究機構」に再編される。国立感染症研究所の主な目的は，人の感染症を統御するために，予防医学の立場から感染症にかかわる研究を総合的に行い，国の保健医療行政の科学的根拠を明らかにすることとされている。

(1)疾病監視と研究

　日本および世界で流行している様々な感染症のモニタリングと研究において重要な役割を果たしている。疾病の発生，傾向，新興・再興感染症の病原体に関するデータの収集と分析を担う。

(2)緊急事態への対応と準備

　感染症の発生や緊急事態に対する計画と準備に携わっている。公衆衛生の危機への対応を調整し，専門知識を提供する役割を担っている。

(3)検査・診断とレファレンス・サービス

　感染症病原体の診断と同定のための標準検査室としての役割を担っている。医療機関や公衆衛生機関に対し，疾病の病原体を特定するための情報・資料などを提供する。

(4)ワクチン開発と疫学研究

　ワクチンの研究開発に携わっている。これには，新しいワクチンの開発と既存のワクチンの改良が含まれる。また，感染症の伝播パターン，危険因子，影響をより深く理解するための疫学研究を実施している。これらの研究は，公衆衛生政策や戦略に反映される。

(5)研修と能力開発

　医療従事者，研究者，公衆衛生関係者を対象に，感染症に関する知識や技術を向上させるための研修プログラムやワークショップを実施する。感染症予防対策，ワクチン接種に関する認識を高めるため，公衆衛生に関する情報共有，教育活動に関与する。

(6)研究発表，知識普及と国際協力

　研究者は科学論文を発表し，その研究成果を世界の科学界と共有することで，感染症の理解に貢献する。ほかの国際保健機関，研究機関，政府と協力し，疾病の予防，統御，対応における世界的な取り組みに貢献する。

d. 国立医薬品食品衛生研究所の主な役割

　国立医薬品食品衛生研究所は，1874 年に医薬品試験機関・東京司薬場として発足した，我が国で最も古い国立試験研究機関である。医薬品や，食品，生活環境中に存在する多くの化学物質などの品質，安全性，有効性を評価するための試験，研究，調査を行っている。

（1）研究と試験

毒性学，薬理学，食品安全性，化学物質安全性，リスク評価などの分野で研究と試験を行っている。これには，医薬品，化学物質，食品添加物の安全性の評価や，様々な物質に関連する潜在的な健康リスクの評価などが含まれる。

（2）リスク評価と参照標準

環境汚染物質，化学物質，その他の物質への曝露による人の健康への潜在的リスクを評価する上で，重要な役割を果たしている。これらのリスク評価は，公衆衛生を守るための規制指針や政策の策定に貢献している。また，医薬品，医療機器，その他の健康関連製品の標準物質を開発・提供している。これらの標準は，研究所や医療機関が実施する測定や試験の正確性と信頼性の確保に役立っている。化粧品，トイレタリー（個人用ケア）製品，その他の製品の安全性と有効性を評価し，それらが規制基準を満たしており，消費者の健康にリスクをもたらさないことを保証する。

（3）公衆衛生監視と医薬品安全性監視

疾病動向の監視，健康データの分析，公衆衛生における意思決定を支援するための情報提供など，公衆衛生の監視活動に参加する。また，市販されている医薬品の安全性の監視，副作用の調査を行い，規制当局に勧告を行う。

（4）食品安全・栄養研究，遺伝学的・分子生物学的研究

食品の安全性，栄養成分，食習慣に関する研究を実施し，食生活指針や政策の策定を支援する。また，遺伝子変異，バイオマーカー，疾病メカニズムの研究など，人の健康に関連する遺伝学的・分子生物学的研究にも携わる。

（5）規制支援と研修・教育

規制当局と協力し，健康，安全，医療製品に関する規制や基準の策定を支援するため，科学的専門知識を提供する。毒性学，リスク評価，規制科学など様々な分野の専門家に対し，研修プログラム，ワークショップ，教材を提供する。

e. 国立保健医療科学院の主な役割

国立保健医療科学院は公的な研究機関であり，保健医療に関する研究，教育，政策提言などの活動を行っている。国立保健医療科学院の主な役割を次に述べる。

（1）保健医療に関する研究と情報提供

感染症，疾病の予防，健康増進，生活習慣病，栄養，環境衛生など，様々な保健医療のテーマに関する研究を行う。その研究成果やデータは，政府や関連機関に提供され，政策決定の基盤となる。

（2）公衆衛生の推進

公衆衛生の向上を目指し，感染症対策やワクチン接種，食品安全，水質管理などの分野で指導的な役割を果たしている。特に，緊急時には感染症の早期警戒や対応策の提案などを行う。

(3) 健康政策の支援

政府や自治体が健康政策を策定する際に，専門知識を提供し，科学的根拠に基づいた政策の検討を支援する。例えば，タバコ規制や健康づくりのための指針の策定などである。

(4) 疫学調査とデータ収集

疾病の発生傾向や健康状態に関するデータの収集と分析を行う。これにより，国内外の疾病のトレンドや健康リスクの変化を把握し，適切な対策を講じる。

(5) 人材育成と教育

保健医療関連の専門家や研究者を育成するために，セミナーや研究会，教育プログラムなどを提供している。これにより，保健医療の分野で高度な専門知識とスキルをもつ人材の育成が行われる。

f. 日本医療研究開発機構の主な役割

日本医療研究開発機構は 2015 年に設立され，内閣府が所管している国立研究開発法人である。日本の医療・健康関連の研究開発の強化の一環として，創設された。日本医療研究開発機構の設立により，従来分散していた医療研究の予算や組織が一元化され，効率的な研究開発を推進する体制が整備された。日本医療研究開発機構の主な役割を次に述べる。

(1) 研究助成・医療イノベーションの促進

医療・医科学研究に関する助成金を提供する。また，新たな医療技術や製品の開発の支援も行っている。これにより，基礎研究から臨床研究まで幅広い領域で研究が行われ，新たな治療法や診断法の開発，疾病の予防や管理などの向上が図られている。

(2) 感染症対策

日本医療研究開発機構は特に，新型コロナウイルス感染症(Coronavirus disease 2019：COVID-19)の流行に対して感染症対策の支援を行ってきた。疫学調査やワクチン開発，治療法の研究など，多岐にわたる活動を展開している。

(3) 人材育成

医療研究者や医療技術者の育成を支援するプログラムを提供する。若手研究者の育成や研究者間のネットワークを通じて，研究の将来を担う人材を育成している。

(4) 国際共同研究

国際的な医療研究の推進を支援する。国内外の研究者との連携を通じて，国際的な医療問題への取り組みや知識の共有が進められている。

5. 獣医・畜産関連の地方自治体組織・試験研究機関

地方自治体における獣医・畜産関連組織や試験研究機関は，地域によって異なる。主な組織や機関を表 5-2 に示す(各組織・機関の研究活動については「第 6 章」を参照)。

表 5-2　地方自治体における主な獣医・畜産関連組織や試験研究機関

組織・機関	役割
日本獣医師会	各都道府県, 政令指定都市などに日本獣医師会の組織がある。これらの組織は情報交換とネットワーク, 継続教育プログラムの提供, 地域の獣医療サービス向上への貢献, 地方の獣医師への規制や倫理規範の促進, 獣医療に関する政策提言などを行う。
家畜保健衛生所	地方自治体が設置する, 産業動物に関する保健管理機関である。家畜の健康管理, 農家への衛生指導や家畜感染症の予防, 疫学調査・研究などを行っている。
家畜病性鑑定所	獣医師等から各家畜保健衛生所に依頼された病性鑑定のうち, 精密検査を要する事例について, ウイルス, 細菌, 病理, 生化学などの部門で, 専門的な検査, 確定診断を行う。地方により家畜保健衛生所内に置く場合と, 独立した家畜病性鑑定所として置く場合がある。
畜産技術センター	地域ごとに設置されている, 畜産に関する技術や情報を提供する機関である。畜産の振興に必要な試験・研究, および家畜の改良・増殖(種牛やブランド牛・豚・鶏の維持, 開発)や, 研究成果および高度技術の普及指導, 疾病管理と防疫対策の支援, 畜産技術の指導, 担い手の育成および確保を行う。
地域農業研究機関	地方自治体や地域の農業振興を目的とした研究機関で, 畜産関連の研究や試験を行うことがある。各都道府県の農業研究センター, ㈱農業総合研究所などがある。
農業協同組合(JA)	地域の農家や畜産業者などが加入する組織で, 農産物の集荷・流通, 農業資材の供給, 生産指導と技術支援, 販売・加工・流通の支援, 保健サービスの提供, 地域社会の支援など, 広く農業にかかわる。
動物愛護センター	地方自治体の動物愛護センターは, 地域内で捕獲された野良動物や保護された動物を収容し, その保護・管理を行う施設である。ほかに, 収容された動物の里親探し, 譲渡, 避妊・去勢手術の実施などの役割もある。また地域社会と協力して, 動物の福祉を向上させる施策やプログラムを開発・実施している。動物虐待や不正行為への対応, 教育と啓発活動(地域住民や動物飼育者に対して, 適切な動物の飼育やケアの教育・啓発をする)などを行う。人獣共通感染症の調査活動などを行っているセンターもある。
保健所	保健所は, 地域住民の健康と生活環境を守り支える地方行政機関である。保健所において獣医師は, 主に食品衛生監視員としての食品衛生業務, 環境衛生監視員としての環境衛生業務などを通じ, 適正な公衆衛生の維持に貢献する。また, 環境衛生の一部として, 地域内の動物の健康状態を監視する。犬や猫へのワクチン接種の実施, 健康診断, 感染症の監視などが含まれる。
と畜場, 食鳥処理場	と畜場等では, 食肉の安全と品質を確保するために, 家畜を衛生的に処理する。県あるいは政令指定都市が設置・運営することが一般的である。地域によっては市町村が関与する場合もある。と畜場と食鳥処理場において獣医師は, 食品の安全性を確保するための措置として, 処理過程での衛生管理, 食品安全基準の遵守, 畜産物の検査やサンプリング, 食品の汚染や微生物のリスク管理などを行う。また, 施設の衛生状態や作業プロセスの適合性を確認し, 規制や基準に準拠しているかどうかを評価する。食品安全が一般の健康に与える影響と公衆衛生に対する責任を認識し, 安全な畜産物の生産と流通を通じて, 食品関連疾患の予防と公衆衛生の維持に貢献する。
食肉衛生検査所	食肉衛生検査所の役割は, と畜場, 食鳥処理場での家畜や食鳥の衛生検査を行い, 食肉の安全性を確保することである。食肉衛生検査所の獣医師は, 食肉の安全性と品質を確保するために, 専門知識と技術を駆使して業務に取り組む(これは獣医師でなければ行えない業務である)。その活動は, 食品サプライチェーン全体の安全性を高め, 公衆衛生を保護するのに不可欠である。主に, 食品検査と品質管理, 衛生管理, 疾病の検疫と管理, 法規制と規制の遵守, 公衆衛生への貢献が求められる。

第 5 章

5-2. 獣医疫学

　獣医疫学（Veterinary Epidemiology）とは，基本的に動物と人の集団を対象に，「集団の健康」に影響を与える要因を明らかにし，疾病管理手法の評価や，疾病管理に向けた対策立案を目指す学問分野である。具体的には，獣医師や公衆衛生の専門家が動物や人の健康を守るために活躍している分野で，主として動物集団における疾病や健康問題の発生，分布，そしてその要因の研究を進めている。

1. 獣医疫学の歴史

　獣医疫学の歴史の概要を表5-3に示す。獣医疫学は，単純な観察から体系的な研究へと進み，最新のツールとアプローチの統合を反映した学問となっている。近年では，新興感染症や気候変動などの新たな課題が発生し，動物と人の健康を守る革新的な戦略の基盤となる疫学の必要性が増している。

2. 獣医疫学の基本原則

　獣医疫学の基本原則を挙げる。これらに従い，獣医疫学者は動物集団，人，生態系の健康と福祉に貢献する。

a. 疾病サーベイランス

　能動的および受動的サーベイランスシステムは，疾病の発生と傾向を継続的に監視するために用い

表 5-3　獣医疫学の歴史の概要

18世紀以前	**初期の観察と実践** 獣医疫学の起源は古代文明にまでさかのぼり，そのころにはすでに動物間の疾病の広がりについて観察が行われていた。古代エジプト人，ギリシャ人，ローマ人は，様々な動物の疾病と家畜化された動物への影響に関する情報を記録している。疾病パターンの体系的な研究が始まるのは，これよりもずっと後のことである。
18世紀〜 19世紀前半	**獣医疫学の基礎の構築** 近代的な獣医学が登場し，獣医疫学の基礎が築かれた。1761年にフランスのリヨンにおいて，世界で最初の獣医学校を創設したクロード・ブルジェラ（1712〜1779年）は，疾病パターンとそれが動物集団に与える影響を理解することの重要性を強調した。しかし，疫学的手法が広く応用されるには，しばらく時間を要した。
19世紀後半〜 20世紀初期	**動物疾病の研究の促進** 動物疾病の研究が組織的に行われるようになった。その背景には，口蹄疫や牛疫など，農業に多大な経済的影響を及ぼす伝染性の強い疾病の発生があった。ジフテリア菌，牛疫ウイルスの発見をしたフリードリッヒ・レフレル（1852〜1915年）や，シラミ，ダニなどの節足動物媒介感染症の疫学者であり，サルモネラ菌の命名をしたセオボールド・スミス（1859〜1934年）のような研究者たちは，疾病伝播の理解に重要な貢献をした。
20世紀半ば	**獣医疫学の技術と通信の進歩** 獣医疫学の分野に大きな影響を与える技術と通信の進歩がみられた。ワクチンの開発，診断ツールの改良，国際的な協力関係の発展が，様々な動物の疾病の統御と管理に役立った。1924年に設立された国際獣疫事務局（WOAH〔旧OIE〕）などの組織により，疾病の監視と管理において世界的な協力が促進された。
20世紀後半〜 現在	1960年代，カルビン・シュワーベ（1927〜2006年）は，獣医疫学と人の公衆衛生学の類似性から，ワンメディシン（One Medicine：1つの医学）を提唱した。また，コンピュータと高度な統計手法の出現により，獣医疫学はデータ分析，モデリング，シミュレーションの新しいツールを手に入れた。これらのツールにより，研究者は疾病の動態をよりよく理解し，アウトブレイクを予測し，より効果的なコントロール戦略を開発することができるようになった。人獣共通感染症が出現したことで，公衆衛生を守る上での獣医疫学の重要性がさらに強調された。
	急激な技術の進歩 21世紀には，ゲノム解析やバイオインフォマティクスなどの高度な技術革新がもたらされた。これらのツールにより研究者は，疾病の遺伝的基盤の解明，疾病の起源の追跡，病原体の進化の監視ができるようになった。さらに，デジタル・プラットフォーム※でのデータ共有の取り組みにより，より迅速で包括的な疾病サーベイランスが可能になった。

※：インターネット上で参加者が直接意見を投稿，交換，蓄積することができる，市民参加型の情報交換システムのこと。

られる。サーベイランスはアウトブレイクの早期発見に役立ち，疾病の蔓延を防ぎ，影響を緩和するための迅速な対応を可能にする。

b. データ収集と分析

疾病のパターンや傾向を評価するためにデータを収集・分析する。十分な情報に基づいた意思決定や予測を行うために，入手可能なデータに対し，高度な統計手法が用いられる。

c. 個体群動態とリスク要因

年齢，性別，品種の構成など，動物個体群の統計学的特性を考慮する。これらの要因は疾病のかかりやすさ，経過，転帰に影響を及ぼす。例えば，ある種の疾病は若齢または高齢の動物に偏った影響を与える。また，疾病伝播に関連するリスク要因を特定することは，獣医疫学の中心的な要素である。リスク要因として，動物の移動，管理方法，飼育環境，ほかの種との相互作用などがある。

d. 疾病の発生と分布

動物集団における疾病の発生と分布を分析する。これには，様々な疾病の発生頻度，時間的経緯，地理的分布，および傾向の特定が含まれる。これらのパターンを理解することは，危険因子や潜在的な感染源の特定に役立つ。

e. 疾病の原因と伝播

動物個体群内の疾病の原因を調査する。これには，疾病の発生に寄与する生物学的要因（病原体など），環境要因（気候，生息地など），宿主要因（遺伝，免疫など）の相互作用を特定し，理解することが含まれる。疾病の伝播様式を理解することは，効果的な管理戦略を立案する上で非常に重要である。獣医疫学者は，疾病がどのように動物間や動物と人のあいだを伝播するか，また媒介動物（昆虫など）や環境を通じて伝播するかを研究している。

f. 診断法と流行調査

疾病の正確な診断は，効果的な疫学分析に不可欠である。獣医疫学者は診断医と協力し，病原体や疾病の適切な同定を行う。アウトブレイクが発生した場合，獣医疫学者は発生源，伝播様式，およびアウトブレイクの範囲を特定するために調査を行う。この情報は管理対策の指針となり，さらなる蔓延を防ぐことにつながる。

g. ワンヘルスアプローチと予防措置

動物の健康，人の健康，および環境の相互関連性を認識し，ワンヘルスアプローチに従う。獣医疫学の目標は，疾病を予防・管理するための戦略を立案・実施することである。これには具体的に，ワクチン接種，バイオセキュリティ，検疫，公衆衛生介入などのプロトコルが含まれる。

h. 公衆への情報提供

動物の飼い主，政策立案者，および一般市民に対し疫学的知見を効果的に伝えることは，疾病のリスク，予防対策，および管理努力に関する情報を適切に提供するために不可欠である。

5-3. 獣医学にかかわる衛生学

1. 獣医公衆衛生学の理念

　獣医公衆衛生学の理念は，獣医学と公衆衛生学の接点を中心に据えたものであり，予防措置，疾病管理，サーベイランスを通じて，人と動物の双方の健康と福祉を守り，促進することに主眼を置いている。この分野は，動物の健康，人の健康，そして環境との相互関連性を認識し，ワンヘルスのコンセプトを重視していることを学ぶ。次に，獣医公衆衛生学の主要な原則と構成要素を紹介する。

a. 統合的アプローチ

　獣医公衆衛生学は，動物と人と環境が相互に関連していることを認めている。人獣共通感染症は人と動物のあいだで伝播し，環境要因は両方の集団に影響を与える可能性がある。したがって，健康上の課題に対処するためには，分野を超えた統合的アプローチが必要である。

b. 疾病の監視と統御

　獣医師は，動物個体群の疾病傾向を監視・分析し，人の健康に対する潜在的脅威を特定する。これには人獣共通感染症やその他の健康リスクを追跡し，人への感染を防ぐための戦略を実施することが含まれる。

c. 予防措置

　獣医公衆衛生学の重要な側面は，治療よりも予防に重点を置いていることである。ワクチン接種，適切な動物飼育，食品安全規制など，人と動物のあいだでの疾病の蔓延を防ぐための対策が推進されている。

d. 食品安全と環境衛生

　獣医公衆衛生学は，食品の安全性を確保する上で重要な役割を果たしている。これには，家畜の健康状態の監視，畜産物の生産・加工・流通過程における汚染防止対策の実施，食品安全基準の規制などが含まれる。さらに，人と動物の健康に影響を及ぼす環境要因への対応も担っている。これには公害，生息環境の悪化，気候変動など，疾病伝播や人・動物・環境の健康に影響を及ぼす可能性のある問題への対処も含まれる。

e. 研究，革新と協力

　獣医学，診断学，およびこれらの技術における進歩は，獣医公衆衛生学の取り組みを強化する上で重要な役割を果たす。研究は疾病の伝播，治療，予防戦略の理解に貢献する。研究組織には，獣医師，人医療専門家，環境問題の専門家，政策立案者，その他様々な利害関係者の協力が必要である。協力することで，複雑な課題に対処するための包括的なアプローチが可能になる。

f. 政策立案

　動物の健康，公衆衛生，および環境の持続可能性を支援する政策は，獣医公衆衛生学の中核をなすものである。疾病管理，食品安全，環境保護に関連する政策の立案・提唱は，公衆衛生の成果を形成する上できわめて重要である。

g．国民の意識向上と教育

　獣医師は，愛玩動物（ペット）の責任ある飼い方，人獣共通感染症の予防，その他獣医公衆衛生学の重要性について，国民の意識を高める活動を行う必要がある。教育により，地域社会は自分たちの健康と動物の健康を守るための積極的な行動をとることができるようになる。

2．家畜衛生学の理念

　家畜衛生学は，食料，労働力としてなど，様々な目的で飼育される家畜の健康と福祉の促進を目的に構成されている。その基本は，倫理的配慮，科学的理解，環境保全，および畜産物の安全性を確保するための実践的アプローチからなる。次に，家畜衛生学の主要な原則と構成要素を紹介する。

a．動物福祉

　家畜衛生学は，動物福祉の促進という基盤の上に成り立っていることを理解する。これには，家畜のストレス，痛み，苦痛を最小限に抑える適切な住居，栄養，健康管理，環境条件を動物に提供することが含まれる。良好な衛生状態を維持することは，疾病の蔓延を防ぎ，動物が本来の行動を発揮できる状態で飼育するために不可欠である。産業動物の「5つの自由」については，「第4章」の「4-5．産業動物の福祉（アニマルウェルフェア）」内「1．5つの自由」を参照されたい。

b．疾病の予防と管理

　家畜衛生学の主な目標のひとつは，家畜集団内での疾病の発生と蔓延を防ぐことである。これには，適切な衛生管理，ワクチン接種，バイオセキュリティ，定期的な獣医学的ケアなど，感染症の伝播のリスクを低減する実践が含まれる。疾病の予防に重点を置くことで，獣医師による治療介入を最小限に抑え，最終的に動物の健康の向上につながる。

c．環境への影響

　家畜衛生学でははじめに，畜産が資源の消費，廃棄物の発生，温室効果ガスの排出を通じて，環境に大きな影響を与えることを学習する。家畜衛生学の理念には，畜産が環境に与える悪影響を最小限に抑える持続可能な実践の重要性が含まれており，これには資源の効率的利用，廃棄物の管理，環境の持続可能性を優先した畜産システムの検討などが含まれる。

d．公衆衛生と食品安全

　家畜衛生学は，公衆衛生および食品衛生と密接に関連している。食用として飼育されている家畜には病原体が潜んでいる可能性があり，汚染された製品を摂取することで人に感染する可能性がある。適切な衛生管理はこうしたリスクを軽減し，人が消費する畜産物の安全性を確保するのに役立つ。獣医師は，人獣共通感染症の監視と管理において重要な役割を果たしていることを意識する必要がある。

3．獣医環境毒性学の理念　非コア

　獣医環境毒性学は，動物の健康と安寧を維持・促進すると同時に，周囲の環境の持続可能性と健全性を確保することに主眼を置いている。この考え方は，動物の健康，人の健康，そして環境のあいだに複雑な相互依存関係があることを認識するものである。次に，獣医環境毒性学の主要な原則と構成要素を紹介する。

a. 生態系の健康

獣医学における環境衛生は，個々の動物にとどまらず，より広範な生態系を考慮したものである。つまり，清潔な空気，清浄な水，豊かな土壌および生息地に依存する生物の多様性に基づく，バランスのとれた健全な生態系が，動植物の健康に寄与していることを認識する必要がある。これが，ワンヘルスアプローチが必要とされる理由である。

b. 環境衛生学に関する研究

環境微生物，種々の環境要因，野生動物と家畜の健康，人の健康のあいだの複雑な関係を理解するためには，継続的な研究が不可欠である。健康問題を予防し，対処するための革新的な解決策を導き出すことにつながる。

c. 気候変動や急激に変化する人の生活様式への対応

気候変動や人の生活様式の急速な変化は，動物の疾病の分布や環境条件に影響を与える。獣医師はこのような状況の変化に対応できるよう，診療を適応させる必要がある。

d. 予防とバイオセキュリティ

予防は獣医療の基本であり，疾病や環境災害を予防する対策を実施することで，治療介入の必要性を減らし，動物と環境の両方への悪影響を最小限に抑えることができる。また適切なバイオセキュリティを確保することは，動物間での疾病の蔓延を防ぎ，人獣共通感染症のリスクの軽減につながることを理解する。これらにより，動物と人の両方を守ることができる。

e. 廃棄物管理

医療廃棄物，医薬品，その他の有害物質を含む動物に関連する廃棄物を適切に処理することは，土壌や水資源の汚染を防ぐためにきわめて重要である。

f. 持続可能な実践

獣医師は，環境への影響を最小限に抑える持続可能な実践を優先すべきであることを，理解する必要がある。これには，環境に優しい製品の使用，エネルギー消費の削減，水や材料などの資源の使用を最小限に抑えることなどが含まれる。

g. 教育と社会活動

獣医師は，動物，人，そして環境の健全性のための環境衛生の重要性について，動物の飼い主などを含む一般の人々を教育する重要な役割を担っている。社会活動(social advocacy)により，環境衛生学の目標を支える政策の策定や実施が促進される。

h. 倫理的原則

獣医学における環境衛生の理念は，動物を尊重し，その苦痛を最小限に抑えるという倫理的原則も考慮しており，これは環境保全に関連する広範な倫理的関心と一致している。動物，人，そして環境の健全性を考慮した全体的なアプローチを重視しており，天然資源の責任ある管理，持続可能な実践，そして環境保全のための協力的な取り組みが奨励されている。

5-4. 獣医療と人獣共通感染症

1. 人獣共通感染症学の歴史

　人獣共通感染症とは，動物と人のあいだで流行する感染症である。獣医療における人獣共通感染症の歴史は長く，複雑なものである。歴史を通じて，様々な人獣共通感染症が人の社会と獣医学の実践を形成する上で重要な役割を果たしてきた。ここでは，獣医療における人獣共通感染症の歴史をごく簡単に紹介する（図5-2，表5-4）。歴史を顧みると，人獣共通感染症は獣医学と人医学の双方に難題を突きつけてきたことが分かる。これらの疾病に対する理解が深まるにつれ，獣医学はその蔓延を監視，予防，統御する上で重要な使命を担うことが認知されるようになってきた。人獣共通感染症から得た歴史的教訓は，責任ある動物飼育，適切な衛生管理，ワクチン接種など，動物と人の両方への影響を軽減するための分野を超えた協力的な取り組みの重要性を強調している。

2. 人獣共通感染症学の発展

a. ルドルフ・ウィルヒョウとカルビン・シュワーベ

　"Zoonosis" という言葉は，ギリシャ語の Zoo（動物）と Nosos（病気）を組み合わせた造語である。ドイツのベルリン大学で細胞病理学を提唱した病理学者，公衆衛生学者，人類学者，政治家のルドルフ・ウィルヒョウ（1821〜1902年）が発案したといわれている。ウィルヒョウは，Zoonosis に関して，「人と動物の医学のあいだには分割線は存在しないし，あってはならない。対象は異なるが，得られた経験は両医学の基礎を構成する」と述べている。また，「5-2. 獣医疫学」内「1. 獣医疫学の歴史」で前述したように，カリフォルニア大学の獣医公衆衛生学の教授で，獣医疫学の祖といわれるカルビン・シュワーベ（1927〜2006年）は，人の公衆衛生学と獣医疫学の類似性に着目し，ワンメディシン（One Medicine：1つの医学）を提唱した。ウィルヒョウとシュワーベは，医学と獣医学の連関について，①ワンメディシンにおける獣医学の立ち位置，②両者の科学的手技の類似性，③健康の定義の類似性，④両者の倫理的な治療と目標の類似性，の4つの重要事項を明らかにし，獣医学の発展に貢献した。

狩猟・採取時代の感染症

- ハンセン病：チンパンジー
- マラリア：サル
- 炭疽，ボツリヌス症：土壌

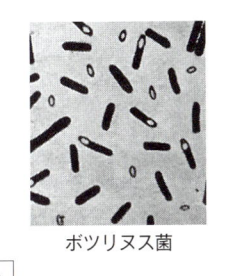

ボツリヌス菌

文明初期の感染症

- 狂犬病：エシュヌンナ法典
　（メソポタミア）
- 天然痘：ラムセス5世のミイラ
　（エジプト）
- 結核：ミイラ（エジプト）
- ポリオ：エジプト第18王朝
　の石碑（エジプト）

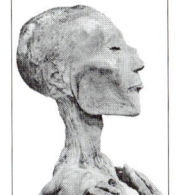

ラムセス5世のミイラ

中世〜近代の感染症

- ペスト（黒死病）：検疫制度
- 天然痘：ワクチン（種痘）開発
　（エドワード・ジェンナー）
- 狂犬病：ワクチン開発
　（ルイ・パスツール）
- 炭疽，梅毒など：抗生物質（ペニシリン）の発見
　（アレクサンダー・フレミング）

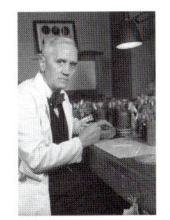

アレクサンダー・フレミング

図 5-2　各時代の人獣共通感染症
a：旧人（ホモ属だがヒト種ではない）の狩猟・採取時代の感染症とその由来を示す。
b：文明初期の感染症とその記録や遺跡が残されているものを示す。
c：中世〜近代における感染症とその感染症（病原体）に対する人類の挑戦例を示す。

表 5-4　獣医療における人獣共通感染症の歴史

狩猟採集時代 （250 万年前〜）	ホモ属（原人、旧人）の狩猟生活時代、野生動物との接触機会が一気に増加した。動物が残した糞や尿で汚染された水への曝露により、野生動物由来の寄生虫の感染機会が増大した。しかし、小規模の人口集団で移動する狩猟採集生活においては、急性感染症は流行を維持できない。このため、宿主体内で長期間生存する病原体や人以外に宿主をもつ病原体がホモ属内で流行した（マイコバクテリア感染症〔非結核性抗酸菌症〕、霊長類のマラリア、住血吸虫症など）。
文明初期 （1 万年前〜）	農耕生活が定着した時代、人の居住地では、野生動物の家畜化や愛玩動物化などが次第に進み、動物との密接な交流が行われるようになった。炭疽やブルセラ症などの疾病は、このような動物との密接な接触から生まれたと考えられる。また野生動物の家畜化は、人獣共通感染症を人社会に持ちこみ、定着させた。麻疹（牛）、インフルエンザ（鳥類）、百日咳（豚）などがそれらの例として考えられている。
中世	人と動物の密接な関係は、しばしば不衛生な環境下で、ノミ（主にネズミノミ属）が媒介するペスト菌（*Yersinia pestis*）によるペスト（黒死病）のような疾病の蔓延を促進した。これは主にげっ歯類の疾病であるが、人とげっ歯類の相互作用は、その感染蔓延に重要な役割を果たした。また、天然痘（variola, smallpox）の祖先は野生げっ歯類のウイルスと考えられている。人の住居周囲での動物飼育が、ウイルスが種の壁を越える契機となったのかもしれない。
近代	産業革命後、インフラの伴わない都市化は、急速な人口集中による生活環境の悪化と劣悪な衛生状態を来した。これにより、多くの呼吸器感染症や消化器感染症が伝播規模を拡大し、人類を悩ますこととなった。 他方、科学的知識の進歩に伴い、動物の健康と人の健康の関連性がより明確になった。獣医学は人獣共通感染症の研究を包含するように発展し、発生を予防して動物と人の両方を守ることを目指すようになった。
20 世紀以後	**節足動物媒介感染症の発見** 感染症の伝播にかかわる媒介節足動物（マラリアや黄熱を媒介する蚊など）が発見され、また微生物学の進歩により病原微生物や伝播様式が特定されたことで、人獣共通感染症の解明が大きく進展した。 **新興感染症の発生** 1970 年以降、開発途上国における低インフラと人口集中、熱帯雨林開発などが進み、野生動物の生息地が侵食されるにつれ、野生動物から人へ人獣共通感染症が伝播する可能性が高くなった。また、エボラ出血熱、HIV／AIDS、インフルエンザ、SARS・MERS などの感染症の由来は、動物にまでさかのぼることができる。こうした感染症は、人、動物、環境の健康が相互に関連していることを認識させ、ワンヘルスアプローチが注目されるようになった。 **ワクチンと抗生物質の開発** 1885 年、化学者であり微生物学者であったルイ・パスツール（1822〜1895 年）は、狂犬病ワクチンを開発した。これは、通常の予防用のワクチンとしてだけでなく、感染動物から人にウイルスが感染した後のワクチン（曝露後ワクチン）としても使用された。ワクチンの進展に加えて、1928 年にアレクサンダー・フレミング（1881〜1955 年）が抗生物質・ペニシリンを発見したことは、人医学と獣医学の双方に革命をもたらし、感染症の制圧向上につながった。
20 世紀以後	**新型コロナウイルス感染症（COVID-19）パンデミック** 2019 年に生じた COVID-19 によるパンデミックは、人獣共通感染症が世界的な危機を引き起こす可能性を浮き彫りにした。このパンデミックでは、国際的にロックダウン（都市閉鎖）という蔓延防止措置がとられたことと、mRNA ワクチンという、これまでにないタイプのワクチンが登場した点で、人獣共通感染症への対応が新しいステージに入ったことを印象付けた。このウイルスはコウモリから発生した可能性が高く、動物を介して人に感染した可能性がある。

HIV：ヒト免疫不全ウイルス（HIV）感染症、AIDS：後天性免疫不全症候群、SARS：重症急性呼吸器症候群、MERS：中東呼吸器症候群

b. 国際機関での取り組み

　Zoonosis は、1959 年、国際連合の下部機関である世界保健機関（WHO）と国連食糧農業機関（FAO）の人獣共通感染症合同専門家委員会によって、「自然の状態で、人と脊椎動物のあいだで伝播する疾病または感染症」と定義された。また 1992 年、欧州連合（EU）は、Zoonosis を「動物から人へ自然に伝播すると思われるいかなる疾病あるいは感染症」と定義している。

　2010 年には、WHO と FAO、および国際獣疫事務局（WOAH）の 3 機関により、三者構成コンセプト・ノート（A Tripartite Concept Note）が発表された。ここでは「多部門の協力と強力なパートナーシップにより、食料安全保障に影響を及ぼす動物由来感染症[※4]や、動物疾病に起因する動物および公衆衛生上のリスクを回避、検出、抑制、除去、対応することができる世界を目指す」と述べられている。後に、国連環境計画（UNEP）もこれに参加している。

　人獣共通感染症をテーマとして、実際に医学と獣医学の連携が図られたのは 2012 年である。世界

医師会と世界獣医学協会は,「One World, One Health」の理念に基づき協力関係を構築する旨の覚書を締結した。また, 2013 年, 日本医師会と日本獣医師会は, 学術協力の推進に関する協定を締結した。

※ 4 : 厚生労働省および感染症法では人獣共通感染症をこのように呼ぶ。

3. 日本における人と動物の感染症と獣医師

a. 日本の感染症にかかわる法律

　100 年以上の歴史をもつ「伝染病予防法」(1897 年制定, 1998 年廃止)は, 従来, 人から人に伝播する感染症を対象にしてきた。同様に, 100 年以上続いている「家畜伝染病予防法」(前身の「獣疫予防法」は 1896 年制定)は, 家畜から家畜に伝播する感染症を対象にしてきた。

　他方, 動物から人に感染する感染症が法的な対象となったのは, 1998 年に制定, 1999 年から施行された「感染症の予防及び感染症の患者に対する医療に関する法律(感染症法)」に, はじめて動物由来感染症が組みこまれたときからである。「狂犬病予防法」(1950 年制定)を除けば, 人獣共通感染症の統御は, 20 世紀に入ってから始まったテーマである。

b. 感染症法

　感染症法では, 感染症は主に 1 類から 5 類までに分類されており, 人獣共通感染症は主として 1 類から 4 類までに含まれている。特に 1 類感染症については, 天然痘(痘そう)以外の感染症(エボラ出血熱, クリミア・コンゴ出血熱, 南米出血熱, マールブルグ病, ラッサ熱, ペスト)はいずれも人獣共通感染症である。また, 2 類感染症のコロナウイルスによる重症急性呼吸器症候群(SARS), 中東呼吸器症候群(MERS)と鳥インフルエンザ(H5N1, H7N9 亜型), 3 類感染症の腸管出血性大腸菌感染症, 細菌性赤痢, および 4 類感染症のほとんどは人獣共通感染症である。

　ほかにも感染症法では, 獣医師の届出義務(エボラ出血熱のサル, マールブルグ病のサル, ペストのプレーリードッグ, SARS のイタチアナグマ・ハクビシン・タヌキ, MERS のヒトコブラクダ, 結核のサル, 鳥インフルエンザ〔H5N1, H7N9 亜型〕の鳥類, 細菌性赤痢のサル, 西ナイル熱の鳥類, エキノコックス症の犬)など, 種々の役割が規定されている。

　海外からの輸入動物についても, リスクに応じた人獣共通感染症対策がとられるようになった。高いリスクをもつ動物は, その程度により①輸入禁止動物(サル, プレーリードッグ, コウモリ, ハクビシンなど), ②検疫対象動物(サル:基本的にはすべての地域からの輸入禁止※5, 狂犬病予防法対象の検疫動物種〔犬, 猫, キツネ, スカンク, アライグマ〕), ③輸入届出動物(陸生哺乳類〔家畜, 犬, 猫, キツネ, スカンク, アライグマを除く〕, 鳥類〔家禽を除く〕, げっ歯目の死体)として定められ, 海外からの輸入動物の繁殖・保管施設の査察などが行われるようになった(図 5-3)。

※ 5 : 試験研究用または展示用サルとして輸入する場合, 輸入できる地域は, アメリカ, インドネシア, ガイアナ, カンボジア, スリナム, 中国, フィリピンおよびベトナムに限られている。

c. 1980 年以降に世界を震撼させた主な感染症

　WHO が天然痘の撲滅宣言をした 1980 年以降に出現し, 世界を震撼させた主な人と動物の感染症を表 5-5 に示す。

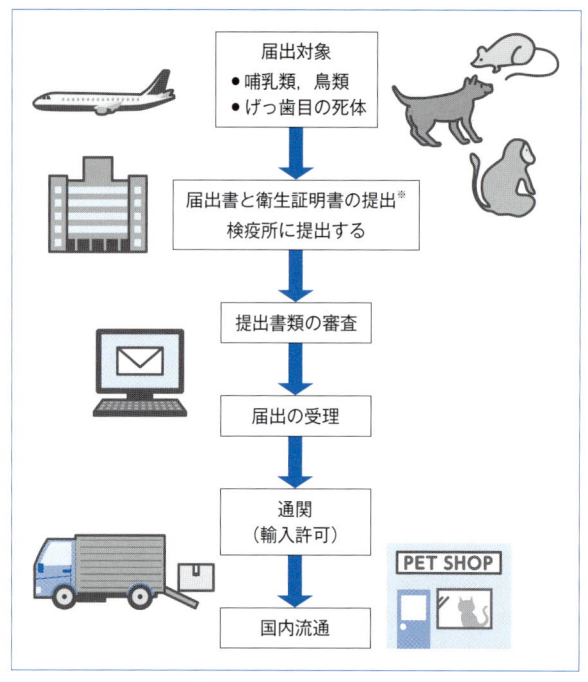

図 5-3　動物の輸入届出制度の概要
文献 1 より引用・改変
※：記載事項の詳細は，文献 1 を参照されたい。

表 5-5　1980 年以降に世界を震撼させた主な人と動物の感染症

1981 年 HIV	ヒト免疫不全ウイルス(HIV)感染症 1981 年，カリフォルニアで奇妙な肺炎(カリニ肺炎)が男性同性愛者のあいだで発生した。原因は人のレトロウイルス(レンチウイルス属)の HIV による，後天性免疫不全症候群(AIDS)であった。このウイルスは 20 世紀になって，チンパンジーから人に感染したと考えられる。
1980 年代中期 BSE	牛海綿状脳症(BSE) イギリスの牛において，進行性中枢神経徴候を呈する感染症が発生した。病理組織学的に脳にスポンジ状の穴がたくさんみえる脳症で，牛海綿状脳症と命名された。原因は異常プリオン蛋白という感染性蛋白粒子であった。人のクロイツフェルト・ヤコブ病やヒツジのスクレイピーと同じグループの疾病である。感染源となったのは，牛の代用乳などに使用される肉骨粉に混入していた，汚染された神経組織であった。BSE は輸出肉骨粉や感染牛を通じて世界中に広がった。
1996 年 vCJD	変異型クロイツフェルト・ヤコブ病(vCJD) イギリスでは，BSE に感染した牛から食品を介して人にプリオンが伝播し，vCJD を起こすことが報告され，世界中がパニックになった。また，vCJD は輸血により人から人へと伝播することが明らかにされた。
1999 年 WNF	西ナイル熱(ウエストナイル熱) それまでは西アジア，アフリカ，ヨーロッパで流行していた西ナイル熱ウイルス(WNFV)が，北米(ニューヨーク)に侵入し，カラスと人に脳炎を起こした。その後，数年間でアメリカ全体に広がり，カナダやメキシコを巻きこんで，毎年流行を繰り返すようになった。WNFV は鳥と蚊のあいだで循環し，人や馬に感染する。
2003 年 SARS	重症急性呼吸器症候群(SARS) 2003 年には，コロナウイルスによる SARS が中国で発生し，急速に世界中に拡散した。元のウイルスはキクガシラコウモリ由来で，ハクビシンを介して人に伝播したと考えられている。原因は β コロナウイルスの B 型ウイルスで，人での致死率は約 10%と非常に高く，呼吸器や消化器系を障害する。
2012 年 MERS	中東呼吸器症候群(MERS) 同じ β コロナウイルスの C 型ウイルスは，MERS を起こす。アフリカのコウモリから中東のヒトコブラクダに感染し，ラクダから人へ伝播したと考えられている。初発例は，2012 年 9 月にサウジアラビアで報告されている。MERS は SARS にくらべ，人から人への伝播力は弱いが，致死率は高く 30%にも及ぶ。2015 年には韓国で人から人への感染が起き，世界を驚かせた。このアウトブレイクでは，確定症例 186 例(韓国 185 例，中国 1 例)と死亡例 38 例(致死率 20.4%)が報告された。

（次ページに続く）

（表 5-5 の続き）

1997 年 HPAI	**高病原性鳥インフルエンザ（HPAI）** 香港で A 型の HPAI ウイルスの H5N1 亜型が流行し，鶏とともに直接人にも感染を起こした。このウイルスは中国から香港に侵入し，広がったと考えられている。鶏のあいだで大流行を起こし，四半世紀経った現在でも世界中で流行している。2005 年には，これまでの HPAI ウイルスとは異なり野鳥にも感染し，現在では野鳥から直接鶏に感染するようになっている。2004 年には，日本にも 79 年ぶりに HPAI ウイルス（H5N1 亜型）が侵入し，パニックを起こした。2023 年の流行では，1,500 万羽を超す鶏の殺処分が行われた。
2009 年 H1N1	**豚インフルエンザ** メキシコで豚の A 型インフルエンザウイルスの遺伝子再集合が起こり，これが人に伝播したため新型インフルエンザと恐れられた。亜型は H1N1 であったので，新型ではなかったが，人から人への伝播力が強く，大陸を越えて広がったため，H1N1 パンデミック株と命名された。ウイルスの感染力はきわめて高かったが，病原性は低く，パニックは比較的早期に収束した。
2010 年 FMD	**口蹄疫（FMD）** 宮崎県で FMD が流行した。この流行では，牛・豚 29 万 7,808 頭が殺処分された。FMD は，世界で知られている動物および人の感染症の中で，最も伝播力の強いウイルス感染症であり，基本再生産数（R0）は 40[※]といわれている。FMD ウイルスは，小型のプラス鎖 RNA ウイルスで，ピコルナウイルス科アフトウイルス属に属するウイルスであり，反芻動物に感染する。FMD の流行は，現在でも世界のどこかで起きている。
2014 年 Ebola	**エボラ出血熱** 中央アフリカで繰り返し流行しているエボラ出血熱（エボラウイルス病）が，突然西アフリカで発生した。ギニアでは，2013 年 12 月ごろに初発例がみられ，やがて 2014 年 6 月ごろより感染が急拡大して深刻な事態となった。その後，シエラレオネ，リベリアに広がっていった。2015 年 10 月までにおける WHO の発表では，感染疑いの例も含め 28,512 名が感染し，11,313 名が死亡した（致死率 40%）。このときアメリカやスペインなどの先進国では，エボラウイルス感染者が入国しパニックとなった。
2019 年 COVID-19	**新型コロナウイルス感染症（COVID-19）** 2019 年 11 月，中国において，SARS ウイルスに類似した呼吸器感染症（Coronavirus disease 2019：COVID-19）が発生し，2020 年 1 月から 3 年以上にわたって世界中に蔓延した。病原性は MERS や SARS よりはるかに低いが，伝播力が強く，パンデミックを起こし，多くの先進国がロックダウンやフェーズ 6 の感染症対策をとることを余儀なくされた。世界ではじめて mRNA ワクチンが使用されたが，α，δ，o（オミクロン）といった様々な変異株が出現し，人類を悩ませた。2023 年 9 月時点では，世界の感染者数は 7 億人以上，死亡者は約 690 万人である。日本では，感染症法において新型インフルエンザ等感染症（2 類感染症相当）に定めていたが，2023 年 5 月から 5 類感染症となった。

※：基本再生産数（R0）が 40 というのは，感染症に対する免疫をもたない集団の中で 1 頭が発症すると，40 頭に二次感染が起こる，ということを意味する。

5-5.　食品衛生学

1.　食品衛生学の理念

　獣医師は，食物連鎖を通じて起こる動物から人への疾病の感染を防ぐという重要な役割を担っている。ここでは，食品衛生学の主要な原則と構成要素を紹介する。

a.　微生物学と感染症の伝播

　食品を通じて伝播する可能性のある病原体を理解するために，微生物学の基礎をしっかりと学ぶ必要がある。これには細菌，ウイルス，寄生虫などの食中毒の原因となる微生物や，プリオンが含まれる。

b.　人獣共通感染症

　獣医師は，人獣共通感染症が食品供給を通じて広がること（食品由来感染症）を防ぐため，人獣共通感染症の特定，予防，管理について精通している必要がある。これには，リスク要因の理解，管理対策，適切な報告手順が含まれる。

c. 食品安全規制

国内外の食品安全に関する規制に精通する必要がある。米国食品医薬品局(FDA)，欧州食品安全機関(EFSA)，厚生労働省の健康・生活衛生局，内閣府の食品安全委員会のような規制機関やリスク評価機関が示す評価・基準，安全な食品製造のために設定された基準を理解する必要がある。

d. 危害分析重要管理点

危害分析重要管理点(Hazard Analysis and Critical Control Point：HACCP)とは，食品製造過程における危害(ハザード)を特定・評価・管理する，食品安全への体系的アプローチである。安全な食品の取り扱いと生産を確実にするために，HACCP の原則をどのように実行するかを理解する必要がある。

e. 安全な動物の取り扱い

適切な動物の取り扱い技術は，動物へのストレスや傷害を防ぐために不可欠であり，ひいては動物性食品の安全性と品質に影響を与える。動物にとってストレスが少なく，汚染や感染のリスクを最小限に抑えるベストプラクティスについて学ぶ必要がある。

f. 食中毒発生時の調査

食中毒が発生した場合，獣医師は汚染源の調査に関与する。疫学的調査の実施方法，および公衆衛生機関との協力方法に関するトレーニングを受ける必要がある。

g. 個人衛生とバイオセキュリティ

動物間，および動物から人への病原体の拡散を防ぐため，個人衛生(personal hygiene)とバイオセキュリティの重要性を理解する。これには適切な手洗い，防護服の着用，獣医学施設の清潔維持などが含まれる。

h. コミュニケーション

食品生産者，加工業者，規制機関との効果的なコミュニケーションはきわめて重要である。獣医師は，食品安全に関する推奨事項や指針を明確に伝え，その遵守を確保する必要がある。

i. 継続教育

食品安全規制の進展や新たな疾病の発生を考慮すると，獣医師にとって，食品衛生の最新動向を常に把握するための継続教育は不可欠である。

j. 実践的トレーニング

食品検査，病原体検出の技術，および適切な食品取り扱い手順の実地訓練を行い，実戦的なスキルを身につけさせる必要がある。

k. 学際的コラボレーション

公衆衛生の専門家，食品科学者，その他の分野の専門家との連携は，食品安全への包括的な取り組みに不可欠である。複雑な食品安全の課題に対処するために，学際的なチームワークの方法を学ぶ必要がある。

2. 国際的な食品安全規格の歴史（図5-4）

　HACCP という概念は, 1959 年, アメリカのピルスベリー社のハワード・ボーマンがアメリカ航空宇宙局（NASA）の宇宙開発計画に参加し, 従来の抜き取り検査では宇宙食の 100% に近い安全性を保証できないとしたことから始まった。この概念は約 30 年の月日を経て, アメリカの食品業界において, 食品製造の優れた衛生管理の方法として評価されるに至った。

a. ハワード・ボーマンによる HACCP の提唱

　1971 年 4 月の全米食品保護会議（食品の微生物汚染に対する包括的防御方法の開発）にて, ボーマン博士は衛生管理手法として HACCP を提案した。その年の夏, ボンビバン社製のビシソワーズ缶詰によるボツリヌス中毒が発生した。また, キャンベル社とバンキャンプ社の缶詰にも同様の問題がみつかり, FDA の指導が入った。FDA はピルスベリー社に職員を派遣し, HACCP 手法の有効性を検証した。この結果, 食品安全に HACCP の考え方を導入することの有効性が確認された。1973 年,「低酸性缶詰食品規則」（この時点では HACCP の名称は出てこないが）を公布し, 実質的に HACCP がスタートした。

　1973 年当時の HACCP 原則は,「危害要因分析の実施」「必須管理点の決定」「モニタリング」の 3 原則であった。その後「許容限界の設定」と「是正措置の設定」の 2 原則が追加され, さらに 1989 年, 米国食品微生物基準諮問委員会により,「検証」と「記録」が追加された。1990 年代, アメリカ政府は水産食品, ジュース, 食肉・食鳥肉に対し HACCP 導入を義務化した。

b. コーデックス委員会による HACCP システムの更新

　コーデックス委員会は, 1963 年に FAO と WHO によって設置された政府間組織である。1993 年, コーデックス委員会は, 公正な食品貿易の実施を促進することを目的として食品安全の詳細な国際的基準を制定した。「HACCP システムとその適用のためのガイドライン」として, 食品規格, 有害物質の混入限度, 衛生的な取り扱い方法などの具体策が定められている（その後 1997 年, 2003 年に改訂）。コーデックス委員会が示した指針の内容は 12 の手順からなり, その中に 7 つの原則がおりこまれている（7 原則 12 手順）。

　現在, HACCP は, 各国の食品安全規格として法制化されつつある。各国の食品関連企業の HACCP 導入を認証する組織・機関の調和が進み, 世界食品安全イニシアティブ（Global Food Safety Initiative：GFSI）がリーダーとして, 調整・整備を進めている。

HACCP の 7 原則 12 手順

［手順 1］HACCP チーム編成
［手順 2］製品特徴の確認
［手順 3］製品使用方法（用途）の確認
［手順 4］製造工程一覧, 施設図, 標準作業手順書の作成
［手順 5］製造工程一覧の現場確認
［手順 6］（原則 1）危害要因分析

［手順 7］（原則 2）重要管理点の決定
［手順 8］（原則 3）管理基準（許容限界）の設定
［手順 9］（原則 4）モニタリングシステムの設定
［手順 10］（原則 5）是正措置の設定
［手順 11］（原則 6）検証手順の設定
［手順 12］（原則 7）記録・保管方法の設定

第5章

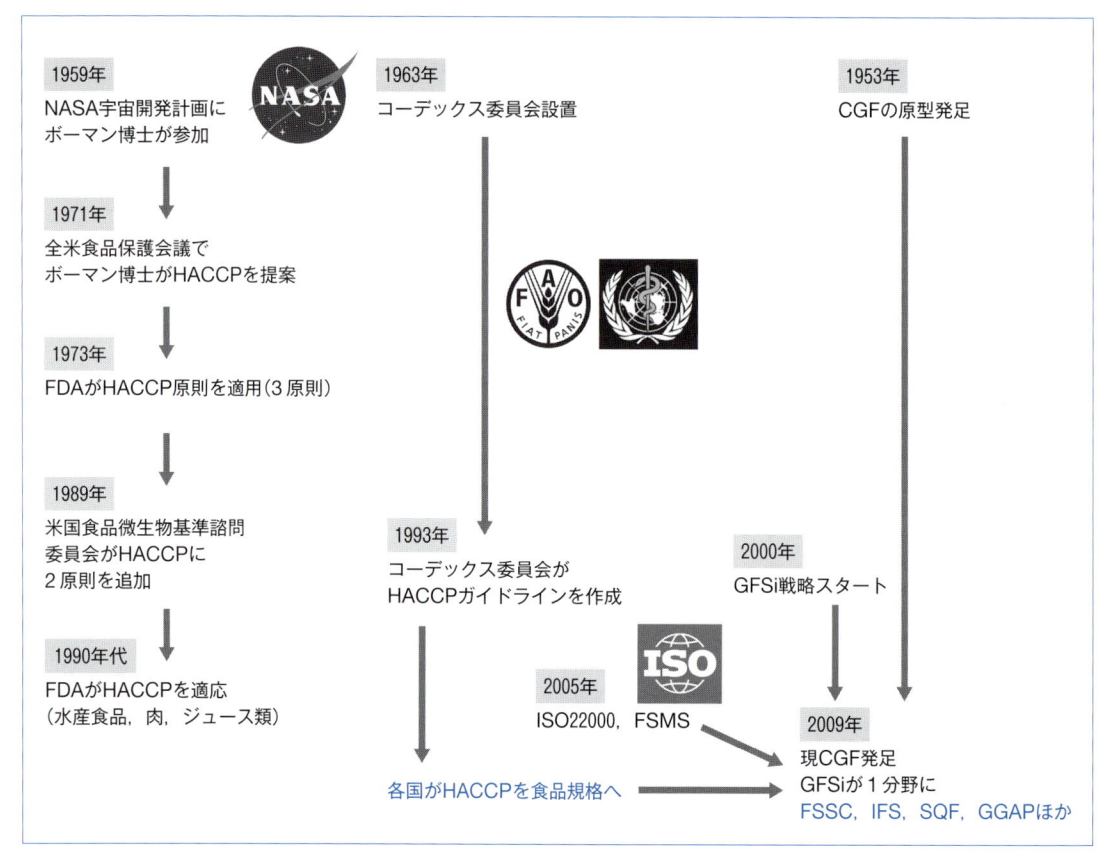

図 5-4　国際的な食品安全規格の推移
ISO22000 とは，食品安全マネジメントシステム（Food Safety Management System：FSMS）の国際規格で，食品の安全性を確保するための管理システムを構築・運用するための指針である。食品業界における国際的な信頼性を向上させ，消費者と顧客の食品安全への期待に応える重要な基準である。対象は食品メーカー，農業生産者，食品輸送・保管業者，包装材料の製造業者，ケータリングサービスやレストラン，食品業界向けの機械・添加物供給業者と非常に広範である。
FDA：米国食品医薬品局，HACCP：危害分析重要管理点，CGF：ザ・コンシューマー・グッズ・フォーラム，ISO：国際標準化機構，GFSi：世界食品安全イニシアティブ，FSSC：食品安全システム認証，IFS：国際食品規格，SQF：安全品質食品協会，GGAP：グローバル GAP

3.　HACCP の概要

　HACCP とは，食品の生産，加工，流通（ケータリングを含む）の様々な段階において，潜在的な危害要因（ハザード）を特定・評価・管理することを目的とした，食品安全管理の体系的で前向きなアプローチである。我が国の食品業界においても広く認知されており，2018 年に改正された食品安全基本法によって 2020 年 6 月から「HACCP 導入義務化」が始まり，2021 年 6 月から「HACCP 完全義務化」がすべての食品関連事業者に求められるようになった。

　具体的には，食中毒やその他の食品安全問題につながる可能性のあるハザードを予防・低減・除去する。この過程には，食品生産者，加工業者，その他の関係者が食品供給の安全性を確保するための指針となる一連の原則と手順が含まれる。次に，HACCP の原則とその実施手順の概要を述べる。

a.　危害要因分析

　まず，食品生産過程の各段階において起こりうる，生物学的，化学的，物理的ハザードが何なのか，危害分析により特定する。そして，各ハザードの重大性と発生の可能性をあらかじめ想定する。

b. 重要管理点の決定

重要管理点(CCP)とは，ハザードを管理，除去，または許容レベルまで低減することができる製造過程の特定の管理点(コントロール・ポイント)である。CCP は，消費者にハザードが及ぶことを防ぐために重要な指標となる。

c. 許容限界の設定

許容限界(クリティカル・リミット)とは，ハザードを確実に管理するために，各 CCP で満たさなければならない具体的な基準のことである。許容限界値は多くの場合，科学的データ，規制基準，業界指針に基づいて設定される。

d. モニタリングシステムの設定

各 CCP の許容限界値を定期的にモニタリングし，測定する。モニタリングにより，製造過程が安全なパラメータの範囲内に維持されていることを確認する。

e. 是正措置の設定

許容限界値からの逸脱が発生した場合，その問題に対処し，過程を管理下に戻すための手順が策定される。この是正措置により，安全でない可能性のある製品が消費者に届くことを予防できる。

f. 検証手順の設定

HACCP システムが効果的に機能していることを確認する必要がある。このためには，試験，検査，記録を検証することが必要である。

g. 記録・保管方法の設定

危害分析，CCP，許容限界値設定，モニタリング結果，是正措置，検証活動を含む HACCP システム全体を文書化し，保管する。全 HACCP プランと関連文書は，レビューにより定期的に見直され，必要に応じて更新される。これにより，システムが長期にわたって適切かつ効果的であることが保証される。

HACCP 計画は，原材料，製造方法，設備，使用目的などの要素を考慮し，特定の種類の食品ごとに作成される。HACCP 原則を実施することにより，食品事業者は消費者の信頼を高め，食中毒のリスクを低減し，食品安全に関する規制要件を満たすことができる。HACCP の有効性は，食品サプライチェーン全体のハザードをどのように特定し，それらを管理するためにどのような体系的アプローチを提供できたかによって評価される。

4. 食品安全委員会

a. 背景と設置の目的

20 世紀末〜21 世紀にかけて，イギリスを起点にして起こったプリオン病のひとつである牛海綿状脳症(BSE)と変異型クロイツフェルト・ヤコブ病(vCJD)，国内における輸入野菜の残留農薬問題など，食の安全を脅かす事件の相次ぐ発生を背景に，食品の安全性に対する国民の安心感，信頼感が揺らいでいた。さらに，食品流通の広域化・グローバル化，新たなハザード要因の出現，遺伝子組み換

え食品などの新たな技術の開発等により，食生活を取りまく状況も大きく変化してきた。

　こうした情勢の変化に対応するため，2003 年 7 月 1 日に食品安全基本法が施行され，食品安全委員会が設置された。この法律では，食品の安全性の確保に関して，国民の健康の保護が最も重要であること等が基本理念として定められている。食品安全基本法の目的は，国，地方公共団体および食品関連事業者の責務や消費者の役割を明らかにするとともに，リスク評価（食品健康影響評価ともいう）と，リスク管理（リスク評価に基づく施策の策定），リスクコミュニケーション（関係者相互間の意見・情報の交換）の促進等を基本的な方針として定め，食品の安全性の確保に関する施策を総合的に推進することである。なお，食品安全委員会発足当時の 7 名の委員と 16 ある専門調査会メンバー（約 240 人）の約半数は獣医師であった。

b. 役割

　食品安全委員会は，リスク評価，基準設定，食品安全に関する指針の提供を通じて，消費者の健康と福祉を守るという重要な役割を果たしている。その独立性，科学的専門知識，透明性のある意思決定プロセスは，日本の食品供給の安全性を確保する基礎となっており，日本の食品と関連製品の安全性を確保する上で重要な役割を果たしている。具体的には以下の活動がある。

(1)意思決定プロセスと進展

　食品安全委員会は，科学的評価，一般市民との協議，専門家による審議を含む，透明性のある意思決定プロセスに基づいて運営されており，その決定は，科学的根拠とリスク評価の原則に基づき独自に行われる。委員会は長年にわたり，技術の進歩，消費者の嗜好の変化，食品サプライチェーンのグローバル化など，食品安全における新たな課題に対処するための経験を深めている。また，最新の科学的知見や国際的動向を確実に反映させるため，規制や基準を継続的に見直し，更新している。

(2)リスク評価，基準の設定と情報公開

　食品安全委員会は，食品に残留する化学物質や汚染物質のリスク評価を行い，消費者が安全に摂取できるかを判断する。また，様々な食品，食品添加物，農薬の安全基準とガイドラインを設定する。新しい食品技術およびその安全性への影響を評価し，食品安全問題，規制，ガイドラインに関する情報を一般に公開・提供する。

(3)国際協力および政府機関との連携

　国際的な食品安全基準やベストプラクティスを常に最新に保つため，海外の食品安全機関や組織と国際協力や交流を行っている。また，農林水産省，厚生労働省，経済産業省などと協力し，食品産業の包括的な監督を確保している。

(4)食品安全にかかわる事故への対応

　食品安全にかかわる事故や緊急事態が発生した場合，委員会は関係当局と緊密に連携し，原因究明，リスク評価，公衆衛生を守るための必要な措置を実施する。

5-6. 公害と獣医事　[非コア]✏

　獣医事と大気汚染（air pollution）や水質汚染（water pollution）などの公害の関係は複雑であり，これらの汚染が動物に及ぼす影響を評価する際や，これらの問題に対処する際には，獣医師は様々な課題に直面する。ここでは，こうした相互作用に関連する主な課題と，汚染が動物に及ぼす影響の研究を取り扱う獣医環境毒性学について解説する。

1.　大気汚染や水質汚染が獣医師にもたらす課題

　次に述べるような課題に対処するには，獣医師，環境科学者，政策立案者，および地域社会が参加する学際的なアプローチが必要であり，効果的な予防策と治療プロトコルを開発する必要がある。

a.　大気汚染

（1）伴侶動物や家畜への影響

　大気汚染は，伴侶動物や家畜に呼吸器系の問題を引き起こす可能性がある。獣医師は，大気汚染物質によって引き起こされる，あるいは悪化する呼吸器疾患の診断と治療という課題に直面する。

（2）野生動物への影響

　野生動物は大気汚染の影響を特に受けやすく，影響は様々な種に及ぶ。獣医療サービスは，汚染された環境における野生動物個体群の治療と監視という独自の課題に対処しなければならない。

（3）限られた診断ツールと認識の欠如

　特定の大気汚染物質が動物に及ぼす影響を評価するツールは限られており，獣医師は，汚染物質に曝された動物の正確な病因を特定することの難しさに直面する可能性がある。また，伴侶動物の飼い主や農家は，大気汚染が動物の健康に及ぼすリスクを十分に認識していない可能性がある。獣医師は，大気汚染の潜在的な危険性について，動物の飼い主の意識を高めるための教育に取り組む必要がある。

b.　水質汚染

（1）汚染された水源による生態系への影響

　動物は汚染物質で汚染された水源に曝され，健康を損ねる可能性がある。獣医師は，水系感染症や汚染による健康被害に対処しなければならず，これには効果的な診断・治療戦略が必要となる。また，水質汚染は水生生態系に害を及ぼし，魚類やその他の水生動物にも影響を与える。獣医師は環境科学者と協力し，水質汚染が生態系に及ぼす影響を理解し，対処する必要がある。

（2）食品安全への懸念

　水質汚染は動物由来の食品の安全性を損なう可能性がある。獣医療サービスは，人が消費する動物由来製品の安全性を監視し，確保する役割を果たす。

（3）治療のための限られた資源

　水質汚染の影響を受けた動物の治療には，多大な資源が必要となる場合がある。特定の地域や資源が限られている地域の獣医師は，適切な治療を提供する際に困難な課題に直面する可能性がある。

（4）長期的な健康への影響

　汚染された水源への慢性的な曝露は，動物に長期的な健康問題をもたらす可能性がある。獣医師は，水質汚染が動物の個体群に及ぼす長期的な影響を管理・緩和するための戦略を策定する必要がある。

2. 近年問題となった主な大気汚染・水質汚染

a．PM2.5

　微小粒子状物質（PM2.5）とは，直径 2.5 μm 以下の微小な粒子状物質で，自動車の排気ガスなどに含まれると考えられている。これが大気中に多量に浮遊すると，呼吸器疾患や循環器疾患のリスクが増加し，重大な健康問題を引き起こすことが知られている。

b．オゾン層破壊

　オゾン層は地球に到達する有害な紫外線の一部を吸収し，生物を保護する重要な役割を果たしており，フロンガスなどのオゾン破壊物質により損傷を受ける。オゾン層の破壊は紫外線の増加を引き起こし，皮膚癌や白内障の発症リスクを高め，同時に生態系にも影響を与える。

c．酸性雨

　酸性雨とは，大気中の硫黄酸化物（SOx）や窒素酸化物（NOx）が水蒸気と反応して硫酸や硝酸を生成し，それが降水として地表に降る現象である。これらの化学物質は，主に石炭や石油などの化石燃料の燃焼から発生する。酸性雨は，森林の損傷，水生生態系の破壊，建築物の腐食など，環境に多くの悪影響を与えるため問題となっている。

d．赤潮

　赤潮とは，栄養塩類（特に窒素やリン）の過剰流入により特定の藻類が大量発生することで，海水の色が変わる現象である。この結果，水域の酸素が枯渇し，魚類や水生生物が大量死することがある。農業からの肥料流出や未処理の都市排水が原因で発生することが多い。

e．有害金属による汚染

　主に人の経済活動により，鉛，カドミウム，水銀，ヒ素（厳密には半金属）などの重金属が，自然水系に放出されて発生する。これらは生物に蓄積する性質があるため，水生生物やそれを食べる人に慢性的な健康影響を及ぼすことがある。

　日本で発生した水銀汚染による公害の水俣病も，重金属汚染である。工場から水俣市周辺の水域に排出された有機水銀が魚介類に蓄積し，地域住民がこれらの魚介類を食べた結果，神経系に重大な損傷を来す水俣病を発症した。類似の例が，カナダ，イラク，アマゾン川流域でも起きている。

3. 獣医環境毒性学の役割 （図 5-5）

　獣医環境毒性学は，環境毒素や汚染物質が動物に及ぼす悪影響に焦点をあてた，獣医学が扱う新しい専門分野である。この分野は，環境中の様々な化学物質や汚染物質が，家畜，野生動物，および水生種を含む動物の健康と安寧にどのような影響を与えるかを理解することを目標としている。環境毒性学を専門とする獣医師の主な役割を次に述べる。

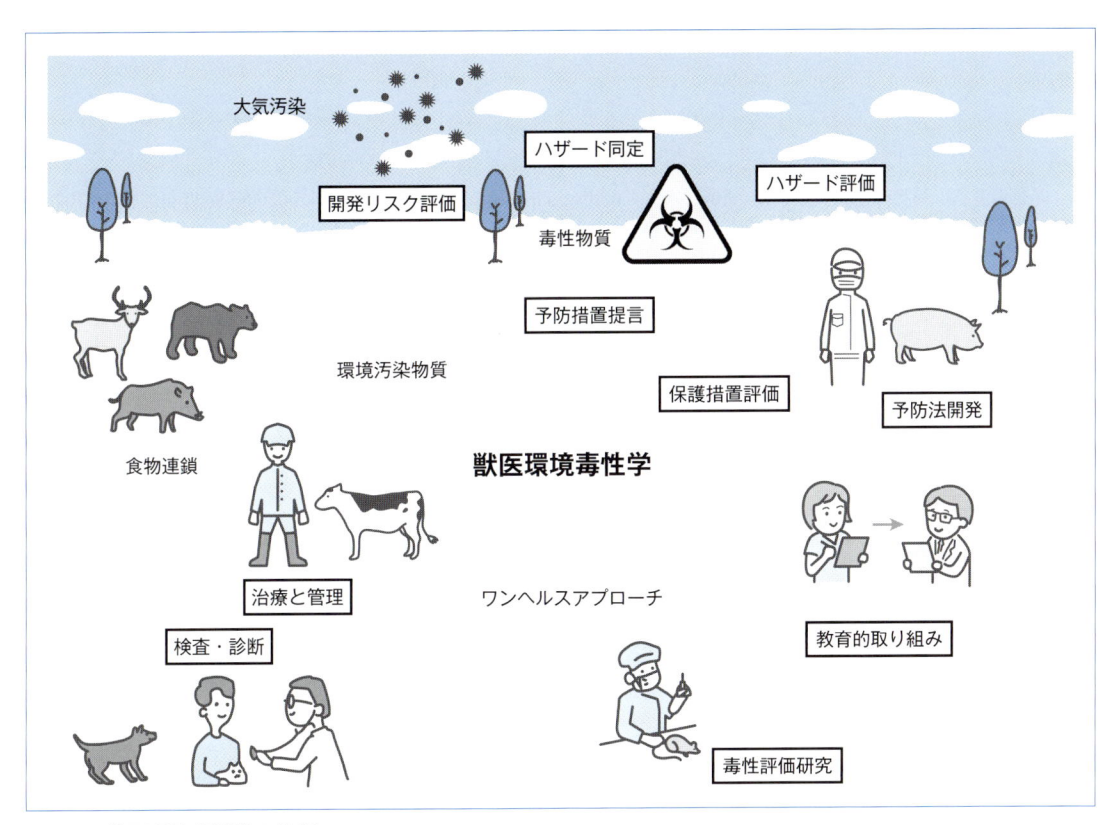

図 5-5　獣医環境毒性学の役割

a. 環境ハザードの特定，影響評価

　大気，水，土壌，食物中の汚染物質など，動物に害を及ぼす可能性のある環境因子を特定し，その特徴を明らかにする。また，環境汚染物質が様々な動物種に及ぼす影響を評価する。これには，曝露経路，生物濃縮，環境汚染物質が影響を及ぼすメカニズムの研究が含まれる。

b. 診断技術と治療・管理方法の開発

　血液，組織，尿などのサンプルから，特定の毒性物質の存在を検出する診断技術の開発などに取り組む。また，環境汚染物質に曝露された動物の治療と管理戦略の開発に取り組む。これには，治療的介入，支持療法，さらなる曝露を減らす方法の開発などが含まれる。

c. 予防とリスク評価

　動物の環境毒性を予防する戦略の開発に貢献する。これには，リスク評価の実施，安全ガイドラインの確立，動物飼育と環境管理のベストプラクティスに関する助言などが含まれる。

d. 研究・教育とワンヘルスアプローチ

　環境汚染物質と動物の健康との相互作用に関する理解を深めるための研究に従事する。また，潜在的なリスクや予防策について，獣医師，伴侶動物の飼い主，農家，その他の関係者を教育する役割も担う。獣医環境毒性学はしばしばワンヘルスアプローチを採用し，動物と人の健康，環境が相互に関連していることを認識している。このアプローチは，環境毒性学に関連する複雑な問題に対処するた

めに，獣医師，環境科学者，公衆衛生学の専門家，およびその他の専門家同士の協力を強調するものである。

〈参考〉
1. 厚生労働省. 動物の輸入届出制度. https://www.mhlw.go.jp/stf/seisakunitsuite/bunya/0000069864.html, 参照 2025-1

〈出典〉
表 5-2
● 家畜保健衛生所，家畜病性鑑定所：東京都家畜保健衛生所

第 5 章　演習問題

5-1. FAMIC の略称で呼ばれる組織はどれか。

 a. 動物検疫所

 b. 国立医薬品食品衛生研究所

 c. 動物医薬品検査所

 d. 国立保健医療科学院

 e. 農林水産消費安全技術センター

5-2. 食品監視安全課が所属する省庁はどれか。

 a. 内閣府

 b. 消費者庁

 c. 厚生労働省

 d. 農林水産省

 e. 経済産業省

5-3. ジフテリア菌の純培養や口蹄疫ウイルスの発見をしたのは誰か。

 a. ルドルフ・ウィルヒョウ

 b. フリードリッヒ・レフレル

 c. カルビン・シュワーベ

 d. セオボールド・スミス

 e. アレクサンダー・フレミング

5-4. 「感染症の予防及び感染症の患者に対する医療に関する法律（感染症法）」において，獣医師が届け出る必要のある人獣共通感染症について，感染症と動物の組み合わせとして正しいものはどれか。

 a. 結核・細菌性赤痢 ― 犬

 b. 中東呼吸器症候群 ― イタチアナグマ

 c. 西ナイル熱・鳥インフルエンザ ― 豚

 d. 重症急性呼吸器症候群 ― ハクビシン

 e. エキノコックス症 ― 猫

5-5. 危害分析重要管理点（HACCP）で，許容限界は何に対して設定されるか。

 a. 危害分析

 b. 製品特徴の確認

 c. 標準作業手順書

 d. 重要管理点

 e. 記録・保管

5-1.　正解　e
　　　解説：動物検疫所は AQS（Animal Quarantine Service），国立医薬品食品衛生研究所は NIHS（National Institute of Health Sciences），動物医薬品検査所は NVAL（National Veterinary Assay Laboratory），国立保健医療科学院は NIPH（National Institute of Public Health），農林水産消費安全技術センターは FAMIC（Food and Agricultural Materials Inspection Center）の略称で呼ばれる。

5-2.　正解　c
　　　解説：食品監視安全課は，厚生労働省の健康・生活衛生局に属する。なお，「生活衛生等関係行政の機能強化のための関係法律の整備に関する法律」が 2024 年 4 月 1 日に施行されたが，消費者庁に移管されたのは食品添加物指定などの「食品衛生基準行政」で，取り締まりなどの「食品衛生監視行政」は引き続き厚生労働省が行う。

5-3.　正解　b
　　　解説：a. ルドルフ・ウィルヒョウはドイツの病理学者であり，細胞病理学の提唱者である。Zoonosis という造語を発案したといわれている。
　　　　　　c. カルビン・シュワーベはカリフォルニア大学の獣医疫学者であり，ワンメディシン（One Medicine）を提唱した。
　　　　　　d. セオボールド・スミスは節足動物媒介感染症を明らかにした疫学者である。またサルモネラ菌の命名者でもあり，豚コレラ菌を分離したダニエル・サルモンにちなんでサルモネラ菌と命名した。
　　　　　　e. アレクサンダー・フレミングはペニシリンの発見者である。

5-4.　正解　d
　　　解説：結核・細菌性赤痢はサル，中東呼吸器症候群（MERS）はヒトコブラクダ，西ナイル熱・鳥インフルエンザは鳥類，エキノコックス症は犬が届出の対象である。

5-5.　正解　d
　　　解説：HACCP では危害要因（ハザード）分析（HA）を行った後，ハザードを管理・除去，または許容レベルまで低減することができる製造過程の重要管理点（CCP）を決定する。その後で，各 CCP の許容限界を設定する。許容限界（クリティカル・リミット）は，ハザードを確実に管理するために，CCP で満たさなければならない具体的な基準である。許容限界値は，多くの場合，科学的データ，規制基準，業界指針に基づいて設定される。

Note

獣医学に関連する研究と教育研究機関・組織

> **一般目標**：教育や研究開発など広範な職域における獣医専門職の多様な活動を理解する。

➡ **到達目標**

1) 獣医師の多様な教育研究活動の概要を説明できる。

非コア ✐ …2)

2) 3Rの原則と動物実験の概要，動物実験における獣医師の役割を説明できる。

➡ **学習のポイント・キーワード**

比較動物学，獣医学，生命科学，生物多様性，橋渡し研究，創薬研究，マイクロバイオーム，個別化医療，ナノメディシン，GLP，GCP，GVP，国立環境研究所，国立がん研究センター，国立長寿医療研究センター，国立精神・神経医療研究センター，理化学研究所，産業技術総合研究所，家畜保健衛生所，食肉衛生検査所，食鳥検査センター，環境衛生研究所，動物愛護センター，保健所，医薬品開発業務受託機関，ノーベル賞と動物実験，3Rの原則(代替，削減，洗練)，教育活動

6-1. 獣医師と比較動物学，獣医学，生命科学

　21世紀の目標となった「持続可能な開発目標(SDGs)」は，行き過ぎた高度経済成長と競争，人間中心主義や自然の改造を目指した20世紀への反省を込めたものである。急速な進展を遂げた学問として，人文科学系の政治学，経済学，教育学・哲学・芸術学があるが，これらはいずれも人間の社会の運営やその中でのルール，人間のあり方などを研究し，ゴールとする学問である。他方，自然科学系の工学，薬学，農学，医学は，人間に役立つツールや技術を開発する研究を主体とするものである。すなわち，人に始まり人に終わる学問といえる。

　しかし，理学や獣医学は上記の分野と異なっており，必ずしも人をゴールとしているものではない。人を長い生命史の中で捉える進化学，人をほかの動物種と同じ1つの生物種として捉える比較動物学や霊長類学は，現代の社会が抱える問題を根底から検討しなおすことのできる学問といえる。これらに含まれる生物多様性や環境の保全，人と動物，自然界(環境)の健康(ワンヘルス)へのアプローチは，理学と獣医学が主として責任を負わなければならない分野である。21世紀のブレークスルーになりうる学問と研究分野であるともいえるのではないだろうか。

　獣医学はワンヘルスを追究する学問である。研究分野としては，「生命科学を基礎とし，比較動物学をツールとした応用科学である」ともいえる。比較動物学，獣医学，生命科学の3つの分野は，それぞれ異なる学問体系であるが，相互に関連しあっており，生物学的システム，動物の健康，そしてワンワールドの理解に貢献している。ここでは，これら3つの分野の特徴を説明する。

1. 比較動物学の特徴

　比較解剖学または比較生物学としても知られ，動物の形態，機能，行動，進化における類似点と相違点を研究する。この分野は，様々な動物種の形質を比較することによって，動物の多様性を理解することを目的としている。比較動物学の研究者は，動物の解剖学的構造と機能，生理学的特徴，行動，遺伝情報などを分析し，進化の過程や環境への適応方法を明らかにする。主要な側面を表6-1 に示す。

2. 獣医学の特徴

　動物の健康と医療に特化した分野である。獣医師の仕事は，伴侶動物の健康と安寧の確保から，人獣共通感染症の管理による公衆衛生への貢献，生命科学における基礎・応用研究まで多岐にわたる。主要な側面を表6-2 に示す。詳細は，「第 1 章」の「1-3. 獣医学の教育体系」を参照されたい。

3. 生命科学の特徴

　生物とその相互作用を研究する幅広い分野である。生物学，遺伝学，生態学，微生物学，生理学などの様々な学問が含まれる。生命科学の研究者は，分子の相互作用から生態系内での物質循環やエネルギーの流れ（食物連鎖や食物網）に至るまで，生命の基本的過程を理解することを目的としている。この分野は理学，農学，医学，環境科学，そして最近では工学などの分野にも応用されている。生命科学の主要な分野を表6-3 に示す。

　前述のように，比較動物学，獣医学，生命科学の各分野にはそれぞれ異なる重点が置かれているが，重複する部分も多い（図6-1）。比較動物学は，種を超えた解剖学的・生理学的特性を理解するための基礎を提供し，獣医学や生命科学研究（ライフサイエンス研究）に貢献する。獣医学は，動物の疾病を

第6章

表 6-1　比較動物学の主要な側面

動物の多様性	異なる動物種間の形態学的，生理学的差異を研究する。
適応放散	異なる環境や生態的ニッチに適応するために動物がどのように進化してきたかを調べる。
動物機能形態	解剖学的特徴や機能における進化の傾向やパターンを特定する。
進化の再構築	比較したデータを使用して，動物群の進化や多様化の歴史を科学的に再構築する。

表 6-2　獣医学の主要な側面

臨床	疾病の診断と治療，動物の予防ケアを行う。
予防	ワクチン接種や，寄生虫駆除の実施，動物の健康促進を行う。狂犬病や鳥インフルエンザなど，動物と人の両方に影響を与える感染症の監視と管理を行う。
研究	動物の疾病，医薬品の開発，疫学など疾病の伝播に関する研究に貢献する。
野生動物	野生動物の治療や研究を行い，保護活動を支援し，生物多様性を保護する。

表 6-3　生命科学の主要な分野

分子生物学	DNA，RNA，蛋白質，糖鎖，脂質の相互作用など，生命の分子基盤を研究する。
遺伝学とゲノミクス※	生物のゲノム分析，遺伝，遺伝子発現，健康と疾病における遺伝子の役割などを研究する。
生態学	個体群，群集，生態系など，生物と環境との相互作用を探求する。
微生物学	細菌やウイルスなどの微生物と，それらが健康や環境に及ぼす影響を調べる。
進化生物学	進化のメカニズムや，生命・種の起源，ひいては生物界の起源までを探求する。

※：ゲノムの構造や機能に関する学問分野。ゲノム科学ともいう。

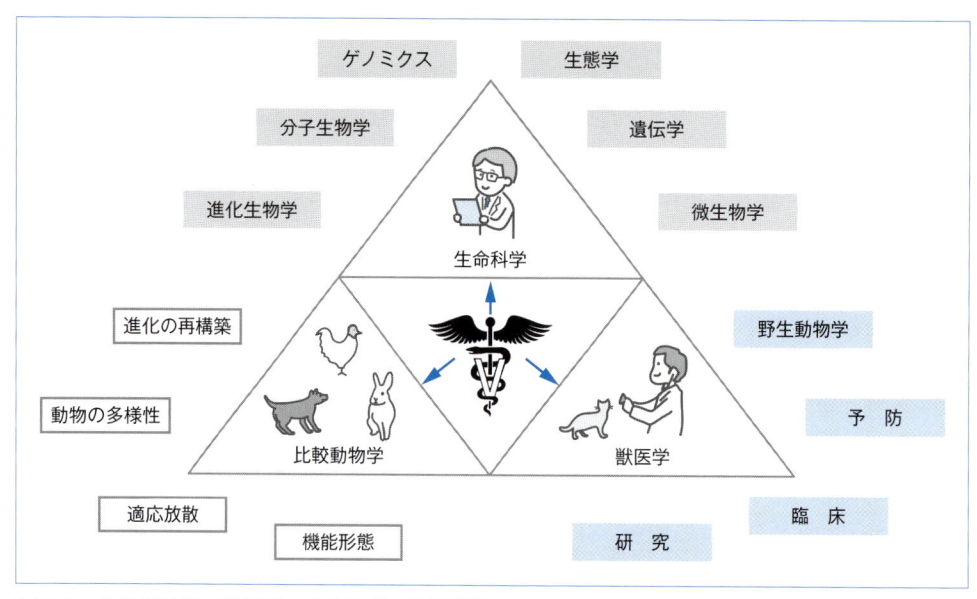

図 6-1　比較動物学，獣医学，生命科学の相互関係
図は，比較動物学，獣医学，生命科学の関係を表している。三角形のそれぞれの角は，いずれかの科学を表しており，矢印はそれらと獣医師のつながりを示している。中央にあるのは，カドケウスの杖と蛇をあしらった獣医師のアイコンである。

診断し治療するために，比較動物学と生命科学の両方から知識を得ている。生命科学は，比較動物学と獣医学で扱われる動物を含む，すべての生物を支配する「生物学的原理」を理解するための基礎を提供する。

4. 比較動物学，獣医学，生命科学の相互関係

　比較動物学，獣医学，生命科学の相互関係は多面的で多様であり，重要である。これらの分野は様々なかたちで相互に関連しており，それぞれがほかの分野に貴重な見識や専門知識を提供している。ここでは，これらの分野の相互関係の例を紹介する。

a. 生物の多様性と進化

　比較動物学の特徴は前述のとおりで，生物が長い時間をかけてどのように進化・分岐し，環境に適応してきたかを理解するのに役立つ。この知識は自然界を理解する上できわめて重要であるだけでなく，動物種が様々な形質や適応性をどのように発達させてきたかの洞察を提供することで，獣医学の理解にも役立つ。

　感染症学分野では，一般に約 40 億年前～5 億 4,000 万年前の期間(先カンブリア時代)に出現した生物群を病原体と呼び，最後の 5 億年間(カンブリア紀からオルドビス紀・シルル紀以後)に出現した動物群を宿主というように，対立する 2 群に分けることがある。例えば，細菌や真菌などを病原体，動物を宿主とする分類である。しかし，生物学的には病原体と宿主を厳密に分けることはできず，このような分類は必ずしも正しい視点でない可能性があり，注意が必要である。感染症学を学ぶ際には，分類の背景を理解することが重要である。

b. ワンヘルス研究

　ワンヘルス研究は，人の健康，動物の健康，そして環境の健全性の相互関係を研究する比較的新しい分野である。比較動物学，獣医学，生命科学の 3 分野のすべてが，ワンヘルス・アプローチに不可欠である。動物と人のあいだに蔓延する人獣共通感染症に対処するために協力しあい，生態系，動物，人のあいだの複雑な相互作用を理解するために，一丸となって取り組んでいる。

c. 医学的知識と動物の健康

　獣医学では，動物の疾病を予防，診断，治療するために，比較動物学と生命科学の両方から多くを学ぶ。比較動物学は獣医学に対し，動物の診断や治療に不可欠な，種を超えた正常な解剖学的・生理学的特徴を理解するための基礎を提供する。生命科学は，疾病の根本的な生物学的メカニズムや，進化に伴うメカニズムの変化の知識を提供し，効果的な治療法や予防法の進展に貢献する。

d. 研究のためのモデル動物の選択と理解

　比較動物学は，医学研究を含む科学研究で使用されるモデル動物の選択と理解に貢献する。人と似た解剖学的・生理学的特徴をもつ動物は，人の疾病を研究したり，医療介入をテストしたりするための貴重なモデルとなる。獣医学は，このようなモデル動物を維持・管理し，研究期間中の健康を確保する役割も担っている。

e. 研究と進歩

　比較動物学を含む生命科学研究は，動物と人の健康の両方に役立つ医学的知識と技術の進歩につながる。遺伝学，ゲノミクス（ゲノム科学：ゲノムの構造や機能に関する学問分野），生理学などにおける発見は，動物や人のための新しい予防法，治療法，診断ツールの開発に貢献する。

f. 倫理的配慮

　比較動物学や生命科学の研究では，動物を使用することが多い。獣医学は，研究環境における動物の倫理的な扱いとケアを保証する。獣医師は研究者と協力し，動物が人道的に扱われ，倫理的指針が遵守されるように努める。

g. 保全と野生動物の健康

　比較動物学は獣医学に対し，野生動物の保護活動に不可欠な，様々な動物種の生態に関する洞察を提供する。獣医師は，飼育動物や野生動物の健康維持に重要な役割を果たし，生物の多様性と希少動物の保全戦略に貢献する。生命科学は，生態システム内の生態学的関係や健康動態を究明し，保全活動に必要な情報を提供している。

　これらの分野は生態システム学ともいうべき学問分野を形成しており，普遍性と専門性がそれぞれの分野をダイナミックに行き来することで，地球上の生命に対する理解を深め，動物，人，そして生態系の健康と安寧に貢献している。比較動物学，獣医学，生命科学の協力的な取り組みは，複雑な生物学的・医学的課題に取り組む上での学際的アプローチの重要性を強調している。

第 6 章

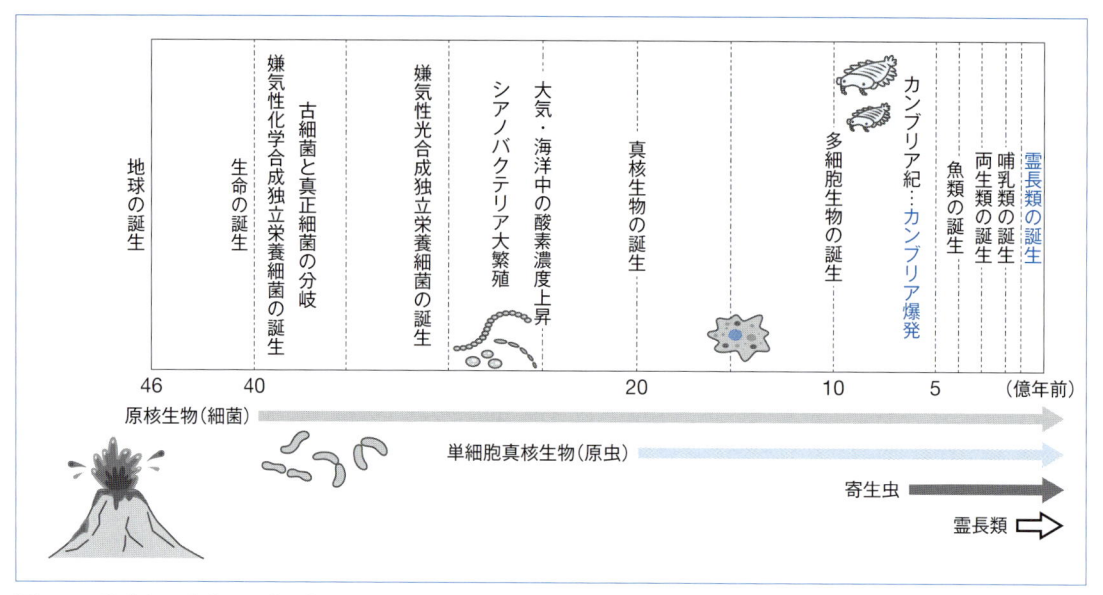

図 6-2　地球上の生命の歴史の概要
地球上における生命の歴史（生物の多様性）と人類を含む霊長類が出現するまでの時間的な関係を示す。図から分かるように，生物史からみると人類は，ごく最近に霊長類の一種として発生した存在である。

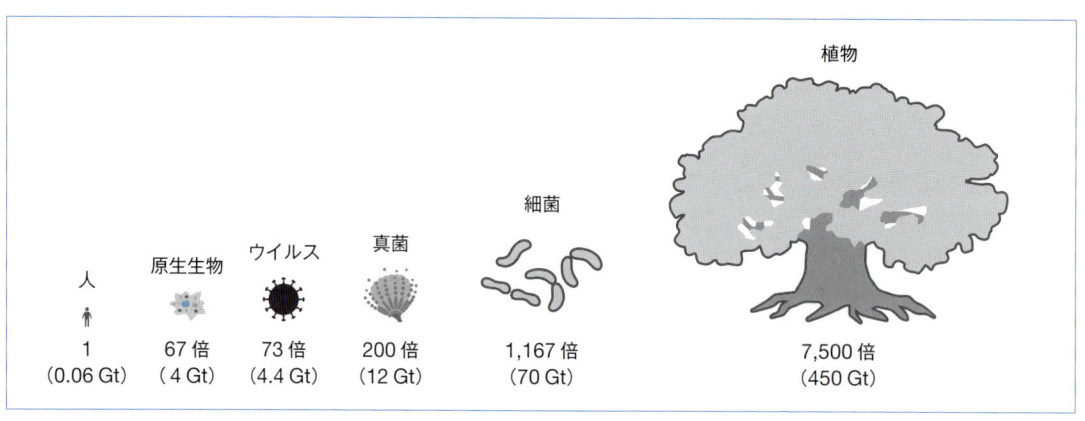

図 6-3　炭素（C）重量に換算した地球の生物群
図は，各生物が地球上の生物群の中で占める重量を表している。地球上の生物の存在量をくらべるときに，蛋白質，糖鎖，脂質等の基盤要素である「炭素」に換算する方法がある。人を 80 億人，平均 40 kg とすると総重量は，$8 \times 10^9 \times 40\ kg = 3.2 \times 10^8\ t = 0.32\ Gt$ となる。このうち炭素は約 18% なので炭素重量に換算すると，$0.058\ Gt ≒ 0.06\ Gt$ となる。ほかの生物種と人をくらべると，原生生物は 67 倍，ウイルスは 73 倍，真菌は 200 倍，細菌は 1,167 倍，植物は 7,500 倍，人より多く存在していることが分かる。

文献 1，2 より引用・改変

5．比較動物学，獣医学，生命科学における人の立ち位置

　こうしたことを踏まえて，次に人の立ち位置を理解するための 2 つの図を示す（図 6-2，図 6-3）。人が地球の時間軸（時間）と地球上の存在重量（空間）でどのような立ち位置にいるのかを相対的に理解しておくことは，この章のはじめに述べたように，獣医学にとって非常に重要なことである。

　生命の歴史については図 6-2 に示したとおりで，地球が誕生して約 46 億年，生命が誕生してから約 40 億年といわれている。最初の 20 億年は細菌（モネラ界）だけの世界であったが，地球環境の変化とともに細菌は分岐し，多様化した。有機物も酸素もない世界で最初に誕生したのは嫌気性・好熱性の

化学合成独立栄養細菌であり，これは深海の熱水噴出孔周辺に現存する細菌に類似している。その後，有機物を分解し嫌気的に増殖する細菌（発酵細菌）が出現した。まもなく，光合成により糖と酸素を合成する光合成独立栄養細菌（シアノバクテリアなど）が現れた。その後，大気や海洋の酸素濃度が高まり，好気性従属栄養細菌が繁栄した。こうして，細菌の食物連鎖と生分解の資源循環が確立された。

　単細胞の真核生物（原生生物界）は約 20 億年前に出現し，細菌と原生生物はその後の 10 億年を生物資源（バイオマス）の循環に費やした。単細胞の独立栄養生物として藻類が光合成を行い，従属栄養生物としてアメーバや鞭毛虫などが貪食作用によって細菌群を餌とし，また，細菌によって生分解されることで，共存共栄の環境循環を実現した。その後 5 億年をかけて，単細胞生物は，収集・編集した膨大な細菌群のゲノムや遺伝子を異なる機能をもつ細胞に分化させ，多細胞化した。細菌，原生生物，単純な多細胞生物の世界はエディアカラ紀まで約 5 億年間続いた。

　5 億 4,000 万年前のカンブリア紀のカンブリア爆発を経て，高等多細胞生物である動物や植物が出現した。5 回の大絶滅を乗り越え，4〜3 億年前にかけて水生生物から陸上生物（陸生動植物）となり，繁栄を遂げた。

6-2. 獣医師がかかわる生命科学研究

　獣医師は，動物が関与する様々な生命科学研究において不可欠な存在である。獣医師の専門知識は，動物の倫理的な扱いと健全性を保証すると同時に，研究の科学的な厳密性と完全性に貢献する。次に，生命科学研究において獣医師の関与が必要とされる具体例を紹介する。

1. 生物医学研究

　獣医師は，疾病の理解，治療法の進展，医療介入のテストに重点を置く生物医学研究に関与する。人の疾病のモデル動物，薬物試験，遺伝子治療や幹細胞移植のような治療の研究において，獣医師は重要な役割を担っている。また，新薬の有効性や化学物質の安全性を評価する研究においても，獣医師は動物に物質を投与し，その影響をモニタリングすることで人の健康に貢献する。

2. 感染症研究とワクチン開発

　獣医師は，感染症の伝播，進行，治療を調査する研究に貢献する。疾病のメカニズムを理解し，ワクチンや治療法をテストするために，モデル動物を使用することもある。また，獣医師は動物および人の疾病に対するワクチンの開発とテストにおいて，製剤化，投与，免疫反応の評価などの過程で重要な役割を担っている。

3. がん研究

　がん研究は，医学分野の中で最も注力されている分野といっても過言ではない。獣医師は，がんの生物学的理解を深め，新しい治療法を検証し，化学療法，放射線等の物理療法や免疫療法などの治療法を開発するために，モデル動物を使用したがん研究に携わっている。

4. 神経科学と再生医療

　神経系に関連する研究において，獣医師は神経疾患，高次脳機能，精神疾患に対して将来性のある治療法を調査するために，モデル動物等を用いて研究に貢献している。さらに獣医師は，組織工学，臓器移植，再生療法を含む研究に不可欠である。

5. 遺伝学とゲノミクス

　獣医師は遺伝性疾患の研究において，研究者が形質の遺伝を理解し，遺伝的介入法を開発するのを支援する。

6. 行動学，生態学・環境学研究

　獣医師は，動物の行動，認知，および情緒的健全性にかかわる研究に貢献している。こうした知見から，動物を適切な環境で飼育し，ストレスを最小限に抑える研究プロトコルの使用を保証する。また，自然の生息地における動物集団の健康状態や相互作用を調査する研究に携わる。疾病の発生を追跡し，移動パターンを研究し，環境変化の影響を評価する。

7. 動物学，野生動物研究

　獣医師は，飼育下または野生の動物を対象とした，疾病，個体群動態，繁殖生物学の研究，および保全戦略に貢献している。

8. 比較動物学と発生生物学

　獣医師は，様々な種間の解剖学的・生理学的な違いを調べる比較動物学研究の一翼を担っている。これらの研究は，進化的な適応や生物医学的応用に関する洞察を提供する。また，獣医師は，胎子発生など，胚の分化過程を調査する研究に貢献している。

9. 栄養・代謝と老化

　獣医師は，多様な動物種の栄養，代謝，肥満，加齢，老化に関連する研究に携わっている。食事や代謝異常が健康や寿命に及ぼす影響を評価する。

6-3. 橋渡し研究

　橋渡し研究(トランスレーショナル研究)は，実験室での科学的発見を臨床現場での実用的な解決策に応用することを目的としている。この過程は，疾病の理解を進め，新しい治療法を開発することで，医学と獣医学の両方に利益をもたらす。

1. 橋渡し研究の例

　医学と獣医学の両方に関連する主要な橋渡し研究分野の例をいくつか紹介する(図6-4)。

a. がん治療

　がんにおける橋渡し研究は，腫瘍の特定の分子経路を標的とした新規治療法(分子標的薬)の開発や新しい治療法の展開に重点を置いている。これらは人と動物の両方に利益をもたらす可能性があり，獣医師は，新しいがん治療の臨床試験に携わることがある。

b. 幹細胞治療

　幹細胞の研究は，人と動物の再生医療や組織工学に関係している。橋渡し研究では，脊髄損傷，変形性関節症，心疾患などに対して，人と動物とでどのように幹細胞が使用・適用されうるかを研究している。

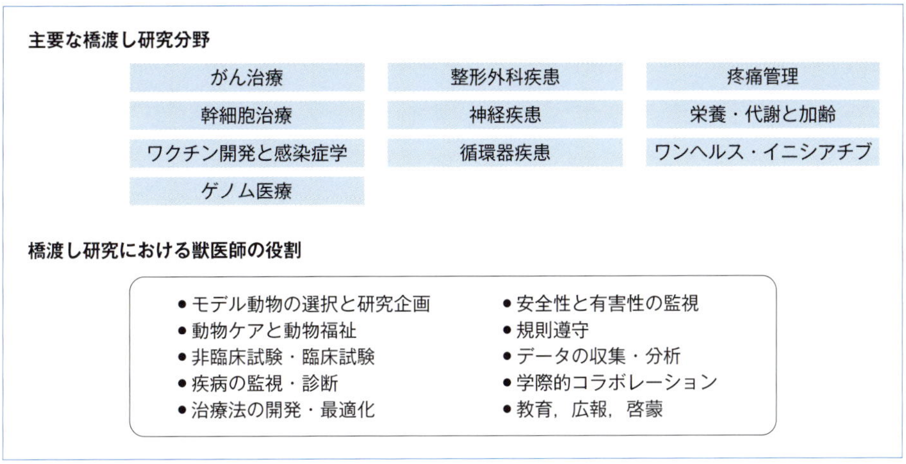

主要な橋渡し研究分野

がん治療	整形外科疾患	疼痛管理
幹細胞治療	神経疾患	栄養・代謝と加齢
ワクチン開発と感染症学	循環器疾患	ワンヘルス・イニシアチブ
ゲノム医療		

橋渡し研究における獣医師の役割

- モデル動物の選択と研究企画
- 動物ケアと動物福祉
- 非臨床試験・臨床試験
- 疾病の監視・診断
- 治療法の開発・最適化
- 安全性と有害性の監視
- 規則遵守
- データの収集・分析
- 学際的コラボレーション
- 教育，広報，啓蒙

図 6-4　橋渡し研究

c. ワクチン開発と感染症学

　ワクチンの開発は橋渡し研究の典型的な例である。特に人獣共通感染症（狂犬病，インフルエンザなど）に対処する場合，動物と人のワクチンは類似点が多く，その有効性や安全性に関する情報の共有ができる可能性がある。

　感染症学の橋渡し研究は，疾病のメカニズムの理解，診断法の開発，治療法の考案を目的としている。動物に影響を与える疾病の研究により，人の同様の疾病（またはその逆）に関する洞察を得ることができる。例として，羊のスクレイピーとフォレ族（パプアニューギニア）のクールー病，牛海綿状脳症（BSE）と人の変異型クロイツフェルト・ヤコブ病（vCJD）などがある。

d. ゲノム医療

　ゲノミクスの進歩は医学と獣医学の両方に応用できる。ゲノミクスにおける比較研究は，様々な動物種の疾病の根底にある遺伝的要因を特定するのに役立ち，個別化された治療法の開発や新しい治療法の展開につながる。

e. 整形外科疾患

　整形外科分野における橋渡し研究は，骨や関節の疾患に対する新しい手術手技，インプラント，治療法の進展に焦点を当てている。獣医整形外科学の進歩は，人の整形外科医療における同様の進歩につながる可能性がある。

f. 神経疾患

　てんかんや神経変性疾患などの神経疾患の研究は，医学と獣医学の両方に関連することが多い。疾患モデル動物は，研究者が疾患のメカニズムを理解し，潜在的な治療法を検証するのに役立つ。

g. 循環器疾患

　人の臨床医学において，循環器疾患の治療法に関する研究は，近年最も進歩した分野といわれる。獣医師は，橋渡し研究として，動物の心臓・血管の状態の研究に携わっている。

h. 疼痛管理

医学と獣医学の双方において，疼痛管理に関する橋渡し研究は有益である。痛みを和らげるための新しいアプローチや，慢性的な痛みに対する治療法は，人に応用される前に動物で研究することができる。

i. 栄養・代謝と加齢

栄養学的研究，加齢・老化に関する研究は，動物と人の健康の両方に影響を与える。食事や加齢が動物の健康と代謝にどのような影響を与えるかを理解することで，動物と人の栄養改善，加齢性疾患や老人病の減少に役立つ知見を得ることができる。

j. ワンヘルス・イニシアチブ

ワンヘルス・イニシアチブは，人，動物の健康，環境の健全性が相互に関連していることを強調している。ワンヘルスにおける橋渡し研究は，人獣共通感染症，抗菌薬耐性，人と動物の健康に影響を与える環境要因などの課題に取り組んでいる。

これらの例は，橋渡し研究が種を超えた知識，技術，治療法の交換を促進することで，医学と獣医学の双方にどのような利益をもたらすかを示している。この協力的なアプローチにより，すべての人の健康状態を改善する革新的な解決策が図られる。

2. 橋渡し研究における獣医師の役割

獣医師は，科学的発見と臨床現場での応用とのギャップを埋める橋渡し研究において，重要な役割を担っている（図6-4）。橋渡し研究は，基礎科学研究や実験室で得られた知見を，人や動物の健康に役立つ実用的な応用につなげることを目的としている。獣医師は橋渡し研究の様々な段階でその専門性を発揮し，新しい発見がベンチからベッドサイドへ（bench to bedside：研究室から臨床現場へ），安全かつ効果的に移行できるよう貢献している。獣医師は，前述したように橋渡し研究者であるとともに，橋渡し研究において，次のような別の役割も果たす。

a. モデル動物の選択と研究企画

獣医師は，動物種の類似性，疾患の進行，治療反応などの要因を考慮した，橋渡し研究のための適切なモデル動物の選択を支援する。また，研究企画にも貢献し，研究プロトコルが実行可能で，倫理的に正しく，臨床に貢献するものであることを保証する。

b. 動物ケアと動物福祉

橋渡し研究では，新しい治療法，薬剤，または医療介入を試験するために，しばしば動物実験が行われる。獣医師は，適切な住居，栄養，エンリッチメント，獣医学的ケアを提供することにより，実験動物の福祉を確保する。また，有害な影響を最小限に抑えるため，研究期間中，動物の健康状態を監視する。

c. 非臨床試験（nonclinical studies）

獣医師は，人用の医薬品の臨床試験にも不可欠な存在である。獣医師は，新しい治療法の安全性と

有効性を評価するための動物実験の立案と監督にかかわる。これらの試験から，治療効果，副作用，最適な投与量などに関する貴重な知見が得られる。

d. 疾病の監視・診断と治療法の開発・最適化

　獣医師は，動物および人の診断ツールや検査法の開発と改良に貢献する。また研究者と協力し，新しい診断法を検証し，臨床に応用することもある。獣医師は研究者とともに，研究室で開発された治療法を試験し，最適化する。治療効果を評価し，副作用を監視し，臨床結果に基づいて治療プロトコルを調整する。

e. 安全性・有害性の監視

　獣医師は，新しい治療法や医療介入の安全性を監視する役割を担っている。また，橋渡し研究期間中に発生した有害事象や予期せぬ反応を特定し，管理する。

f. 規制遵守

　獣医師は，すべての橋渡し研究が倫理指針，規制要件，および施設のプロトコルを遵守していることを確認する。また，動物実験に必要な承認や許可の取得を支援する。

g. データの収集・分析

　獣医師は，橋渡し研究のデータの収集と分析に貢献する。治療結果の評価,動物の健康パラメーターの監視，結果の解釈に貢献する。

h. 学際的コラボレーション

　獣医師は，研究者，臨床医，その他の専門家と協力し，橋渡し研究への包括的かつ統合的なアプローチを確保する。臨床医であり科学者でもある獣医師独自の視点は,実験室での発見と臨床応用のギャップを埋めるのに役立つ。

i. 教育，広報および啓蒙

　獣医師は，一般市民，医療従事者，研究者に対し，橋渡し研究の重要性と，動物と人の健康に対するその潜在的利益について教育する役割を果たすことが多い。

　獣医師は，独自に橋渡し研究を行うとともに，橋渡し研究全体を安全かつ効果的に進めるために不可欠な存在である。獣医師がもつ動物にかかわる専門知識は，医療において，科学的知識を予防，診断，治療，転帰を改善する実用的な解決策にうまく変換することに役立っている。

6-4. 創薬研究における現状と課題，獣医師の役割

1. 創薬研究の現状およびトレンド

　創薬研究では，計算モデリング，人工知能（AI），機械学習などのテクノロジーの進歩により，潜在的な薬剤候補をより効率的に同定することができるようになった。また，近年の分子生物学の急速な進歩に呼応して，創薬研究者は，新薬の標的を同定し検証するために，分子レベルでの疾患メカニズムの理解にますます重点を置くようになっている。これには，生物学的経路，遺伝子変異，分子間相

互作用の研究が含まれる。その成功例として，生物学的製剤と個別化医療（personalized medicine）の進歩が挙げられる。最近の創薬研究のトレンドの例を次に述べる。

a．AI と機械学習

AI と機械学習アルゴリズムは，膨大なデータセットの分析，薬物相互作用の予測，蛋白質構造のモデル化，薬剤候補の最適化に使用されている。これらのテクノロジーは，人だけでは困難なパターンを特定し予測を行うことで，創薬を加速させる可能性を秘めている。

b．遺伝子編集と遺伝子治療

CRISPR-Cas9 ゲノム編集技術は，基礎研究と医薬品開発の両方に新たな可能性をもたらしている。この技術は精密なゲノム編集を可能にし，遺伝性疾患の治療法確立への扉を開いた。遺伝子治療は，欠陥のある遺伝子を置き換えたり修復したりするもので，以前は治療不可能であった状態に新たな治療の選択肢を提供するものである。

c．がんの免疫療法

免疫療法は，がんなどの疾患と闘うために免疫系を利用するもので，大きな注目を集めている。チェックポイント阻害剤，がんワクチン，CAR-T[※1]細胞療法などのアプローチが臨床試験で有望な結果を示し，がん治療に革命をもたらしている。

※1：抗原を特異的に認識する抗体由来の部分と，T 細胞受容体由来の細胞内ドメインを結合させて人工的に作製された，がん抗原を特異的に認識できる受容体をもつ分子のこと。CAR とは，キメラ抗原受容体である。

d．分子標的療法

疾患の根底にある分子メカニズムを理解することで，根本的な原因を特異的に標的とする薬剤を開発することができる。この方法では，従来の標的が広範囲に及ぶ治療と比較して，より高い有効性と低毒性化が見込める。こうしたアプローチにより，分子標的薬といわれる一群の薬が生まれた。

e．薬剤スクリーニング

ハイスループットスクリーニング（HTS）では，新薬の候補となる膨大な数の化合物から，有用なものを迅速に高効率で選別することができる。ハイコンテントスクリーニング（HCS）は，イメージングによる多変数解析手法である。

f．ナノメディシン

ナノメディシン（ナノ医薬品）とは一般に，ナノテクノロジーを製剤技術に応用してできる，ナノメートル（$1\,\mathrm{nm} = 10^{-9}\,\mathrm{m}$）サイズの構成要素（ナノ材料，実際には 3 次元なので $1\,\mathrm{nm}^3 = 10^{-27}\,\mathrm{m}^3$）をもつ医薬品である。ナノテクノロジーでは，リポソームなどのナノ粒子を薬物送達（drug delivery）する目的で研究されている。新型コロナウイルス感染症（COVID-19）の mRNA ワクチンは，このナノテクノロジーの応用により得られた結果であり，mRNA を保護して細胞内に送りこむ脂質ナノ粒子なくしてあり得ない成果であった。ナノ粒子の優れた特性を利用し，有効性の向上や副作用の軽減など，疾患の治療あるいは診断に有益な進歩をもたらすことが期待されている。

g. 個別化医療

遺伝子やその他の要因に基づいて，個々の患者にあった治療を行う。研究者たちは，患者1人ひとりにあった治療を行うために，遺伝子マーカーやバイオマーカーの特定に力を注いでおり，副作用の少ない，より効果的で的を絞った治療法の実現を目指している。

h. マイクロバイオームに基づく治療法

最近のマイクロバイオーム（人の体に共生する微生物叢）に関する研究により，健康と疾病におけるマイクロバイオームの重要な役割が明らかになってきた。その代表例は腸内細菌叢（腸内フローラ）であり，最近では，特定の有用腸内細菌を適量摂取し腸内マイクロバイオームを操作するプロバイオティクスが，全身の免疫系に影響し，様々な疾患の治療にもつながることが明らかとなり注目されている。

また，人の難治性の消化管疾患において，病原性細菌やウイルスなどの混入をなくした状態の健康な人の便を移植するという，糞便微生物叢移植（fecal microbiota transplantation：FMT）という治療法の有用性も明らかになっている。

2. 創薬研究における課題

前述のように，今日の創薬研究は長足の進歩を遂げているが，次に述べるような課題も抱えている。

a. 開発に要する期間の長さとコストの高さ

新薬の開発は複雑であり，また資源を集中しなければならず，10年以上の歳月や，数千億円の費用がかかることもある。そして，多くは開発過程で失敗する。大手の製薬企業は，失敗のリスクを軽減するためにベンチャー企業を活用するケースが多いが，日本ではあまり行われていない。

b. 標的特異性の最大化

創薬において，オフターゲット効果[※2] は本来期待しない効果であり，多くの場合，副作用につながる。これを最小限に抑えながら標的特異性を達成し，副作用を回避して治療効果を最大化することは，依然として重要な課題である。分子標的薬としての成功例はあるが，さらなる蓄積が期待される。

※2：分子標的薬などで，本来の標的(on-target)とは異なる別の分子(off-target)を阻害あるいは活性化してしまう効果。

c. 薬剤耐性の克服

抗菌薬や抗ウイルス薬，抗がん剤などが使用された結果，薬剤耐性細菌や変異ウイルス，薬剤耐性がん細胞が出現する。特に，抗菌薬の耐性発現は新薬開発との追いかけっこであり，深刻である。薬剤耐性を克服することは，創薬における重要な課題である。

d. 規制上のハードル

規制当局は，有効性と安全性を確保するため，医薬品の承認に以下のような厳格な基準を設けている。薬に副作用はつきものであるが，有効性と安全性のバランスをどう取るかについては個別に判断されるため，製薬企業にとっては難しい判断を迫られることがある。

第6章

- GMP（Good Manufacturing Practice）：医薬品[※3]の製造管理の基準
- GQP（Good Quality Practice）：医薬品[※3]の品質管理の基準
- GLP（Good Laboratory Practice）：医薬品の非臨床試験の実施の基準
- GCP（Good Clinical Practice）：医薬品の臨床試験の実施の基準
- GVP（Good Vigilance Practice）：医薬品[※3]の製造販売後の安全管理の基準
- GPSP（Good Post-marketing Study Practice）：製造販売後の調査・試験の実施の基準

※3：医療機器や化粧品等が含まれる。

3. 創薬研究における獣医師の役割

　創薬研究は，様々な病状を治療するための新薬の同定と開発を含む。この過程には通常，標的の同定，化合物のスクリーニング，非臨床試験（前臨床試験とも呼ばれる），臨床試験，薬事承認といった段階が含まれる。創薬というと人の医学というイメージがあるが，獣医師はこの分野でも重要な役割を担っている。無論，動物用医薬品の開発においては獣医師が主導的な役割を果たしている。獣医師が創薬研究全般にどのように貢献しているかを次に述べる。

a. モデル動物の開発と選択

　獣医師は様々な動物種を扱うことに長けている。対象となる人や動物の疾病を模倣した適切なモデル動物を開発したり選択したりする上で，きわめて重要な役割を担っている。これらのモデルは，人での臨床試験に進む前に，医薬品候補の化合物の安全性と有効性を試験するために使用される。

b. 非臨床試験

　人での臨床試験を行う前に，動物で非臨床試験を行い，安全性，投与量，副作用の可能性を評価する。獣医師は非臨床試験を計画・実施し，動物の健康状態をモニタリングし，結果を解釈することで貢献している。これは，GLP（Good Laboratory Practice）といわれる，試験施設の設備・機器，組織・職員，検査・手順・結果等が，安全かつ適切であることを保証するために定められた基準である。

c. 橋渡し研究

　前述したように，実験室での研究と臨床の橋渡しをする。獣医師は，疾病の生物学的側面と，実際の動物における治療の課題の両方を理解している。このような視点は，実験室で得られた知見を効果的な治療に結びつけるために不可欠である。

d. 臨床試験

　動物用医薬品の開発研究においては，有効性と安全性を評価するために動物を対象とした臨床試験が実施される。獣医師はこれらの臨床試験を計画・監督し，適切な試験デザイン，データ収集，実験動物の倫理的扱いを保証する。臨床試験は，GCP（Good Clinical Practice）に基づいて実施される。動物を対象とした臨床試験が，被験動物の福祉と安全性の確保という倫理的な配慮のもとに，適正かつ科学的に実施されることを目的として定められたものが「動物用医薬品の臨床試験の実施の基準に関する省令」である。

e. ワンヘルス研究

　獣医師は，人，動物，環境の健康が相互に関連していることを認識し，様々な動物種とその健康に関する専門知識をもっているため，この分野の調査・研究に貢献できるユニークな立場にある。医薬品研究から得られた獣医学的な知見は，時として人の医療に影響を与えることがあり（イベルメクチンなど），その逆もある。また獣医師は，人獣共通感染症をターゲットとした創薬の取り組みに貢献している。

f. 薬物販売後の安全管理

　ファーマコビジランス（pharmacovigilance）とは，販売後の医薬品の情報を収集し，分析，評価を行うことで安全性を継続的に監視するための体制のことをいう。人用医薬品と同様に，動物用医薬品が承認され上市された後，獣医師は実際の臨床現場において，その安全性と有効性を監視する役割を果たす。副作用や予期せぬ作用があれば規制当局に報告し，医薬品のベネフィット・リスクプロファイルの継続的評価に貢献する。この安全管理の過程は，GVP（Good Vigilance Practice）と呼ばれる基準に基づき実施される。GVPは，製品販売後に発生した安全性にかかわる情報の収集，分析，対応策の実施を適正に行うための指針であり，企業や関係者が遵守すべきルールを定めている。

　獣医師は，創薬研究において多面的な役割を担っており，動物の健康，疾患モデル動物，臨床試験，ワンヘルスの観点から専門知識を提供している。獣医師の創薬への関与は，獣医学を発展させ，動物，人，そして環境の健康と安寧を向上させるために不可欠である。

6-5. 獣医師が研究活動をする主な機関・施設

　獣医師が活動する研究施設は，きわめて幅が広い。主な国立研究開発法人には，国立環境研究所，国立がん研究センター，国立長寿医療研究センター，国立精神・神経医療研究センター，理化学研究所，産業技術総合研究所などがあり，このうち理化学研究所と産業技術総合研究所は特定国立研究開発法人に指定されている（表6-4）。また，地方自治体の所管では，家畜保健衛生所，食肉衛生検査所，食鳥検査センター，動物愛護センター，保健所，環境衛生研究所などがある。さらに，民間では，人用および動物用医薬品・医療機器等の開発企業，医薬品開発業務受託機関などがある。

1. 国立研究開発法人の研究施設（図6-5）

a. 国立環境研究所

　主なミッションは，環境研究業務と，環境情報の収集・分析・提供である。重点研究分野は，①地球温暖化をはじめとする地球環境問題への取り組み，②廃棄物の総合管理と環境低負荷型・循環型社会の構築，③化学物質等の環境リスクの評価と管理，④多様な自然環境の保全と持続可能な利用，⑤環境の総合的管理（都市域の環境対策，広域的環境問題等），⑥開発途上国の環境問題，⑦環境問題の解明・対策のための監視・観測の7分野である。

b. 国立高度専門医療研究センター

　厚生労働省の所管する国立高度専門医療研究センターには，がん研究センター，循環器病研究センター，精神・神経医療研究センター，国際医療研究センター，成育医療研究センター，長寿医療研究センターの6機関がある。

表 6-4　主な国立研究開発法人の沿革

名称	沿革
国立環境研究所	公害問題に関する社会的関心の高まりにより，1971 年に環境庁が設立され，その研究所として国立公害研究所の名称で発足した。その後，環境保全への対応が課題となり，1990 年に国立環境研究所と改称した。2001 年，環境省が発足し，環境省所管の独立行政法人となった。その後，2015 年に国立研究開発法人となった。
国立がん研究センター	1962 年にがん医療・がん研究の拠点となる国立の機関として創設され，日本のがん医療と研究を強力にリードしてきた。2010 年に独立行政法人となり，2015 年に国立研究開発法人となった。
国立長寿医療研究センター	2004 年に設立され，2010 年に独立行政法人となった。その後，2015 年に国立研究開発法人となった。
国立精神・神経医療研究センター	歴史は古く 1940 年傷痍軍人武蔵療養所から始まる。1978 年，療養所に神経センターが研究部門として併設された。1986 年に国立武蔵療養所，同神経センター，国立精神衛生研究所が統合され，国立精神・神経センターが設置された。2010 年に独立行政法人となり，2015 年に国立研究開発法人国立精神・神経医療研究センターに改称された。
理化学研究所	アジア初の基礎科学総合研究所として 1917 年に創立された。第二次大戦後，1958 年に特殊法人理化学研究所として再出発し，2003 年に文部科学省所管の独立行政法人に改組され，2015 年に国立研究開発法人となった。2016 年，特定国立研究開発法人に指定された。
産業技術総合研究所	2001 年，中央省庁再編に伴い，通商産業省工業技術院の 15 研究所群と計量教習所を統合再編し，経済産業省から分離して独立行政法人となった。その後，国立研究開発法人となり，2016 年，特定国立研究開発法人に指定された。

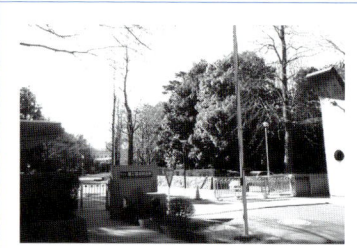

国立環境研究所
（茨城県つくば市）

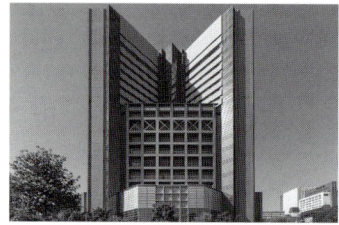

国立がん研究センター
（中央病院：東京都中央区築地）

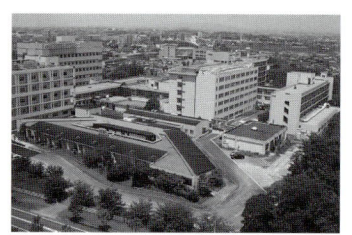

国立長寿医療研究センター
（愛知県大府市）

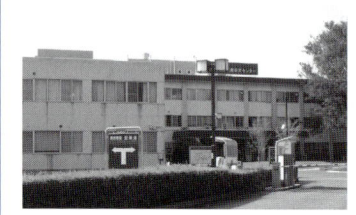

国立精神・神経医療研究センター
（東京都小平市）

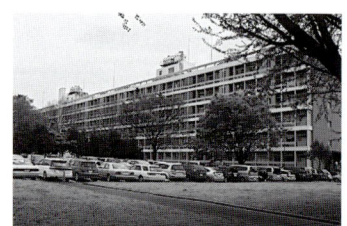

理化学研究所
（本所：埼玉県和光市）

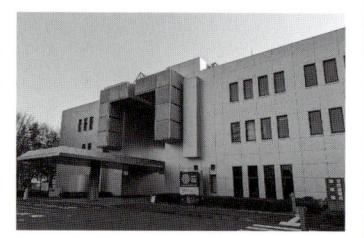

産業技術総合研究所
（本部研究拠点：茨城県つくば市）

図 6-5　国立研究開発法人の研究施設

（1）国立がん研究センター

　日本におけるがん制圧の中核拠点として，がん（悪性新生物）に関する研究，技術開発，診療，治験，調査，政策提言，人材育成，情報提供を行っている。多様な疾患モデル動物や遺伝子改変動物を用いた，先端的がん研究が行われている。

(2)国立長寿医療研究センター

「高度専門医療に関する研究等を行う国立研究開発法人に関する法律」に則り，加齢に伴う疾患の研究，調査，技術開発，医療提供，技術者研修などを行うことを目的としている。診断・治療方法の開発のため，げっ歯類から霊長類まで幅広い種の動物が，加齢性疾患モデル動物として利用されている。

(3)国立精神・神経医療研究センター

精神・神経・筋疾患，発達障害の克服を目指した研究，治療法の開発を行い，成果を高度先駆医療に提供し，全国への普及を図ることを目的としている。神経研究所は，精神・神経疾患，筋疾患，発達障害などの難病を研究対象とする。精神保健研究所は，精神医学，心理学，保健学等の多様な側面から，精神衛生に関する基礎研究，臨床研究を行う。疾患モデル動物の開発，疾患モデル動物を用いた神経疾患の発病機構解明，治療法開発などの研究も行われている。

c. 理化学研究所

日本で唯一の自然科学の総合研究所として，物理学，工学，化学，数理・情報科学，計算科学，生物学，医科学など，広範に及ぶ分野の研究を進めている。生物学，医科学分野としては，生命医科学センターのゲノム機能医科学研究部門，ヒト免疫医科学研究部門，疾患システムズ医科学研究部門，がん免疫基盤研究部門などの部門がある。生命機能科学研究センターには，構造分子生物学分野，細胞システム分野，生命モデリング分野，細胞・臓器機構分野，健康・病態科学分野，成長・発達科学分野の6つの研究分野がある。脳神経科学研究センターでは，脳が担う高次機能の動作原理の解明，精神・神経疾患の診断および治療法の開発など，日常生活の向上につながる研究を行っている。各部門・分野では，多様なモデル動物の開発，モデル動物に基づいた先導的研究も進められている。

d. 産業技術総合研究所

日本最大級の公的研究機関として，日本の産業や社会に役立つ技術の創出とその実用化や，革新的な技術シーズを事業化につなげるための「橋渡し」「社会実装」研究を行っている。

生命工学領域には，バイオメディカル研究部門，生物プロセス研究部門，健康医工学研究部門，細胞分子工学研究部門がある。情報・人間工学領域には，人間情報インタラクション研究部門，人間拡張研究センター，人工知能研究センターなどがある。また，材料・化学領域には，機能化学研究部門，化学プロセス研究部門，ナノ材料研究部門，極限機能材料研究部門，マルチマテリアル研究部門，ナノカーボンデバイス研究センターなどがある。

2. 地方自治体の研究施設

ここでは，地方自治体の研究施設における獣医師の活動内容について解説する。各研究施設の概要は，「第5章」の「5-1. 獣医畜産行政」内「5. 獣医・畜産関連の地方自治体組織・試験研究機関」を参照されたい。

a. 家畜保健衛生所

家畜の感染症予防のために，農林水産大臣の指定する家畜疾病の調査・研究，検査，診断，家畜感染症発生時における蔓延予防のための防疫措置(消毒・殺処分等)，家畜の病性鑑定，病理解剖，細菌・ウイルスなどの病原体の検査・研究，分離・同定，血液の生化学的分析などを行う。

b. 食肉衛生検査所・食鳥検査センター

　食肉衛生検査所・食鳥検査センターにおいて獣医師は，食肉・食鳥の安全性を高めることで公衆衛生の向上を図り，消費者の信頼を確保することを目指し研究を進めている。具体的に，食肉衛生検査所では，食肉に含まれる病原菌(サルモネラ属菌，大腸菌，リステリア属菌など)の検出方法の開発，食品添加物や残留物の検査，食肉の安全性に関わるリスク評価，畜産動物の疾病が食肉を通じて人間に与える影響の調査などを行う。また食鳥検査センターでは，主に家禽の衛生と安全性に焦点を当てた研究活動を行っており，家禽由来の病原体(特にカンピロバクター属菌やサルモネラ属菌)関する調査，家禽への抗菌薬使用に伴い生じる耐性菌の調査，食鳥の処理工程における衛生管理の最適化，家禽の健康管理と疾病予防に貢献している。

c. 環境衛生研究所

　環境衛生研究所において獣医師は，ウイルス，細菌，真菌，寄生虫などの病原体だけでなく，感染症を媒介する衛生動物(蚊やダニ)まで，感染症の統御に幅広くかかわる。また，「感染症の予防及び感染症の患者に対する医療に関する法律(感染症法)」に基づき，赤痢や腸管出血性大腸菌感染症などの腸管系細菌感染症，レジオネラ症や結核などの呼吸器系細菌感染症等に関する検査・研究を行う。さらに地方自治体によっては，外来種の駆除や，野生動物・絶滅危惧種の保護にかかわる調査・研究を行う。

d. 動物愛護センター

　動物の愛護管理に関する調査・研究や人獣共通感染症，保護動物の感染症・耐性菌保有状況等の調査・研究(感染症法に基づく)を行っている。

e. 保健所

　獣医師は主に，食品衛生監視員や環境衛生監視員として調査や研究に従事している。食品の検査(例えば，サルモネラ属菌や大腸菌〔*Escherichia coli*〕などの病原体に対する検査)や食中毒の調査研究などを行う。

3. 医薬品・医療機器等の開発企業

　人用および動物用の製薬企業における獣医学的研究活動は，医薬品，治療法，医療技術の開発と試験研究にかかわるものである。これらの活動は，主に人の健康と福祉を向上させることを目的としているが，動物向けの医薬品等に特化した企業もある。人向けの創薬研究と動物向けの創薬研究には類似点がある一方で，動物特有の生物学的・生理学的特性，あるいは食用動物である場合の特性から明確な相違点もある。次に，製薬企業における獣医学的研究活動の主な側面を示す。

a. 医薬品開発と臨床試験

　動物用医薬品の製薬企業は，動物用に特別に調整された新薬を開発するための研究を行う。これらの臨床試験では，注意深く監視された条件下で，動物を用いた試験が行われる。

b. 規制遵守

　人の医薬品と同様，動物用医薬品も安全性と有効性を確保するために規制要件を満たす必要がある（「医薬品，医療機器等の品質，有効性及び安全性の確保等に関する法律（薬機法）」）。製薬企業は，製品の承認を得るために規制機関と緊密に協力しなければならない。

c. 疾患特異的研究と薬剤開発

　製薬企業は，心疾患，腎疾患，関節炎，がん，感染症，加齢性疾患など，特定の動物の疾病に焦点を当てることがある。研究活動には，疾病のメカニズムの理解，診断ツールの開発，治療法の確立などが含まれる。例として，最新の動物用抗体医薬の開発も行われている。動物用医薬品には，錠剤，液剤，クリーム剤，注射剤など様々な剤型がある。効果的で動物が服用しやすい適切な製剤を研究・開発する。

d. 薬物動態学と薬力学の理解

　薬物動態学では，動物において薬物がどのように吸収，分布，代謝，排泄されるかを研究する。薬物が生体に対してどのような作用をもつかを研究するのが薬力学である。これらの過程を理解することで，適切な投与量や投与頻度を決定することができる。動物の薬物動態は薬物代謝酵素の違いから人とは異なることが多く，研究は注意深く行われる。

e. 動物用医薬品の橋渡し研究

　動物用医薬品の製薬企業の中には，動物の感染症，がん，アレルギー，加齢性疾患などに関し，人医療への橋渡し研究に取り組んでいるところもある。これにより，人と動物の双方に有益な治療法の開発につながる可能性がある。

f. 市販後調査（GVP）

　動物用医薬品が承認され上市された後は，継続的な調査が行われ，実社会における安全性と有効性が監視される。有害事象や新たな問題を，注意深く監視する。

4. 医薬品開発業務受託機関

　創薬というプロセスにおいて，以前は，製薬企業がすべての業務を自社のみで行うのが一般的であった。しかし近年では，研究の一部を医薬品開発業務受託機関（Contract Research Organization：CRO）に委託することが一般化している。CRO は，製薬企業や食品産業，バイオテクノロジー企業などに，サービスを提供する企業である。CRO にはそれぞれ得意分野があり，特色を活かしながら企業と協働作業で創薬プロセスに貢献している。CRO のサービスはかなり手広く，アイデアと資金さえあれば，バイオテクノロジー産業でないどのような企業でも新薬の開発は可能であるといわれている。このCRO においても，前項で述べたのと同じ観点から，獣医師は重要な役割を果たしている。次に，CRO において獣医師が果たす主な役割を示す。

a. 非臨床試験の企画

　獣医師は，人と動物の健康に有意義なデータを提供するために，科学的に厳密かつ倫理的な方法で試験が実施されるよう，試験のエンドポイント，投与レジメン，安全性評価について意見を提供する。

b. モデル動物の選択

　獣医師は，特定の動物種に関する専門知識を医薬品開発プロセスに活かす。動物種によって薬物に対する反応は異なるため，開発プロセスを対象動物特有のニーズや特徴にあわせて調整する役割を担う。また獣医師は，様々な動物種に関する知識を駆使して，試験に適したモデルを選択する。特定の試験に最適なモデルを選択する際には，人との生理学的類似性，疾患との関連性，倫理的配慮などの要素を考慮する。

c. 非臨床での安全性および有効性試験

　医療系 CRO において，獣医師が担う最も重要な試験研究分野である。獣医師は，人での臨床試験に移行する前に，新薬の安全性と有効性を動物で評価する非臨床試験の実施に携わる。動物に副作用がないか監視し，薬物が対象種に及ぼす可能性のある影響について洞察する。

d. データの収集・分析とそのモニタリングおよびリスク評価

　獣医師は，非臨床試験および臨床試験中のデータ収集を監督し，プロトコルが遵守され，データが正確に記録されていることを確認する。試験データを分析し，医薬品の有効性と安全性を評価する。臨床試験結果の解釈に貢献し，医薬品の潜在的なベネフィットとリスクについて，意義のある結論を導き出す。また，安全性，副作用，そのほかの医薬品との相互作用の可能性など，医薬品開発に伴う潜在的なリスクを評価する。

e. 臨床試験のサポート

　動物が関与する臨床試験において，動物の健康状態の評価，有害事象のモニタリング，試験中に発生した医学的問題への対処など，医学的監督を行う。また，臨床データの解釈に貢献し，ほかの研究者と協力して正確で有意義な結果を保証する。

f. 動物福祉と倫理的配慮に関する規制遵守

　獣医師は，すべての動物研究が倫理的ガイドラインおよび規制に準拠していることの保証を担い，医薬品開発研究に関与する動物の福祉と人道的処遇に責任を負う。これには，動物の飼育，エンリッチメントの確保，潜在的な苦痛や不快感を最小限に抑える措置の監督も含まれる。獣医師は，動物実験から臨床試験に至るまで，医薬品開発のあらゆる側面が，関連当局によって設定された規制要件を満たすよう支援する。これらの規制を理解し解釈する専門知識を提供することで，臨床試験が法的・倫理的な範囲内で実施されるようにする。

g. ほかの専門家との協力

　CRO において獣医師は，毒性学や薬理学の研究者を含む科学者や，規制の専門家と学際的なチームを形成し，連携する。医薬品開発の様々な側面を統合するために，独自の視点から貢献する。

　全体として，CRO の獣医師は，獣医学，比較動物学，研究方法論の専門知識を提供することで，医薬品開発を推進する上で重要な役割を果たしている。彼らの研究活動は，新薬が動物と人間の健康の両方を重視した方法で開発され，試験されることを保証するのに役立っている。

5. 獣医学系大学院

　獣医学系大学院は，獣医学に関連する専門の研究者を育成することを目的としている。動物の健康，福祉，および関連分野の理解を深めることを目標とした，非常に幅広い研究を網羅している。これらの活動には，獣医学および動物に関連する様々な課題に取り組むための科学的調査，実験，研究が含まれる。日本の獣医学系の大学院(博士課程)がある大学を以下に示す。修業年限はいずれも 4 年である。大学院に進学する獣医師の多くは，これらの大学院を選ぶが，医学系をはじめとする他分野の大学院に進学し，教育研究活動に入る者もいる。

- 帯広畜産大学
- 北海道大学
- 岩手大学—東京農工大学(専攻を共同で設置)
- 東京大学
- 岐阜大学—鳥取大学(専攻を共同で設置)
- 大阪公立大学
- 山口大学—鹿児島大学(専攻を共同で設置)

- 宮崎大学
- 酪農学園大学
- 北里大学
- 日本大学
- 麻布大学
- 日本獣医生命科学大学
- 岡山理科大学

　大学院での研究内容は，実際には論文作成を指導する主指導教員によるところが大きい。獣医学に限らず，医科学，生命科学の研究は極度に細分化されてきており，大学院における論文作成の段階でも高い専門性が求められる。次に，獣医師が従事する可能性のある大学院での教育研究活動の事例を紹介する。

a. 基礎研究と臨床研究

　基礎研究はもとより，臨床研究分野においても，そのかなりの部分は実験室での実験，データ分析(ベンチワーク)が中心となる。大学院における獣医師の着地点のひとつは，研究で得られた知見を，動物のみならず人を含めた臨床にも活かすことになるので(ワンヘルス研究)，基礎と臨床分野の融合が常に求められる。新しい内科的治療や外科的治療の開発を視野に入れた臨床研究でもベンチワークが主体となるが，ベッドサイドの試験まで進展することもある。基礎および臨床研究には，診断技術や医療介入の有効性の調査・研究なども含まれる。高度な画像診断法，分子検査法，疾病の迅速検出法など，新しい診断ツールや技術の開発は重要な課題である。

　一方，近年の獣医学では栄養学的な側面も重要視されるようになり，健康を維持・増進するだけではなく，疾病の予防，管理に直結する基礎研究の重要性が認識されている。様々な状況での栄養要件の調査，バランスのとれた食事の開発，栄養や成長，繁殖，治療などの全体的な健康に与える影響などについての研究が行われている。さらに，内科的治療という側面からは，薬理学研究の意味も大きい。薬理・薬効研究に加え，薬物動態や潜在的な副作用などにも着目し，薬物の動物への影響の研究を通して，創薬の研究を行っているともいえる。

b. 感染症統御の研究と疫学

　獣医学研究の重要分野のひとつとして感染症研究がある。鳥インフルエンザや重症熱性血小板減少症候群(SFTS)など，現在も流行が続く人獣共通感染症，薬剤耐性菌などがトピックであるが，人と動物と環境の接点におけるその他の健康問題の調査研究も含まれる。疾病予防に関しては，動物個体群

内や動物と人のあいだでの感染症の蔓延を防ぐ戦略に焦点を当て，ワクチン接種プロトコルの開発，検疫措置，バイオセキュリティの実践に関する研究を行う。

　さらに，動物個体群における疾病の有病率，分布，および危険因子を理解するために，疫学研究を行う。これには，野外で行われる作業や調査（フィールドワーク）も含まれ，疾病発生のパターンや潜在的な発生源を特定するのに役立つ。

c. 野生動物の行動研究と福祉研究

　この分野では，動物園，水族館の動物や，野生動物の健康，行動，保全に関する，野外での研究が中心となる。疾病の伝播，繁殖戦略，生息地の要件などを理解することに重点を置いている。動物の行動学に興味をもつ獣医師は，野生動物だけでなく，家畜や伴侶動物の社会的相互作用，コミュニケーション，認知など，様々な側面から研究する。これらの研究は，訓練，環境強化，行動障害の理解などにも応用できる。

　動物福祉の研究では，農場，実験室，家庭など，様々な環境における動物の福祉向上に焦点を当てる。獣医師は，動物福祉を向上させるため，飼育環境，ストレス要因，エンリッチメント戦略，疼痛管理技術などを研究する。

d. 遺伝学と繁殖研究

　獣医師は，動物の遺伝的基盤の知見をもとに，遺伝性疾患や疾病の遺伝的素因を研究するが，これらは人の医学にも貢献する（ワンヘルス）。遺伝学やゲノミクスは，獣医学の重要なテーマのひとつである繁殖研究にとっても不可欠な要素であり，繁殖プログラムの強化や耐病性の向上に応用される。

　繁殖生理学と繁殖技術を理解することは，動物の健全な繁殖個体群を維持するために重要である。獣医師は動物を使った受精卵移植などの生殖補助技術の研究，不妊治療の研究などにも取り組んでおり，これらもまた人の医学に貢献する。

6-6. 動物実験 `非コア` ✏️

1. ノーベル賞（生理学・医学賞）と動物実験

　1901 年に授与された第 1 回目のノーベル賞では，X 線の発見をして物理学賞を受賞したヴィルヘルム・コンラッド・レントゲンとともに，北里柴三郎とジフテリアの抗毒素血清療法を開発し，その治療法と血液中の抗体の存在を明らかにしたエミール・フォン・ベーリングが，生理学・医学賞を受賞した（研究にはモルモットや馬などを使用）。その後，2023 年までに 128 件の生理学・医学分野のノーベル賞の受賞があったが，受賞した研究の約 70％（87 件）は動物実験に基づくもの，動物実験に関連するものであった（図 6-6）。表 6-5 に，動物実験等に基づいた近年の重要なノーベル生理学・医学賞の受賞研究を示す。

2. 動物実験の歴史と 3R の原則

　実験動物の使用は古代文明にさかのぼり，医学的・解剖学的研究に使用されていた。しかし，この時代には倫理的配慮は主要な考慮事項ではなかった。ルネサンス期になると，動物の解剖が行われるようになり，人体解剖学の知識に貢献した。しかしこの時期も，動物福祉への配慮はまだ顕著ではなかった。19 世紀を迎えると生物科学が急速に発展しはじめ，研究における動物の使用が増加した。生体解剖や生きている動物への外科的処置を伴う実験が物議を醸し，生体解剖反対運動の形成につな

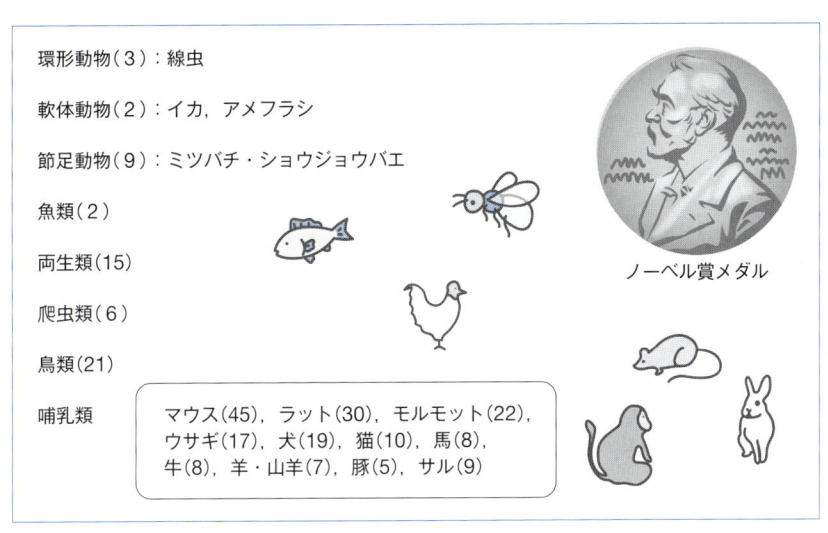

環形動物（3）：線虫

軟体動物（2）：イカ，アメフラシ

節足動物（9）：ミツバチ・ショウジョウバエ

魚類（2）

両生類（15）

爬虫類（6）

鳥類（21）

哺乳類　　マウス（45），ラット（30），モルモット（22），ウサギ（17），犬（19），猫（10），馬（8），牛（8），羊・山羊（7），豚（5），サル（9）

ノーベル賞メダル

図 6-6　ノーベル生理学・医学賞と実験動物
1901 年～2023 年までに，128 件のノーベル生理学・医学賞が授与された。受賞対象となった研究の約 70％（87 件）は動物実験がキーポイントであった。図中の（　）内の数字は，その動物を用いた動物実験によって受賞した数を示している。

文献 3 より引用・改変

表 6-5　動物実験等に基づいた近年の重要なノーベル生理学・医学賞の受賞研究

分野	年	受賞者	受賞内容
生理学	2004 年	● リチャード・アクセル ● リンダ・B・バック	主にマウスを用いた遺伝学的および行動学的実験に基づく，嗅覚受容体と嗅覚系の組織に関する研究によって受賞した。
	2014 年	● ジョン・オキーフ ● メイ・ブリット・モーザー ● エドヴァルド・I・モーザー	ラットを用いた実験を行い，脳内の位置決めシステムを構成する細胞を発見して受賞した。
感染症	2005 年	● バリー・J・マーシャル ● J・ロビン・ウォーレン	胃炎と消化性潰瘍疾患における *Helicobacter pylori* の役割の解明により受賞した。動物モデルは直接関与していなかったが，その後の因果関係を証明し治療法を開発するための研究には，スナネズミなどが用いられた。
	2008 年	● ハラルド・ツア・ハウゼン	ヒトパピローマウイルスが子宮頚がんの原因であることを発見して受賞した。この研究には，ウイルスの増殖メカニズムと，がんの発生を研究するための動物モデル（家畜や愛玩動物）の使用が含まれていた。
免疫学	1996 年	● ピーター・C・ドハーティ ● ロルフ・M・ツィンカーナーゲル	免疫系がウイルス感染細胞を認識する方法を発見して受賞した。マウスを用いた実験により，T 細胞がウイルス抗原と感染細胞表面の MHC 分子の組み合わせを認識することを発見した。
	2011 年	● ブルース・A・ボイトラー ● ジュール・A・ホフマン ● ラルフ・M・スタインマン	自然免疫の活性化に関する発見（ボイトラーとホフマン），樹状細胞の発見と適応免疫におけるその役割（スタインマン）を明らかにし，受賞した。ボイトラーとホフマンの研究では，自然免疫反応を理解するために，マウスやハエを含む様々な動物モデルが用いられた。
薬理学	2015 年	● ウィリアム・C・キャンベル ● 大村智	寄生虫による感染症に対する新規治療法を発見して受賞した。有効性と安全性を実証するため，動物（犬，家畜，鶏，げっ歯類）を用いた抗寄生虫療法の開発に関与。
	2020 年	● ハーベイ・J・アルター ● マイケル・ホートン ● チャールズ・M・ライス	C 型肝炎ウイルスを発見して受賞した。C 型肝炎ウイルスを理解し，治療法を開発するために，人以外で唯一 C 型肝炎に罹患しやすい宿主であるチンパンジーを用いた。
臨床	2010 年	● ロバート・G・エドワーズ	体外受精法の開発により受賞した。人への応用に先立ち，当初はウサギやマウス，その他の動物を用いて開発・試験された。
	2018 年	● ジェームズ・P・アリソン ● 本庶佑	負の免疫制御の阻害によるがん治療を開発して受賞した。マウスの動物実験により，免疫チェックポイントを理解する上できわめて重要であることが証明された。

第6章

表 6-6 3R の原則

代替 （Replacement）	この原則は，可能な限り動物を動物以外の代替物に置きかえることを目的とする。これには，コンピュータモデル，培養細胞，その他のシステムを用いて，動物を用いずに実験をシミュレートすることが含まれる。現在は技術の進歩により，特定の実験において動物を代替することが可能となり，動物の使用が削減されている。
削減 （Reduction）	この原則は，実験に使用する動物の数を最小限に抑えることを目的とする。これは，よりよい実験計画，統計的手法，データの共有によって達成できる。目標は，可能な限り少ない動物で意味のある結果を得ることである。
洗練 （Refinement）	この原則は，実験動物が経験する痛み，苦しみを最小限に抑えることを目的とする。これには，飼育環境の改善，疼痛緩和の提供，可能な限り最小限の害で済むようにするための手順の改良などが含まれる。

がった。20 世紀になると医学研究が加速し，研究における動物の使用は大幅に拡大した。このため，動物福祉や倫理的配慮に対する懸念が高まり，動物実験を規制するガイドラインの必要性が生じた。

3R の原則（代替：Replacement, 削減：Reduction, 洗練：Refinement）という概念は，1959 年にウィリアム・ラッセル（1925〜2006 年）とレックス・バーチ（1926〜1996 年）により，著書『人道的な実験技術の原則：The Principles of Humane Experimental Technique』ではじめて提唱された（表 6-6）。これは，科学研究における動物の倫理的使用の指針となる原則である。イギリスの動物学者であるラッセルと，微生物学者であるバーチはともに，動物を実験に使用することに伴う倫理的懸念と科学的限界を認識し，これらの問題に対処するための枠組みとしてこれを提唱した。この原則は国際的な動物実験の倫理規範として受け入れられ，現代の動物福祉基準を形成しており，研究におけるより倫理的で責任ある動物の使用を促進する上で，重要な役割を果たした。

3R の原則は，研究における動物の使用方法に大きな影響を与えてきた。多くの国で，倫理的な動物研究のための規制やガイドラインの策定を促している。施設動物管理使用委員会（IACUC）は，動物が関与する研究が 3R の原則を遵守していることを保証している。さらに，世界保健機関（WHO）やアメリカ国立衛生研究所（NIH）のような国際的な協定や組織も 3R の原則を支持し，研究での実施を推進している。

3. 動物愛護管理法と 3R の原則

a. 動物愛護管理法の概要

「動物の愛護及び管理に関する法律（動物愛護管理法）」は，動物の福祉を保護し，適切な管理を推進することを目的とした法律である。動物愛護管理法は 1973 年に制定されたが，ペットブームや社会の変化に伴い，動物福祉に対する意識が高まり，法律の改正が求められるようになった。1999 年の法改正により動物愛護管理法に変更され，より包括的な動物福祉と管理の枠組みが設けられた。以降，動物の福祉をより重視する方向で，数回の改正が行われている。また，動物愛護管理法の所管は 2001 年の環境省の発足に伴い，総理府から環境省に移管された。

b. 動物愛護管理法の内容

(1)主な内容

①動物の愛護：動物を虐待する行為や過度な負担を強いる行為は禁止されており，動物が適切な環境下で飼育されることを確保すること，疾病にかかったり怪我をしたりした動物には適切な

治療を提供することが必要とされる。

②飼い主の責任：飼い主には，動物の健康と安全を確保するための適切な飼育管理を行う責任，動物が逸走したり，他人に危害を加えたりすることがないよう管理する責任がある。

③動物取引の規制：動物取引業者に対する登録制度が導入されている。また，適切な取引の基準の遵守と適切な環境の維持が必要とされる。

④啓発活動と教育：国と地方公共団体は，動物の愛護と適正な飼育に関し，地域，学校，家庭での教育と，広報活動を通じた普及・啓発が求められている。

(2) 3R の原則についての記載

3R の原則について，環境省は動物愛護管理法の中に，次のように記載している。

● 動物を教育，試験研究又は生物学的製剤の製造の用その他の科学上の利用に供する場合には，科学上の利用の目的を達することができる範囲において，できる限り動物を供する方法に代わり得るものを利用すること，できる限りその利用に供される動物の数を少なくすること等により動物を適切に利用することに配慮するものとする（第 41 条）。

また，「実験動物の飼養及び保管並びに苦痛の軽減に関する基準」では，次のように記載されている。

● 実験等の目的の達成に支障を及ぼさない範囲で，麻酔薬，鎮痛薬等を投与することにより，（中略）できる限り実験動物に苦痛を与えないようにする（洗練：苦痛軽減）とともに，保温等適切な処置をとること。

このように，3R の原則は動物愛護管理法の精神にも影響を与えており，研究や教育における動物の利用を適切に管理し，動物への苦痛を最小限にするための方針として取り入れられている。また，環境省は，動物実験に関するガイドラインの設定や監督を行うことで，3R の原則が研究現場でも実施されるよう努めている。これにより，動物愛護管理法の目的と 3R の原則が連携し，動物福祉の向上と科学研究の倫理性の確保が図られている。

4. 動物実験等における獣医師の役割

実験動物施設における管理獣医師は，獣医学的な専門知識を活かし，実験や研究で使用される動物の倫理的な扱い，獣医学的ケア（veterinary care），安寧（wellbeing）を保証する重要な役割を担っている。ここでは，実験動物施設での研究において獣医師が果たす，重要な役割をいくつか紹介する。

a. 動物福祉

管理獣医師は，研究にかかわる動物の福祉に責任をもつ。実験動物が倫理的かつ思いやりをもって扱われるように努め，その身体的・心理的ニーズに対応できるようにする。これには適切な住居，栄養，エンリッチメントの提供，ストレスの最小化などが含まれる。

b. 研究デザインと倫理的監督

研究者が適切なモデル動物や研究プロトコルを選択できるよう支援することで，研究デザインに貢献する。また，研究が動物実験に関する倫理指針や規制基準に則っていることを確認する。

第 6 章

c. 健康ケアと疾病モニタリング

　実験動物の健康状態を監視し，定期的な健康チェックを行い，獣医学的な問題が発生した場合には診断と治療を行う。また，動物の健康を維持し，疾病が研究結果に及ぼす潜在的な影響を最小限に抑えるため，疾病予防対策を実施する。感染症や疾病を伴う実験では，管理獣医師は疾病モニタリング，封じ込め，予防措置を行い，動物間での疾病の蔓延を防ぎ，バイオセキュリティを維持するために活動する。

d. 麻酔・手術と疼痛管理

　外科的処置や介入を伴う研究では，麻酔の管理，手術の実施，動物の安寧を確保するための術後ケアを担当する。また，実験処置中に動物が経験する痛みや不快感を評価・管理し，適切な苦痛緩和措置が講じられていることを確認する。

e. トレーニング教育と規制遵守

　適切な動物の取り扱い，ケア，手順について，研究者や研究所のスタッフにトレーニングを提供する。関係者全員が倫理的で人道的な慣行を理解し，それに従うよう支援する。管理獣医師は，研究施設が動物実験に関する(地域，国，および国際的な)規制とガイドラインに準拠していることを確認するために活動する。これには，必要な許認可の取得も含まれる。

f. 共同研究，報告と文書化

　生物学者，遺伝学者，薬理学者などほかの研究者と協力し，それぞれの専門知識を統合し，研究が科学的に健全で倫理的であることを確認する。また，管理獣医師は動物の健康状態，治療，処置に関する詳細な記録を保持する。これらの記録は，透明性，説明責任，将来の参考のために重要である。

g. 緊急事態への対応

　獣医学的緊急事態，副作用，研究期間中の予期せぬ結果など不測の事態に対処できるよう準備する。

6-7. 教育活動と獣医師

　獣医師の教育活動は，獣医系大学だけでなく各職場や地域社会でも行われており，社会全体の動物福祉や公衆衛生の向上にも貢献している。次に，獣医師の教育における主な役割と意義を紹介する。

1. 大学等の教育

　獣医系大学などの教育機関に属する獣医師は，次世代の獣医師や関連分野の専門家を育成している。講義では，獣医学にかかわる広範な知識や技術を学生に教授し，実験・実習では学生の科学的探求心を育むとともに，実験動物や産業動物の福祉についても学ぶ機会を提供する。また，臨床現場での実習では，診断・治療技術を教授し，実際の症例を通じた問題解決能力や臨床判断力を養う。

　獣医系大学では，学外での実務経験を通じて専門知識や技術を実践的に学ぶ，インターンシップ科目が設けられている。臨床獣医師を目指す学生を受け入れる動物病院や NOSAI 家畜診療所の獣医師は，それぞれの職場で教育を遂行する。また，特定非営利活動(NPO)法人獣医系大学間獣医学教育支援機構が主催する VPcamp(Veterinary Public Health Camp)では，全国各地で，公共獣医事を担う行政機関の実務を体験できる。受け入れ機関に所属する獣医師は，家畜衛生や公衆衛生を担う現場で，高

度かつ実践的なプログラムを提供している。

　教育機関に属する獣医師は，愛玩動物看護師や実験動物技術者など，獣医関連専門家（VPP）を目指す学生の教育にも携わっている。また，医学・歯学・薬学系の教育機関では，基礎系科目や公衆衛生系科目の担当教員として，医療系人材の教育にも貢献している。

2. 大学院の教育

　大学院教育に従事する獣医師は，大学院生の研究指導を行い，修士課程や博士課程の学生に高度な研究方法や獣医学の専門的な知識を伝え，研究者としてのスキルや倫理観を養っている。獣医師としての経験を活かし，知識だけでなく現場での課題解決能力をもつように学生を指導する。また，大学院生が獣医師の場合には，ティーチング・アシスタントとして学部学生の教育の一端を担うことで，教育者としての視点を学ぶこともできる。大学院での教育活動は，次世代の獣医学教育者を含む研究者の育成に重要な役割を果たしており，獣医学教育の進歩・継承に貢献している。

3. 卒後教育

　獣医系大学附属病院等は，卒後教育の一環として免許取得後の獣医師を研修医として受け入れ，臨床研修を実施している（獣医師法第16条の2）。研修医は最新の治療法や診断技術を学び，臨床スキルを向上させることができる。さらに，附属病院の獣医師は，学内外でのセミナーや研修会といった生涯教育を行っており，現職の獣医療関係者に最新の知識と技術を伝承するよう努めている。

4. 啓発・教育活動

　獣医師は，市民向けの講座やセミナーを通じて，動物や食の安全に関する知識を一般の人々に伝え，動物福祉や公衆衛生の向上に寄与している。市民のリテラシー向上は地域社会全体の意識を高め，動物の適切な飼育や感染症の予防，食中毒の防止に役立っている。

　また，学校飼育動物にかかわる獣医師もいる。小学校，幼稚園，保育園などで飼育されている動物を学校飼育動物といい，生きた動物に触れる機会が減少した環境で育つ子供たちが，動物との触れあいを通じて，生命の尊さ，弱者をいたわる心，世話に伴う責任感，死の悲しみを理解し，生命・倫理観を育むことを目的として飼育されている。学校での動物飼育については，学校と地域の獣医師との連携が求められており，日本獣医師会が学校飼育動物支援事業を進めている。

　さらに獣医師は国際的な活動にも携わり，開発途上国では現地の獣医師に対して疾病予防や動物福祉，農業における動物管理技術を指導し，地域の発展に貢献することもある。

〈参考〉
1. Bar-On YM, Phillips R, Milo R. The biomass distribution on Earth. Proc Natl Acad Sci U S A. 2018; 115(25): 6506-6511.
2. Zarracina J, Resnick B. All life on Earth, in one staggering chart. Vox. 2018-8-15.
   https://www.vox.com/science-and-health/2018/5/29/17386112/all-life-on-earth-chart-weight-plants-animals-pnas, 参照 2025-1
3. Nobel Prizes. animalresearch. info. 2020-10-1.
   http://www.animalresearch.info/en/medical-advances/nobel-prizes/, 参照 2025-1

第6章 演習問題

6-1. 比較動物学の主な特徴として適切でないのはどれか。
    a. 動物の類似点と相違点を研究する
    b. 動物の多様性を理解する
    c. 動物群の進化の歴史を再構築する
    d. 動物の健康と医療に特化した分野である
    e. 動物の環境への適応方法を明らかにする

6-2. 実験室での科学的発見を臨床現場での実用的な解決策に応用する研究はどれか。
    a. ゲノミクス研究
    b. トランスレーショナル研究
    c. マイクロバイオーム研究
    d. ファーマコビジランス研究
    e. ワンヘルス研究

6-3. 創薬研究（医薬品開発）の非臨床試験の過程で適用される基準はどれか。
    a. GAP
    b. GMP
    c. GCP
    d. GVP
    e. GLP

6-4. 特定国立研究開発法人に属する機関はどれか。
    a. 産業技術総合研究所
    b. 家畜保健衛生所
    c. 食肉衛生検査所・食鳥検査センター
    d. 動物愛護センター
    e. 保健所

6-5. 1959年，ラッセルとバーチが提唱した3Rの原則の内容はどれか。
    a. 説明と同意，リスク対便益評価，研究対象者の選択
    b. One World, One Health, One Medicine
    c. 代替，削減，洗練
    d. 人格の尊重，恩恵，正義
    e. 人道性，公正性，中立性

6-1. 正解　d
　　　解説：d は獣医学の特徴である。

6-2. 正解　b
　　　解説：a. ゲノミクス研究では，生物の塩基配列（ゲノム）の全長を解析する。
　　　　　　c. マイクロバイオーム研究では，人の体に共生する微生物叢を解析する。
　　　　　　d. ファーマコビジランス研究では，市販後の医薬品が実際の臨床現場で使われたときの安全性と
　　　　　　　有効性を監視する。
　　　　　　e. ワンヘルス研究では，人の健康，動物の健康，そして環境の健全性の相互関係を研究する。

6-3. 正解　e
　　　解説：a. GAP（Good Agricultural Practices）は，適正農業規範または農業生産工程管理である。
　　　　　　b. GMP（Good Manufacturing Practice）は，医薬品の製造管理および品質管理の基準である。
　　　　　　c. GCP（Good Clinical Practice）は，臨床試験を実施するための基準である。
　　　　　　d. GVP（Good Vigilance Practice）は，医療機器や化粧品等を含む医薬品等の製造販売後の安全管
　　　　　　　理の基準である。

6-4. 正解　a
　　　解説：a は，特定国立研究開発法人である。b〜e は，地方自治体が所管する機関・組織である。

6-5. 正解　c
　　　解説：a. ヘルシンキ宣言では，人間を対象とした医学研究における 3 つの基本的な倫理原則として，「人
　　　　　　　格の尊重」「恩恵」「正義」を定め，この 3 原則を研究に適用する際に考慮する要件として，「説
　　　　　　　明と同意」「リスク対便益評価」「研究対象者の選択」を決めた。
　　　　　　b. 「One World，One Health」はマンハッタン原則で提唱された。「One Medicine」は，獣医疫
　　　　　　　学者のカルビン・シュワーベにより提唱された。
　　　　　　d. 人間を対象とした医学研究における 3 つの基本的な倫理原則である。ヘルシンキ宣言の内容を
　　　　　　　さらに具体的に落としこんだベルモント・レポートで定められた。
　　　　　　e. 人道支援の 4 原則は，「人道原則」「公平原則」「中立原則」「独立原則」である。

第
6
章

第7章 生物多様性と野生動物

> **一般目標**：生物多様性の保全や野生生物の保護管理などに対応する獣医師の役割を理解する。

➡ **到達目標**

1) 野生生物の保全にかかわる獣医学の概要を説明できる。

非コア ✎ …2)〜4)

2) 法獣医学の概要を説明できる。
3) 動物園の役割と生息域外保全について説明できる。
4) ブッシュミートの課題について理解する。

➡ **学習のポイント・キーワード**

環境保全学，リハビリテーション，法獣医学，国際法，条約，議定書，締約国会議（COP），生物多様性条約，カルタヘナ議定書，名古屋議定書，ラムサール条約，ワシントン条約，ボン条約，中西部太平洋まぐろ類条約，国際捕鯨取締条約，科学における動物使用の倫理原則に関する宣言，世界動物福祉宣言，人口縮小社会，野生動物管理専門員，動物園の役割，生息域外保全，ブッシュミート

7-1. 環境保全学と獣医学の関係

　環境保全学と獣医学は，相互に関連しあう分野であり，どちらも生態系・生物多様性の保持と動物の健康・安寧を守ることを目的としている。次に，各分野の特徴と，両分野の関係の概要を述べる。

1. 環境保全学の特徴

　自然環境，生態系，生物多様性の保護，管理，回復に焦点を当てている。この分野は，人の活動と地球の健全性のバランスを保つことを目的としている。環境保全学の重要な側面を表 7-1 に示す。

2. 獣医学の特徴

　動物の健康，福祉，医療に重点を置く医学の一分野である。獣医師は，伴侶動物，家畜，野生動物，さらには動物園の展示動物など，様々な動物種の疾病を予防，診断，治療する。獣医学の主な分野を表 7-2 に示す。

3. 環境保全学と獣医学の相互関係

　環境保全学と獣医学の分野は，いくつかの点で相互に関連している（表 7-3）。要するに，動物の健康と生態系の健全性を確保するために，両分野の学問が手を取りあってはたらき，地球全体の安寧に貢献しようとしているのである。生態系が健全に保たれるしくみの概要を図 7-1 に示す。

4. 野生動物保護活動における獣医師の役割

　野生動物保護活動では，野生動物の健康を確保するための保護活動と獣医学的ケアが組み合わされることがある。ここでは，その活動例と，それに関連する獣医学的要素を示す。

表 7-1　環境保全学の重要な側面

生物多様性の保持と野生生物の保護	植物，動物，真菌，細菌，原生生物など，地球上の様々な生命体を保持する。これには，生息地の損失，密猟，疾病等の脅威から野生生物の個体群を保護すること，絶滅危惧種やその生息地の保護も含まれる。
生息地の回復と持続可能な資源管理	森林伐採，環境汚染，生息地の破壊などの人の活動によって損傷または劣化した生態系を回復する。また，天然資源を枯渇させず，将来の世代まで確実に利用できるような利用方法をみつける。
気候変動の緩和	温室効果ガスの排出を削減し，気候変動が環境に及ぼす影響を軽減するために，排出削減対策や生態系の保全対策を実施する。

表 7-2　獣医学の主な分野

予防ケアと獣医療，研究	ワクチン接種，寄生虫駆除，適切な栄養補給など，疾病を予防するための対策を実施する。手術や医療介入を含む動物の疾病や怪我の診断と治療を行う。また，動物の疾病やその原因，個体や個体群への影響をより深く理解するための研究を行う。
人獣共通感染症対策	動物から人へ感染する可能性のある感染症に対処し，公衆衛生における動物の健康の重要性を認識する。
野生動物の健康管理	疾病の発生を防ぎ，生態系のバランスを維持するために，野生動物個体群の健康状態を監視し，管理する。

表 7-3　環境保全学と獣医学が相互に関連している分野

生態系の健全性の維持	健全な生態系は健全な動物個体群を支える基盤である（図 7-1）。環境保全活動は，動物の生息地や生態系の保全に役立っている。
人獣共通感染症の統御	環境の混乱やアンバランスは，動物と人のあいだに疾病を蔓延させる可能性がある。人獣共通感染症の予防と統御には，環境の保全と効果的な獣医学的ケアが必要不可欠である。
野生動物の保護と葛藤の解消	獣医師は，絶滅の危機に瀕している動物種に医療を提供したり，健康評価を行ったり，再導入プログラムに参加したりすることで，野生動物保護の一翼を担っている。他方，人と野生動物のあいだの紛争に対処するためには，しばしば自然保護活動家と獣医師が協力し，野生動物の保護と持続可能な狩猟（sustainable hunting）やジビエ料理の普及など，人と動物の双方に利益をもたらす解決策を見出す必要がある。
気候変動の影響の緩和	環境保全学と獣医学の両分野で，気候変動が動物や生態系に与える影響が懸念されている。自然保護活動は気候変動の影響を緩和し，獣医療は動物が変化する環境の状況に適応するのを助ける。

a. 野生動物のリハビリテーション

野生動物保護活動では，負傷したり，孤児になったり，疾病にかかったりした野生動物の保護と，リハビリテーションが行われる。獣医師は，動物の治療，手術，リハビリテーションを担う。また，リハビリテーションを受けた動物を野生に戻す際の監督をすることもある。

b. モニタリングと密猟防止活動

保護活動団体は，野生動物の個体数や行動を理解するための科学的調査を実施し，絶滅危惧種の保護と密猟防止に取り組む。獣医師は，研究目的で野生動物を鎮静化し，検査を支援するほか，密猟者の罠や武器によって負傷した動物の治療とリハビリテーションも行う。

c. 生息地の回復と飼育下繁殖，保全遺伝学

保護活動団体は野生動物のために自然の生息地を回復させ，保護する活動を行うとともに，絶滅危惧種を飼育下で繁殖させ，個体数を増やす。また，絶滅危惧種を追跡し，保護するために遺伝子解析を利用する。獣医師は，復元された生息地における野生動物の健康状態を監視し，環境の変化により

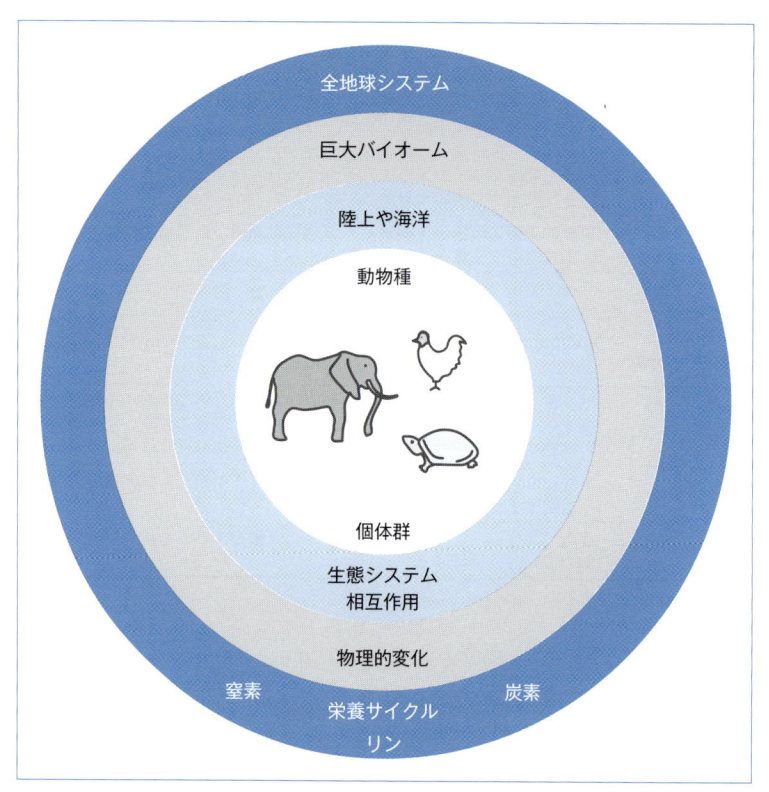

図 7-1　生物地質化学物質循環のしくみ

大型脊椎動物叢（メガファウナ）により引き起こされる重要な生態学的過程には，①種子の長距離拡散，②草食動物による植物群落の採食・放牧，③物理的撹乱，④大型肉食動物による捕食などがある。メガファウナによる大規模な物質の移動は，排尿や排便の際，また死んで分解される際に起こり，窒素（N）やリン（P）などの栄養塩が陸上や海洋に移動する。これらの過程は相互に作用しあい，巨大バイオーム（アマゾン川流域など）や全地球スケールでの生物地質化学物質循環（bio-geo-chemical cycle）を駆動している。メガファウナの減少・絶滅はこれらの過程に大きな影響を与え，その結果，バイオームや全地球システムでの栄養塩の流れが大幅に減少している。なお，メガファウナによる物理的撹乱の事例としては，ゾウによる森林破壊，バイソンによる草地の破壊，カバによる河川環境の改変（河川の底の踏み固め，糞による過栄養化），シロサイによる低木林の植生破壊などが挙げられる。

影響を受けた動物を治療するとともに，人工授精や獣医学的ケアを含む飼育動物の健康と繁殖の管理を行う。さらに野生動物から遺伝子サンプルを収集・分析し，個体群動態を把握することで，保全戦略に役立てる。

d. 疾病管理と動物の移動・再導入

　保全活動では，野生動物個体群における疾病の発生を予防・管理し，動物を過疎地から別の地域へ移動させたり，過去の生息地に再導入したりする。獣医師は，野生動物の疾病のモニタリングと治療，必要に応じてワクチン接種，検疫措置を遂行し，健康評価や疾病のスクリーニングなど，移動の過程における動物の健康と福祉を確保する。

e. 地域社会の教育とアウトリーチ（外部支援）

　保全活動の一環として，地域社会に野生動物保護の重要性を伝え，認識を高める教育を行う。獣医師は，野生動物と家畜の健康管理に関する知識を提供し，人獣共通感染症のリスクや適切な管理方法について地域住民を指導することで，野生動物と地域社会の共生を支援する。

f. 救助と対応チーム

　自然災害や人と野生動物との衝突の際，窮地に陥った動物を救助するため，迅速に対応チームを動員する。獣医師は，緊急事態において，負傷したり苦痛を受けたりした動物に即座に医療処置を施す。

　このように，野生動物保護と獣医師の活動には密接なつながりがあり，獣医師は，地球の生物多様性保全を目的とした保全活動において重要な役割を果たしている。

5. 野生動物等における法獣医学の役割（図7-2）　非コア

　法獣医学（veterinary forensics）は，動物に関連する犯罪を調査し解決するために，獣医学と法医学技術を組み合わせた専門分野であり，伴侶動物から野生動物までを対象とする新しい獣医学分野である。法獣医学は「獣医法医学（forensic veterinary medicine）」ともいわれることがある。法医学とは，主として法律に関連する事例の，死体の検案にかかわる学問である。死因や死の状況を明らかにするため物理・化学・生物学的分析などを行い，検案書を作成する。したがって，獣医学的立場で動物の死体を検案することを獣医法医学といってもよいと思う。しかし，法医学を医学の一分野と捉えるなら，獣医法医学よりは，法獣医学という名前の方が適切であろう。

　他方，獣医法医学を上流側，法獣医学を下流側として，両者を位置付ける考え方もある（図7-3）。前者は，動物の死因や怪我の原因を科学的に解明し，司法の場に証拠として提供する科学者の立場である。後者は，動物に関連する犯罪や紛争の調査と証拠の収集を行い，法的手続きを支援する司法に貢献する立場と捉えることができる。いずれにせよ，法獣医学（獣医法医学）は，発展の期待される新しい獣医学領域といえる。

　法獣医学の学際的なアプローチは，動物が関係する法的なケースをサポートするための証拠を発見し，情報を収集するのに役立つ。法獣医学の専門家は，動物虐待，野生動物の違法取引，動物同士の闘い（闘犬，闘鶏，野生動物同士の闘いなど），その他の動物に対する犯罪などのケースで重要な役割を果たす。次に，法獣医学の重要な側面について述べる。

a. 動物虐待調査と証拠の収集・分析

　法獣医学の専門家は動物虐待事件の捜査において，法執行機関や動物愛護団体を支援する。動物に，ネグレクト（飼養放棄）または意図的な危害などの虐待の兆候がないかを調べる。また，動物に対する犯罪に関連する物的証拠を収集し，分析する。これには DNA 分析，傷の検査，剖検（動物の検死），そのほか MRI 検査や CT 検査のような新しい法医学的技術が含まれる。

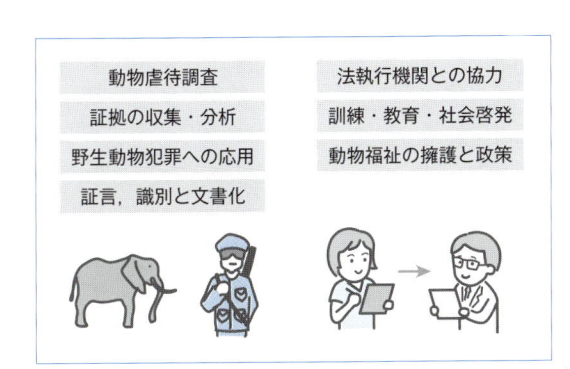

図 7-2　法獣医学の役割

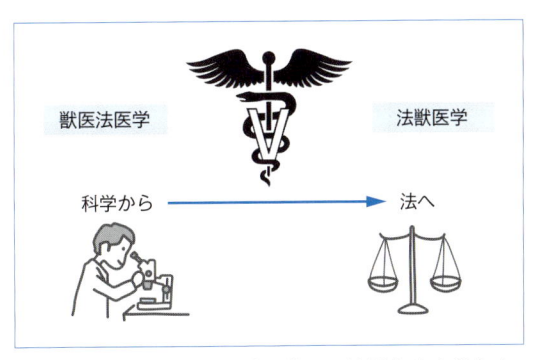

図 7-3　法獣医学を獣医法医学の下流側とする考え方

b. 野生動物犯罪への応用

野生動物の違法取引や密猟，その他の野生動物にかかわる犯罪にも法獣医学は応用されている。象牙や希少動物の皮革製品(エキゾチックレザー)，毛皮，漢方薬などの動物由来製品を識別・分析することは，当局が野生動物の密売に対抗するのに役立つ。

c. 証言，識別と文書化

法獣医学の専門家は，法廷で専門家としての証言を求められることがある。裁判官や陪審員が事件の科学的側面を理解できるよう，調査結果や解釈を説明する。また，法獣医学の専門家は，マイクロチップ，DNA 分析，歯の記録など，動物を特定するために様々な方法を用いる。適切な文書化は，「証拠保管の連鎖」を確立するためにきわめて重要である。

d. 法執行機関との協力

法獣医学の専門家は，包括的な捜査を確実にするために，法執行機関，野生動物管理官，臨床獣医師などのその他の専門家と協力することが多い。効果的なコミュニケーションは，十分な証拠を構築するために不可欠である。

e. 教育・訓練・社会啓発

法獣医学の専門家の中には，法執行機関職員，獣医師，およびこの分野のその他の関係者の研修に携わっている者もいる。これは，動物に対する犯罪を捜査する際の意識を高め，専門知識を構築するのに役立つ。また，一般市民への啓発活動を通じて，動物虐待や違法取引の防止に貢献する。

f. 動物福祉の擁護と政策

法獣医学の専門家は，動物福祉の向上に貢献し，動物の扱いに関連する政策に影響を与える。彼らの専門知識は，動物を保護するための法律や規制の策定に役立つ。

7-2. 国際法と条約，締約国会議（COP）

現在の国際法は，①成文化されたもの(条約)，②慣習によって成り立つ不文のもの(国際慣習法)，③法の一般原則により成り立っている。法学者のラサ・オッペンハイム(1858〜1919 年)によれば，国際法は文明諸国家間の関係において，国家行為を拘束する規則または原則と定義されている。しかし現在では，国家のみならず，国際機関の行動に加えて，個人(特に国際人道法や国際刑事法の適用対象)や多国籍企業(特に国際投資法の対象)の行動も，国際法によって規律されるようになった。このように国際法は，かつては国家間の関係のみを規律する法と考えられてきたが，現代では，国際社会の発展に伴い国際組織や個人の関係，これらと国家との関係を規律する法と考えられている。なお，条約に基づき具体的な活動規律などを提示するものが議定書である。

また，国際条約の運用において頻繁に開催される「COP(Conference of the Parties)」は，日本語で「締約国会議」と訳される。これは「条約を締結した国々が集まり，その履行状況を確認し，必要な対応を協議する会議」である。特に環境条約において重要な役割を果たしており，代表例として，気候変動枠組条約や生物多様性条約の COP が挙げられる。

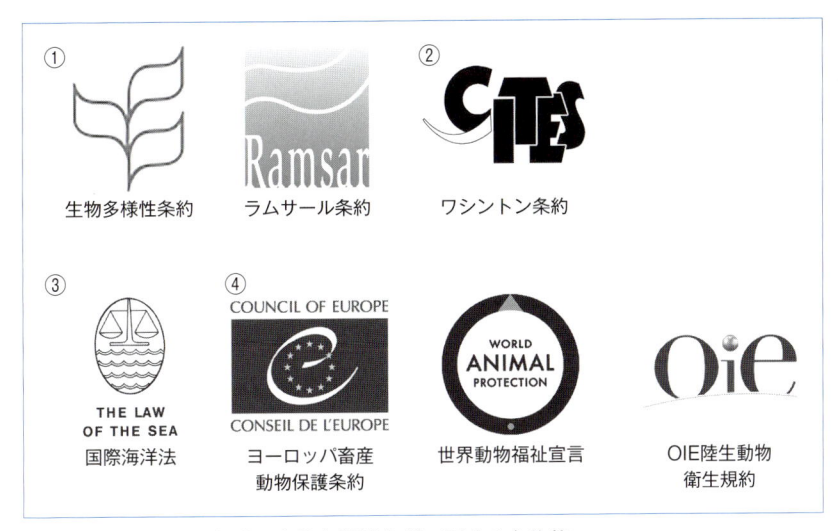

図 7-4　野生動物の保護，生物多様性などに関する条約等
①は生物多様性に関連する条約，②は絶滅危惧種の保護に関連する条約，③は海生動物の保護に関する条約，④は動物愛護・福祉に関する条約等である。

表 7-4　野生動物の保護，生物多様性などに関する重要な条約等

目的	重要な条約および宣言	関連する条約等
生物多様性の保全	生物多様性条約(CBD)は，動物だけではなく，動物を含むすべての生物を対象にその多様性の保全を目指している。また CBD は，世界レベルで生態系と種の保全のための目標を設定している。	● カルタヘナ議定書 ● 名古屋議定書 ● 名古屋・クアラルンプール補足議定書 ● 食料・農業植物遺伝資源条約 ● ラムサール条約 ● パリ議定書
絶滅危惧種の保護	ワシントン条約(CITES)は，絶滅のおそれのある動植物の国際取引の規制を目的とした最も有名な国際協定のひとつである。国際取引が野生種の生存を脅かさないようにすることを目的としている。	● ボン条約
海生動物の保護	国際海洋法に関連する条約としては国連海洋法条約があり，海洋に関する包括的な国際法の枠組みを提供し，公海における漁業の基本的な権利と義務を定めている。さらにこれに関連して，多くの条約が発効されている。	● 国連公海漁業協定 ● 中西部太平洋まぐろ類条約 ● 国際捕鯨取締条約
動物愛護・福祉の促進	世界動物福祉宣言(UDAW)は，拘束力のある条約ではないが，各国政府に対し，政策立案や立法において動物福祉を考慮するよう促している。	

1.　野生動物の保護，生物多様性などに関する条約等の全体像（図 7-4）

　野生動物やその保護に関連する国際条約や協定がいくつかある。これらの協定は主に，絶滅危惧種の保護，動物福祉の促進，野生動物保護への対応を目的としている。重要な条約等を表 7-4 に示す。

2.　生物多様性に関連する条約・議定書

a.　生物多様性条約

　生物多様性条約(生物の多様性に関する条約，Convention on Biological Diversity：CBD)は，1992年 6 月，ブラジルのリオデジャネイロで開催された「環境と開発に関する国際連合会議(UNCED)(地球サミット)」で署名された国際条約である(1993 年 12 月発効)。地球環境と生物多様性の問題に取り組むための最も重要な国際協定であり，生物多様性の喪失と生態系の急速な劣化に対する世界的な懸

念の高まりを受けて策定された。国連気候変動枠組条約(United Nations Framework Convention on Climate Change：UNFCCC)，森林原則声明とともに，地球サミットから生まれた 3 大協定のひとつでもある。その目的を，次に述べる。

①遺伝子，生物種，生態系の各レベルで生物多様性を保全する。

②生態系が現在および将来の世代に利益を提供し続けられるよう，生物資源の持続可能な利用を推進する。

③利益を公正かつ公平に配分する。遺伝資源の利用から生じる利益にアクセスし，それを共有する国と先住民の権利を認める。

　CBD は，生物多様性の損失と環境悪化という，現在進行中の課題に地球規模で取り組むための重要な枠組みである。生物多様性の保全と持続可能な開発に関連する国内および国際的な政策や，イニシアティブの形成に有用である。

b. カルタヘナ議定書

　カルタヘナ議定書(生物の多様性に関する条約のバイオセーフティに関するカルタヘナ議定書)は，CBD のもとで交渉された。1992 年 2 月に開催された CBD 特別締約国会議(コロンビアのカルタヘナ)での採択は見送られ，2001 年 1 月の同会議再開会合(カナダのモントリオール)にて採択された(2003 年 9 月発効)。現代のバイオテクノロジーによって生じた生物改変体(Living Modified Organism：LMO)の安全な取り扱い，輸送，移転に関する問題を扱う国際条約であり，CBD の補足協定として採択された。現代のバイオテクノロジー，特に遺伝子組み換え生物(Genetically Modified Organism：GMO)の環境中への放出に伴う潜在的な環境・健康リスクに対する懸念の高まりへの対応として作成された。

　カルタヘナ議定書の第一の目的は，生物多様性と人の健康に悪影響を及ぼす可能性のある GMO の安全な移転，取り扱い，利用の確保に貢献することである。GMO の安全かつ持続可能な利用を促進しながら，各国がバイオテクノロジーに関連するリスクを管理するのに役立つ重要な国際協定である。また，生物多様性を保護し，その持続可能な利用を確保するという CBD の広範な目的を補完するものである。

c. 名古屋議定書および名古屋・クアラルンプール補足議定書

　名古屋議定書(生物の多様性に関する条約の遺伝資源の取得の機会及びその利用から生ずる利益の公正かつ衡平な配分に関する名古屋議定書)は，CBD のもとで採択された国際条約である。本議定書は 2010 年 10 月に名古屋で採択された(2014 年 10 月発効)。この議定書は，遺伝資源に関して，より透明で公平な慣行の枠組みを構築することを目的としている。具体的な目的を次に述べる。

①遺伝資源へのアクセスを規制し，遺伝資源を所有・管理する提供国，先住民，地域社会から，事前のインフォームド・コンセントと相互合意条件を得るための明確な規則と手続きを確立する。

②遺伝資源の利用から生じる利益が，遺伝資源の利用者と提供者のあいだで公正かつ公平な方法で共有されることを確保する。これには，技術移転や能力開発など，金銭的および非金銭的な利益が含まれる。

③遺伝資源の保護と持続可能な管理のためのインセンティブを創出することにより，生物多様性の保全と持続可能な利用を促進する。

　名古屋議定書は，生物海賊行為(biopiracy)に関連する問題に対処し，生物多様性の保全を促進し，

遺伝資源から得られる利益が公正かつ公平に共有されることを目的とした重要な国際協定である。カルタヘナ議定書と同様，CBD の広範な目的を補完する。また 2010 年に，カルタヘナ議定書を補足するものとして名古屋・クアラルンプール補足議定書(バイオセーフティに関するカルタヘナ議定書の責任及び救済に関する名古屋・クアラルンプール補足議定書)が採択された。

d.　食料・農業植物遺伝資源条約

　植物遺伝資源の利用にかかわる条約として，食料・農業植物遺伝資源条約(食料及び農業のための植物遺伝資源に関する国際条約，International Treaty on Plant Genetic Resources for Food and Agriculture：ITPGR)が，食料安全保障の維持と持続可能な農業の促進を目的として 2001 年 11 月に採択された(2004 年 6 月発効)。この条約は，国際的な食料生産と農業における遺伝資源の重要性を認識し，それらを保護しつつ公平な利用を促進するための多国間システムという新しい枠組みを提供している。

e.　ラムサール条約およびパリ議定書

　ラムサール条約(特に水鳥の生息地として国際的に重要な湿地に関する条約)は，湿地の保全と持続可能な利用に焦点を当てた国際条約である。本条約は，1971 年 2 月にイランのラムサールで採択された(1975 年 12 月発効)。この条約は，世界中で湿地が急速に失われ，劣化していることへの懸念の高まりと，これらの生態系が生物多様性，水資源，そして人の福利にとって重要であることに対応して策定された。この条約では，湿原，沼沢地，海域などの水域を対象としており，湿地を「天然のものであるか人工のものであるか，永続的なものであるか一時的なものであるかを問わず，更には水が滞っているか流れているか，淡水であるか汽水であるか鹹水であるかを問わず，沼沢地，湿原，泥炭地又は水域をいい，低潮時における水深が 6 m を超えない海域を含む」と定義している。ラムサール条約の主な目的を次に述べる。
①湿地の保全と賢明な利用を促進し，その生態学的，経済的，文化的，およびレクリエーション的価値を認識する。
②これらの生態系の長期的な健全性を損なわないような人の活動を許容する一方で，その生態学的特性を維持するための湿地の持続可能な利用を強調している。
③多くの湿地が国境を越えて存在し，その保全には国同士の協力が必要であることを認識し，湿地の保全と管理における国際協力を推進する。
④この条約は，様々な種の動植物にとって重要な生息地である湿地生態系の生物多様性の保全と保護を目指している。
　ラムサール条約は，湿地の広域性，重要性に対する認識を高め，国内および国際レベルでの湿地の保全と持続可能な利用を促進する上で，重要な役割を果たしている。
　なお，ラムサール条約が湿地の保全を目的とした基本的な枠組みを提供しているのに対し，1982 年に採択されたパリ議定書は，ラムサール条約の枠組みを運用するための実務的な手段や手続きを整備している。これにより，条約の実施がより効果的に行われ，各国の協力を促進するための基盤が強化された。

第7章

3. 絶滅危惧種の保護に関連する条約

a. ワシントン条約

ワシントン条約(絶滅のおそれのある野生動植物の種の国際取引に関する条約, Convention on International Trade in Endangered Species of Wild Fauna and Flora：CITES)は, 野生動植物の国際取引がその生存を脅かさないようにすることを目的とした国際条約である。本条約は 1973 年 3 月に採択された(1975 年 7 月発効)。野生動植物の持続不可能な取引が, 個体数の減少や特定の種の絶滅につながっているという懸念に応えるために交渉された。野生動植物の取引が国境を越えて行われるようになり, こうした問題に対処するための国際協力の必要性が明らかになったためである。

CITES の主な目的は, 絶滅危惧種の国際取引を規制・監視し, 野生での生存を確保することである。この条約の目的を次に述べる。

①野生動植物の乱獲を防ぐためにその国際取引を規制することで, 絶滅の危機に瀕している種を保護および保全する。

②生物種の持続可能かつ合法的な取引を促進する。この取引は, 生物種の個体数や生態系に害を与えないようにしながら, その利用を可能にするものである。他方, 取引に関する法的枠組みを確立し, 野生生物の違法取引と闘うための国際協力を促進することで, 違法取引に対処する。

この条約は種の保存と取引に関する科学的・技術的な情報交換を奨励し, 締約国は, 特定の種の国際取引を許可する前に, 無害証明(Non Detriment Findings：NDF)を出す必要がある。NDF とは, 取引が種の生存に悪影響を及ぼさないことを保証するものである。

CITES は, 絶滅危惧種の違法取引の抑制に成功し, 世界の生物多様性の保全に重要な役割を果たしている。グローバル化した世界における野生生物の保全と持続可能な利用という課題に取り組む上で, 依然として重要な条約である。

b. ボン条約

ボン条約(移動性野生動物種の保全に関する条約, Convention on the Conservation of Migratory Species of Wild Animals：CMS)は, 国境を越えて移動する野生動物種とその生息地の保全, および持続可能な管理を目的とした国際条約である。CMS は 1979 年 6 月にドイツのボンで採択された(1983 年 11 月発効)。移動性野生動物種は, 移動の過程で生息地の喪失, 狩猟, 汚染, 気候変動などの脅威に直面する。CMS は, こうした種とその生息地を保全するために, 締約国に対して具体的な保護の措置を求め, 国際協力を促進する枠組みを提供している。本条約の目的を次に示す。

①移動種をその全生息範囲にわたって保全する。これには, 繁殖地や越冬地だけでなく, 動物が移動中に直面する捕獲, 狩猟, 漁獲, 環境破壊, 気候変動などの脅威への対処も含まれる。

②移動種の生存と福祉に必要な生息地の回復と維持を促進し, 生態系の保護を奨励する。特に渡り鳥の生息環境の保全を奨励し, その生態学的機能の維持を図る。

③資源としての渡り鳥の持続可能な利用が, その種の保全に不可欠であることを認識し, 責任ある狩猟や適切な資源管理の重要性を強調する。

④移動種の生態や直面する脅威を理解するため, 科学的研究, モニタリング, データ収集を支援し, 保全活動の基盤を強化する。

CMS は, 世界規模での移動種とその生息地の保全を推進する上で重要な役割を果たしている。また, これらの種が, 国境を越えて広範囲かつ複雑に移動するあいだにしばしば直面する課題に対処するための国際協力を促進し, 生物多様性と生態系の保護に貢献している。

4. 海生動物の保護に関する条約

a. 国連公海漁業協定

　1982 年 12 月に，国連海洋法条約（海洋法に関する国際連合条約，United Nations Convention on the Law of the Sea：UNCLOS）が採択された。UNCLOS は「海の憲法」とも呼ばれ，①領海，排他的経済水域（EEZ），公海などの海域区分，②海洋資源の利用と保全，③海洋環境保護，④海上航行の自由など，海洋に関する幅広い規定を定めたものであった。その後 1995 年 8 月に，国連公海漁業協定（United Nations Fish Stocks Agreement：UNFSA）が採択された（2001 年 12 月発効）。これは「分布範囲が排他的経済水域の内外に存在する魚類資源（ストラドリング魚類資源）及び高度回遊性魚類資源の保存及び管理に関する千九百八十二年十二月十日の海洋法に関する国際連合条約の規定の実施のための協定」のことで，UNCLOS を補完する具体的な協定である。

　UNFSA は，公海における跨界性魚類[※1]資源や回遊性の高い魚類資源の乱獲に対する懸念の高まりを受けて策定された。これらの資源は生態学的に重要であり，漁業に貴重な資源を提供しているが，国境を越えて移動し，複数の国によって利用されているため，その管理はしばしば困難であった。UNFSA は，こうした国境を越えて移動する魚類資源の開発に関連する課題に対処するものであり，国際漁業管理において重要な協定である。現在および将来の世代のために貴重な海洋資源を保護するため，責任ある持続可能な漁業を推進することを目的とした。

※1：ある国の EEZ とそれに接続する水域（隣国の EEZ または公海）の双方にまたがって分布する魚類のこと。

b. 中西部太平洋まぐろ類条約

　中西部太平洋まぐろ類条約（西部及び中部太平洋における高度回遊性魚類資源の保存及び管理に関する条約）は，世界で最も重要なマグロ漁業の本拠地である西・中部太平洋において，マグロをはじめとする回遊性の高い魚種の乱獲と枯渇に対する懸念の高まりを受けて，2000 年に採択された。UNCLOS の広範な枠組みを基礎とし，高度回遊性魚種に関する UNCLOS 規定の実施を目的としたもので，国際的な条約というよりも地域協定である。西・中部太平洋における回遊性の高いマグロ類とその関連種の保全，および持続可能な管理を促進する目的で策定された。中西部太平洋まぐろ類条約の具体的な内容を次に述べる。

①漁獲制限や季節的閉鎖などの保全措置を設けることにより，マグロ資源の乱獲や枯渇を防ぎ，持続可能な水準で漁業活動が行われるようにする。

②科学的データに基づく管理計画の策定と実施など，域内のマグロ漁業管理の枠組みを確立する。西・中部太平洋のマグロ資源への公平なアクセスを促進し，これらの漁業の利益が協定締結国間で共有されることを保証する。

③マグロの個体数，回遊パターン，漁業がこれらの種に与える影響をよりよく理解するための科学的調査を実施する。この調査に基づく科学的根拠によって，管理に関する決定がなされる。

④マグロ漁業が地域の経済発展やマグロ資源に依存する地域社会の生活にとって重要であることを認識し，条約の解釈や実施に関する紛争を，交渉や協議を通じて解決するためのしくみを定める。

　中西部太平洋まぐろ類条約は，西・中部太平洋におけるマグロ類の管理に関する重要な協定である。この条約は，これらの貴重な海洋資源の持続可能性を確保しつつ，責任ある利用を可能にするための地域協力の必要性を反映している。この条約の条項と協定は，状況や科学的知識の変化に適応するため，時とともに発展する可能性がある。

c. 国際捕鯨取締条約

国際捕鯨取締条約(International Convention for the Regulation of Whaling：ICRW)は，クジラの個体数の保全と管理，および世界的な捕鯨活動の規制を定めた国際条約である。ICRW は当初，20 世紀初頭に開催された一連の会議で交渉され，1948 年に発効された。この条約が発効された最大の動機は，商業目的，特に鯨油と鯨肉のために著しい数のクジラが乱獲されたことに対処するためであった。本条約の主な目的を次に述べる。

①クジラの乱獲を防止し，特定の種の絶滅の危険を減らすための措置を実施することにより，個体数を保全する。

②クジラの個体数とその状態に関する科学的助言を考慮し，捕鯨活動が持続的に行われるよう規制する。しかし，産業としての捕鯨の重要性を認識し，責任ある持続可能な慣行に重点を置きながら，その秩序ある発展を促進する。

③人道的な捕殺方法や不必要な浪費の回避など，捕鯨過程におけるクジラの苦痛を軽減するための規制を定める。

本条約は，より強力な保護措置を主張する国もあれば，より自由な捕鯨を推進する国もあり，論争や議論の対象となってきたことに留意する必要がある。長年にわたり，条約は様々な改正を経ており，その解釈も発展してきた。

国際捕鯨委員会(IWC)は，クジラの保護を確実にするため，クジラの捕獲を規制するために設立された。様々な目的で捕鯨を続けている国もあるが，IWC は捕鯨活動の管理と制限を目指し，現在も捕鯨活動の規制とクジラの個体数保全において中心的な役割を果たしている。日本は，2019 年 6 月に IWC を脱退した。主な理由は，「IWC が商業捕鯨のモラトリアムの見直しを行わず，日本は努力してきたが，その努力に報いず，遅くとも 1990 年までに行うと約束していた見直しを行わなかったこと」と説明している。

5. 動物愛護・福祉に関する条約・宣言

動物の福祉・保護に関する条約と宣言は，動物の福祉，倫理的配慮，動物の取り扱いに関連する問題に対処する法的枠組みの必要性の高まりへの対応として，時代とともに制定されてきた。次に，主なものを列挙する。

a. ヨーロッパ畜産動物保護条約

ヨーロッパ畜産動物保護条約(農業目的で飼育される動物の保護に関する欧州条約，European Convention for the Protection of Animals kept for Farming Purposes)は，動物福祉に関する最も初期の地域協定のひとつである。1976 年にフランスのストラスブールで行われた欧州評議会(Council of Europe)により採択された。この条約は，家畜の飼育，世話，処遇に関する最低基準を定めており，閉じこめ，食物や水へのアクセス，獣医学的治療などの問題に対処している。農業目的で飼育される動物の福祉を保護することを目的としている。

b. 科学における動物使用の倫理原則に関する宣言

動物実験に関するものとしては，3R の原則(1959 年，「第 6 章」の「6-6. 動物実験」内「2. 動物実験の歴史と 3R の原則」参照)やヘルシンキ宣言(1964 年)，欧州連合(EU)の実験動物指令(86/609/EEC，1986 年)などが挙げられる。ヘルシンキ宣言では，人に対する研究は，実験室における研究や

動物実験による十分な知識に基づいて行われるべきとし，動物実験の必要性を認めながらも，倫理的な配慮を求める方向性が示された。EU の実験動物指令は，動物の福祉を確保し，可能な限り動物実験を制限することを目的に定められた。

c. 世界動物福祉宣言

　世界動物福祉宣言(Universal Declaration on Animal Welfare：UDAW)は，世界動物保護協会によって提唱され，2003 年以降，この宣言を国際連合レベルで承認されることを目指したキャンペーンが展開された。2008 年には宣言への支持が拡大し，各国政府に対してさらなる支持を求めるための努力が呼びかけられた。その内容は，動物福祉の重要性を認識し，政策や意思決定において動物の福祉を考慮する必要性を示すものであり，様々な国や動物愛護団体からの支持を得た。しかし，本宣言は正式に採択された国際的な法的文書ではなく，拘束力のない，国際協定に準ずるものであるため，各国に動物福祉法の採択と施行を奨励している。

d. OIE 陸生動物衛生規約

　国際獣疫事務局(OIE〔現 WOAH〕)は，2004 年に陸生動物衛生規約の一部として，動物福祉のガイドラインと基準を策定した。これらの基準は時代とともに発展してきた。その内容には，輸送，食肉処理など，様々な状況における動物の人道的扱いに関するガイドラインと勧告が含まれている。特に，国際貿易にかかわる動物の福祉の国際基準を定めている。

　これらの条約や宣言は，動物福祉に対する認識を高め，動物の人道的な扱いを促進するための努力の表れである。範囲や実施可能性という点では異なるかもしれないが，動物福祉に関するより広範で世界的な議論に貢献し，各国の政策や慣行において動物福祉を考慮するよう促している。

7-3. 「人口縮小社会における野生動物管理のあり方」

1. 概要

　野生動物管理は，我が国の今後の獣医学教育・研究，およびその人材養成にとって重要な課題である。2019 年，日本学術会議から環境省に対して，野生動物管理についての回答がなされた。日本の現状を踏まえ，①人口減少と高齢化が顕著な地域で科学的な野生動物管理を行うための法制度の問題点と解決策，②環境・社会・経済との関係からみた野生動物問題の科学的・学術的明確化と解決策，③科学的野生動物管理システムの担い手の養成について，主に検討された。次に，この回答における提言の概要を述べる。詳細は，「人口縮小社会における野生動物管理のあり方」[1] を参照されたい。

a. 統合管理のための省庁間施策連携と自治体の専門組織力強化

　国から県，市町村・集落までを階層的にカバーする科学的計画に基づき，有害鳥獣の被害防除，個体数管理，生息地管理，持続的資源利用が統合的に実施されることが望ましいとしている。都道府県と市町村が計画・実施・モニタリングを連携して行い，また新しく専門職員として，都道府県に野生動物管理専門員，市町村に鳥獣対策員を配置することで，農政・林政担当職員と協働するしくみを構築すべきであると示されている。

b. 地域資源を持続利用するルールとしくみの必要性

捕獲野生動物の地域資源利用は，農山村の維持・活性化に寄与する可能性をもつ。食肉等として安全および持続的に利用するには，捕獲から消費までの衛生管理と食品連鎖体制（フードチェーンシステム）の構築，そして農山村コミュニティとの協働を牽引しうる「人間力」を備えた人材が必要であるとしている。

c. 放棄地を含む包括的土地利用計画のための科学と自治体・地域共同体の役割

放棄された耕作地や里地・里山等，野生動物の餌場や隠れ場所となる未／低利用地の活用を，検討・実践する科学と社会的しくみの強化が必要であるとしている。従来の手法に加え，再自然化とエコツーリズム等の活用を含め，自治体と地域コミュニティが幅広い選択肢を主体的に検討・選択し，順応的管理として実施できるようにすることが望まれている。

d. 科学的データ集積と運用のための市民に開かれた学術研究の構築

野生動物個体群の科学的情報に基づく管理のため，生息動向（分布・個体数）のデータベースや，捕獲個体等の試料バンクを，局所・広域・国土レベルの階層性空間サンプリングデザインのもとで構築することが必要であるとしている。データ蓄積の基盤を整備した上で，分析・予測・評価を担う広域科学委員会（仮称，国公設試験研究機関・大学等が参加）をブロック単位で整備することが望ましいとある。

e. 地域に根差した野生動物管理を推進する高度専門職人材の教育課程の創設

科学的研究の推進と人材の養成は喫緊の課題である。特に，野生動物管理と地域社会の諸問題を統合的に捉え，現場で解決する科学的計画立案，実践，モニタリングを担える人材（野生動物管理専門員）の養成が強く望まれる。国は，大学・大学院レベルの新たな専門教育の課程と研究の場の創設・強化，既存組織の拡充等を支援すべきであると示している。

すでに，獣医学教育モデル・コア・カリキュラム（以下，コアカリキュラムという）には「野生動物学」が組みこまれている。しかし，座学だけでなく，前述のような日本の現状に即し，新しい視点で活動できる専門家としての獣医師の養成が，国のレベルで求められていることを認識する必要があり，今後の獣医学系大学院の主要な課題と思われる。

2. 野生動物管理専門員と獣医学教育の関係

前述の回答の中で特に，獣医学と関連する部分の要約を次に示す。

a. 連携する委員会や上部組織

野生動物の管理対応の単位である「市町村」でデータを可視化することが理想的だが，自治体単独でこれを構築することはきわめて困難である。広域科学委員会が責任をもち，圏域の広域管理組織（環境省地方環境事務所・地方農政局，農林水産省森林管理局，関係都道府県等）と緊密に連携し，広域管理指針の策定など，科学を旨とした管理システム全体の構築・強化が必要であると示されている。

b. 若齢層の地域コミュニティへの参入

　人口縮小・高齢化の問題，耕作放棄地の増加や獣害の深刻化には，人口移動が間接的な要因となっている。しかし，経済的動機だけでなく，「志」や非経済的価値観に基づいて地域コミュニティに移住し，その維持と活性化に尽力する若年層人口は，問題解決の鍵である。特に，低利用地の維持・再生に欠かせない獣害対策，利用や再生に寄与できる人材が地域で活動を続けられるように，経済的支援や経済的自立に向けた支援が必須であるとしている。

c. データサイエンス教育と研究・教育の場

　野生動物被害は，複雑な社会経済を背景に発生し，中山間地域の生産活動に深刻な影響を及ぼしている。野生動物の分布や個体数動向の調査，監視，分析，予測，評価を行い，効果的な被害防止対策を講じる野生動物管理体制の強化が必要である。この科学的管理を進めるには，前述のように「生息動向のデータベース」や「捕獲個体等の試料バンク」を構築する等，徹底したデータサイエンスを基礎に据える必要があるとしている。また，野生動物とその生息環境に関する科学的理解と，地域社会が抱える諸問題とその関連性を的確に捉え，統合的に解決を図ることのできる能力を身につけた人材の養成が必要であるとしている。

d. 新規の大学，大学院の設置

　野生動物管理専門員には，地域の社会，歴史・文化，生態系，野生動物についての十分な理解と知識，実地での経験が欠かせない。大学や大学院での教育において，それらを統合的に学び，実地での経験も積めるような教育課程が編成され，提供されることが必要である。

　野生動物学をコアカリキュラムに組みこんだ獣医学教育においては，ここで指摘されているような社会科学，経済学などを含む広い視野で，IT や AI を利用した新しいデータサイエンスベースの研究と実地での経験をもつ，「人口縮小社会における野生動物管理専門員」を育てる人材の養成教育が必要とされるであろう。

第 7 章

7-4. 現代の動物園の役割 （図7-5）　非コア

　動物園は，長年にわたって大きく進化し，主に娯楽の場としての役割から，動物の保護，教育，研究，福祉などを市民に示す重要な施設へと変化してきた。

1. 新しい動物園の役割

　ここでは，新しい動物園の役割について，いくつかの重要な側面を述べる。

a. 動物に関する教育・研究

　動物園は，来園者が自然界と生物多様性保全の重要性について学べる教育機関としての役割を担っており，人，動物，環境の複雑な関係を理解するためのプログラム，展示，インタラクティブな体験を提供している。多くの動物園は，教育部門を設置し，来園者が科学と自然保護に参加できるようなプログラムを提供している。また，科学研究においても重要な役割を果たしており，動物の行動，生理学，遺伝学，繁殖に関する研究を行っている。動物園で行われる研究は，飼育動物と野生動物の両方の個体群に貴重な洞察をもたらし，保全戦略への情報提供に役立っている。

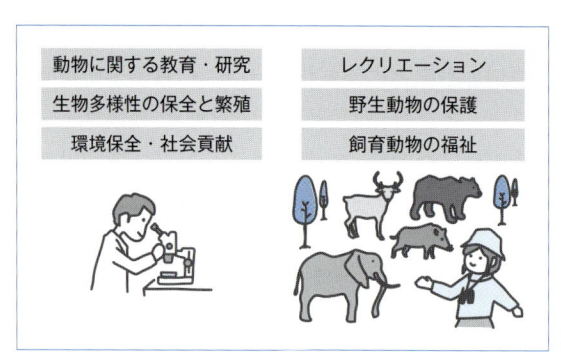

図7-5　現代の動物園の役割

b.　生物多様性の保全と繁殖

　動物園は，カリスマ的な人気をもつ巨大動物だけでなく，一般にあまり知られていない絶滅危惧種も含め，多様な種に焦点を当てていることが多い。このアプローチは，すべての種が生態系の中で役割を果たしており，全体として生物多様性が保たれているということの認識に役立つ。また，絶滅危惧種の繁殖プログラムに参加し，飼育個体群の遺伝的多様性を維持し，ときには動物を自然の生息地に再導入することもある。さらに動物園は，保護団体と密接に協力し，現場での保護活動を支援したり，野生動物が直面する脅威についての認識を高めたりする役割も担っている。

c.　環境保全・社会貢献

　多くの動物園では，イベント，ワークショップ，ボランティアプログラムなどが開催され，地域社会の自然保護活動への参加を呼びかけている。さらに，エネルギー消費，廃棄物管理，資源保護などの分野で持続可能な取り組みを採用し，環境への影響を減らすために積極的に活動している。来園者に模範を示すことで，環境に優しい行動を促している。

d.　レクリエーション

　動物園は地域社会の資源であり，人々が集う場所でもある。自然とのつながりを育みながら，家族や個人にレクリエーションの機会を提供している。

e.　野生動物の保護

　動物園は，野生動物の保護と環境問題の提唱者となることが多い。生息地の減少，密猟，気候変動などの野生動物への脅威に対する認識を高めるため，絶滅の危機に瀕している動物種を展示し，そのストーリーを共有することで，来園者に自然界を守るための行動を起こすよう促している。

f.　飼育動物の福祉

　現代の動物園は，飼育動物の福祉を最優先している。動物が適切な栄養，獣医学的ケア，充実した環境，適切な生活条件を受けられるよう，厳しい基準と指針を遵守している。動物の自然下での生息地を模倣した環境づくりに投資し，適切なケアの実践と継続的改善に取り組んでいる。

2.　動物園における獣医師の役割

　現代の動物園は，動物の保護，教育，福祉に重点を置いており，獣医師はこれらの目標を達成するために重要な役割を果たしている。動物園における獣医師の役割は，従来の獣医療にとどまらない幅広い責任を包含するように大きく進化している。次に，いくつかの重要な側面を紹介する。

a.　動物医療と予防医学

　動物園動物の疾病や怪我の診断と治療を行う。動物の全体的な健康を確保するための定期健診と予防的ケア，必要な処置のための麻酔と手術，複雑な病状の症例に対する専門家との協力などが含まれる。

　予防医学では，動物を疾病から守るためのワクチン接種プログラムの開発を行う。定期健診と動物の心身の健康状態のモニタリング，動物が適切な栄養を摂取できるようにするための栄養計画と食事管理などが含まれる。

b.　行動エンリッチメントと動物福祉

　飼育動物の自然な行動を促進するため，動物を精神的，肉体的に刺激するエンリッチメント活動を企画，実施する。動物の行動上の問題に対処し，心理的幸福を確保する。動物福祉は，動物園内で最高水準のものを提供し，生活環境の監視と改善，ケアと福祉の方針の策定と実施を行う。

c.　繁殖管理と保全活動

　遺伝的多様性を維持し，絶滅危惧種の保護を支援するための繁殖プログラムを実施する。そのためには人工授精および生殖補助技術の習得が必要となる。また，新生子ケアと哺乳期の動物の管理を行う。

　保全活動では，絶滅危惧種の繁殖および再導入プログラムへの参加，遺伝子研究のための生物学的サンプルの収集と分析を行う。野生動物の保護活動に貢献するために研究者と協力する。

d.　教育，外部支援と研究

　教育プログラム，講演，ワークショップを通じ，動物園動物の自然下での生息地，保全の課題に関する知識の共有を行うことで，野生動物保護と動物園の役割についての認識を促進する。また，動物園動物とその行動に関する科学的研究や，動物園動物に特有の疾病や健康問題の研究を実施する。これらは獣医学の発展につながっていく。

e.　緊急対応とその他の組織との協力

　自然災害や疾病の発生などの緊急事態に備え，対応する。ほかの動物園スタッフ，保護団体，政府機関などと協力し，危機における動物の安全と安寧を確保するという共通の目標を達成する。また，世界の動物園および野生動物保護団体と知識・ベストプラクティスを共有する。

3.　動物園における生息域外保全

　生息域外保全(域外保全)とは，絶滅の危機に瀕している種を生息地の外で維持・繁殖させる保全戦略のことである。この方法は，生息域内(野生)での保全努力だけでは種の存続を確保するのが不十分な場合に採用される。ここでは，動物園における域外保全の歴史，目的，事例を紹介する。

第 7 章

a. 歴史

　動物園における域外保全の歴史は古く，20世紀初頭にさかのぼるが，絶滅危惧種の窮状が明らかになるにつれ，20世紀後半に大きな注目を集めるようになった。前述のとおり，動物園の役割は，単なる娯楽から動物の保護と教育へと変化してきた。動物園は，飼育下繁殖プログラムが種の絶滅を救う上で重要な役割を果たす可能性を示した。

b. 主な目的

（1）種の保存と遺伝的多様性の維持

　域外保全の主な目的は，飼育下で生存可能な個体群を維持することで，絶滅危惧種の絶滅を防ぐことである。これは，野生で壊滅的な出来事が起こった場合の保険集団としての役割を果たすこともできる。また，飼育下繁殖プログラムは，種の遺伝的多様性を維持・増加させることを目的としている。遺伝的多様性は個体群の長期的な健全性と適応性に不可欠である。

（2）種教育と啓発，研究

　動物園は，絶滅の危機に瀕している種やその生息地，保全の重要性について一般の人々を教育するために，飼育個体群を利用している。これにより，来園者にスチュワードシップ[※2]の意識をもたせることができる。また，動物園はしばしば，飼育している動物種の生物学，行動学，遺伝学に関する研究を行っている。この研究は，種のよりよい理解に貢献し，保全の取り組みに情報を提供する。

※2：スチュワードシップ(stewardship)は受託責任やその実行者という意味をもつ言葉で，動物園においては，自然環境や野生動物を守り，持続可能な未来を実現するために，個人や社会が責任をもつ姿勢や行動をとることを意味する。自然環境の責任ある管理，地球環境を守る使命感，自然環境の守護者としての責任，自然との共生を目指した責務などを来園者に意識づけることは，動物園の教育的役割の重要な要素のひとつである。

c. 国際的な事例

　域外保全の国際的な事例を次に示す（図7-6）。このほかの絶滅危惧種についても，世界各地の動物園で域外保全が行われている。

（1）カリフォルニアコンドル

　カリフォルニアコンドルは，人工飼育によって絶滅の危機から救われた種の典型的な例である。1980年代，野生には27羽しか残っていなかったが，飼育下繁殖プログラムが開始され，その結果，個体数は大幅に増加した。野生への再導入も成功しており，現在も保全活動が続いている。

（2）クロアシイタチ

　1981年に小規模な個体群が発見されるまで，クロアシイタチは野生では絶滅したと考えられていた。飼育下繁殖プログラムが確立され，慎重な繁殖と再導入により，この種は復活を遂げた。現在も北米で最も絶滅の危機に瀕している哺乳類のひとつであるが，絶滅は阻止されている。

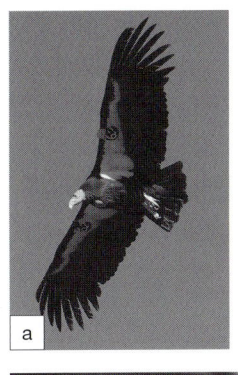
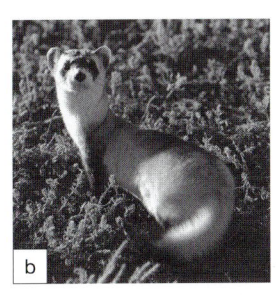
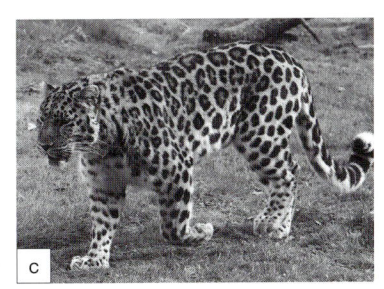
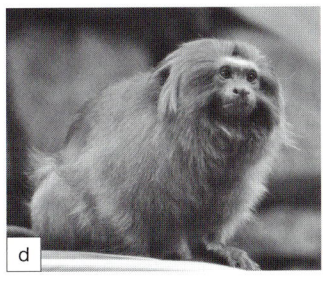
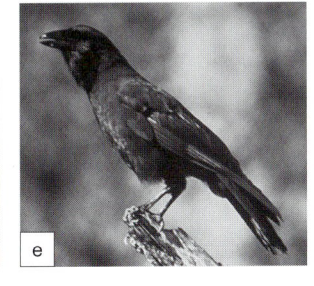

図 7-6　生息域外保全の国際的な事例
a：カリフォルニアコンドル，b：クロアシイタチ，
c：アムールヒョウ，d：ゴールデンライオンタマリン，e：ハワイアンクロウ

(3) アムールヒョウ

　最も絶滅の危機に瀕している大型ネコ科動物の 1 種であるアムールヒョウは，人工飼育の恩恵を受けている。世界中の動物園が協力して繁殖プログラムに取り組み，遺伝的多様性を維持しており，この種の生存を確実なものにしている。

(4) ゴールデンライオンタマリン

　ブラジルに生息する小型霊長類のゴールデンライオンタマリンは，深刻な生息地の喪失と分断に直面している。アメリカとヨーロッパの動物園が協力して繁殖プログラムを実施し，個体数の増加と再導入を支援している。

(5) ハワイアンクロウ

　ハワイアンクロウ（アララー）は，野生では絶滅していると考えられるが，飼育下繁殖プログラムによって個体数を増やすことに成功している。この種を本来の生息地に戻すため，再導入計画が進行中である。

　動物園での人工飼育は，絶滅の危機に瀕している種を救う上で重要な役割を果たしてきた。このようなプログラムは，遺伝的多様性の維持，研究，教育，社会的認知の向上に貢献すると同時に，野生で危機に直面している種のセーフティネットを提供している。飼育下繁殖プログラムの成功には，動物園，政府機関，保全団体などの協力が不可欠である。

第 7 章

7-5. ブッシュミート取引 非コア🖊

　野生動物の食肉取引は，ブッシュミート取引とも呼ばれ，食用や伝統医療などの目的で野生動物を捕獲，販売，消費することを指す。この行為は何世紀にもわたって世界各地で一般的に行われてきたが，生物多様性，公衆衛生，動物福祉に悪影響を及ぼすことから，注目が高まっている。しかし発展途上国など，多くのコミュニティにとっては，ブッシュミートが文化的・社会経済的に重要であることを認識する必要もある。野生動物の個体数を長期的に存続できるよう，持続可能な捕獲方法（sustainable hunting）を採用することが重要である。ここでは，ブッシュミート取引における重要な側面について述べる。

1. 生物多様性の喪失と人獣共通感染症の伝播

　ブッシュミートのために野生動物を無差別に狩猟することは，特定の種の個体数の減少や地域的な絶滅につながる。これは生態系を破壊し，生態系内のほかの種に連鎖的な影響を及ぼす可能性がある。また，野生動物はしばしば病原体を媒介し，それが扱われたり，屠殺されたり，食べられたりすることで人に感染する可能性がある。ブッシュミート市場（図7-7）における野生動物との密接な接触は，これらの病原体が動物から人へと飛び火する機会をつくりだし，大流行やパンデミックを引き起こす可能性がある。

2. 違法取引と動物福祉への懸念

　ブッシュミート取引は法的枠組みの外で行われることが多く，保護種の密猟や密売につながっている。さらに，これらの種の生存を脅かすだけでなく，保護活動を弱体化させ，組織犯罪ネットワークの一因にもなっている。ブッシュミートのための狩猟はしばしば非人道的であり，動物に不必要な苦しみや痛みを与えている。さらに，ブッシュミート市場で取引される動物の多くは，窮屈で不衛生な環境で飼育され，その福祉が損なわれている。

3. 経済的影響と対応

　ブッシュミートのための野生動物の乱獲は，食料安全保障と生計のためにこれらの資源に依存している地域社会にとって，経済的に悪影響を及ぼす可能性がある。つまり，対象種の個体数が減少すれば，人々は重要な栄養源や収入源を失うことになる。

　ブッシュミート取引に関連するリスクに対処するための取り組みには，狩猟と取引を規制するための法律と執行措置の実施，ブッシュミートに依存する地域社会の代替生計の促進，公衆衛生上のリスクに関する認識の向上，野生動物の個体数とその生息地を保護するための保全活動の支援などがある。ブッシュミート取引の代替として，エコツーリズム，持続可能な農業，サファリパーク，インバウンド，その他の収入を得るための活動がある。ブッシュミート狩猟に代わる活動として，推進することが望まれる。

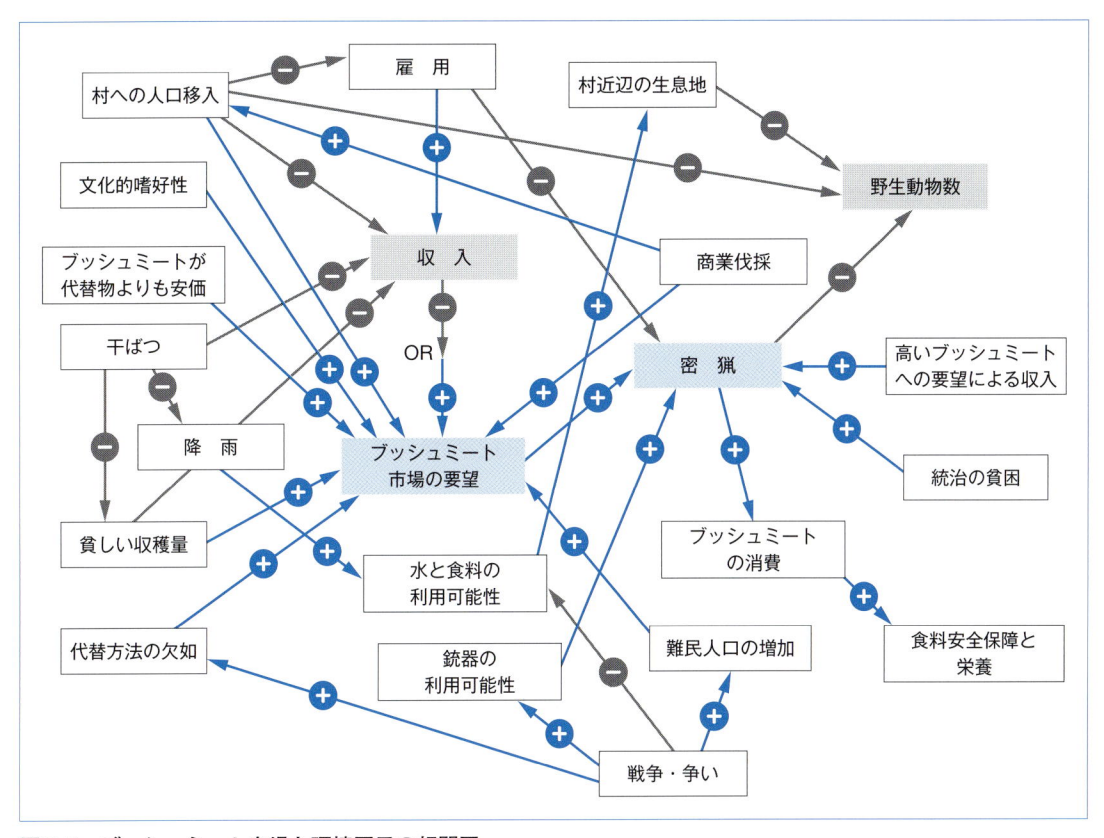

図7-7　ブッシュミート市場と環境因子の相関図
図より，現状では複雑な環境因子がブッシュミートの減少・廃止を阻害していることが分かる．＋の矢印（青色）は正の関係を表し，
－の矢印（灰色）は負の関係を表している．ブッシュミート市場の持続を要請する主な要因は，収入減，村への人口移入，文化的嗜好
性，ブッシュミートが代替物よりも安価であること，貧しい収穫量，代替方法の欠如，難民人口の増加，商業伐採の8つである．
密猟を誘引する要因は，高いブッシュミートへの要望による収入，統治の貧困，ブッシュミート市場の要望，銃器の利用可能性の4
つである．ブッシュミート収入の減少にはたらく要因は降雨，干ばつ，村への人口移入の3つ，野生動物の減少に関連する要因は
密猟，村への人口移入，村近辺の生息地の3つである．

文献2より引用・改変

〈参考〉

1.　人口縮小社会における野生動物管理のあり方の検討に関する委員会．人口縮小社会における野生動物管理のあり
　　方．日本学術会議．2019-8-1．https://www.scj.go.jp/ja/info/kohyo/pdf/kohyo-24-k280.pdf，参照 2025-1

2.　Cawthorn DM, Hoffman LC. The bushmeat and food security nexus: a global account of the contributions, conundrums
　　and ethical collisions. Food Res Int. 2015; 76(4): 906-925.

第7章

第7章 演習問題

7-1. 環境保全学と獣医学が相互に関係する目標として<u>適切でない</u>のはどれか。
- a. 生態系の健全性の維持
- b. 人獣共通感染症の統御
- c. 気候変動の緩和
- d. 経済成長の促進
- e. 野生動物の保護

7-2. 1975年に発効された「ラムサール条約」の目的はどれか。
- a. 野生動物の移動種の保全
- b. 湿地の保全と持続可能な利用
- c. 遺伝子組み換え生物の取り扱い
- d. 野生動植物の商取引の規制
- e. 生物多様性の保全

7-3. ヘルシンキ宣言の内容として適切なのはどれか。
- a. 畜産部門における動物福祉基準の改善
- b. 国際貿易にかかわる動物福祉の国際基準
- c. 政策や意思決定に動物福祉を考慮する必要性
- d. 家畜の飼育，世話，処遇に関する最低基準の設定
- e. 実験動物の倫理的使用の確保

7-4. 動物園の新しい役割として導入されたものとして<u>適切でない</u>のはどれか。
- a. 動物教育と研究
- b. 動物福祉
- c. 有害鳥獣の駆除
- d. 地域社会への参加
- e. 野生動物の保護

7-5. 動物園の生息域外保全により絶滅を免れた事例で霊長目に属する動物はどれか。
- a. カリフォルニアコンドル
- b. クロアシイタチ
- c. アムールヒョウ
- d. ゴールデンライオンタマリン
- e. ハワイアンクロウ

解　答

7-1.　正解　d
　　　解説：a〜c，e は，両分野の相互に関連する目標となっている。環境保全学と獣医学において相互に関係
　　　　　　し，ともに目標とするものには，生態系の健全性の維持，人獣共通感染症の統御，気候変動の緩
　　　　　　和，野生動物の保護などがある。経済成長の促進は発展途上国や先進諸国においても重要な課題
　　　　　　であるが，両学問にとっては，直接の目標とはなっていない。

7-2.　正解　b
　　　解説：a はボン条約，c はカルタヘナ議定書，d はワシントン条約，e は生物多様性条約の内容である。

7-3.　正解　e
　　　解説：a, d．ヨーロッパ畜産動物保護条約に書かれている。
　　　　　　b．OIE の陸生動物衛生規約に書かれている。
　　　　　　c．世界動物福祉宣言に書かれている。

7-4.　正解　c
　　　解説：a, b, d, e は，現代の動物園の新しい役割として導入されている。c は，イノシシ，シカ，サル
　　　　　　などの有害鳥獣を駆除することである。有害鳥獣捕獲の申請をする場合は，市町村の鳥獣行政担
　　　　　　当課へ相談し，手続きを確認する。有害鳥獣捕獲は原則として狩猟免許所持者によって実施され
　　　　　　る。

7-5.　正解　d
　　　解説：a はタカ目コンドル科，b は食肉目イタチ科，c は食肉目ネコ科，d は霊長目（サル目）オマキザル
　　　　　　科，e はスズメ目カラス科に属する。

第7章

一般目標：獣医師の国際的活動と国際関係の発展に寄与する方法を理解する。

➡ **到達目標**
1）獣医学領域における国際的な活動の概要を説明できる。

➡ **学習のポイント・キーワード**
国際獣疫事務局(WOAH)，世界保健機関(WHO)，国連食糧農業機関(FAO)，国連環境計画(UNEP)，世界貿易機関(WTO)，国際家畜研究所(ILRI)，汎米保健機構(PAHO)，世界獣医師会(WVA)，国際農業研究協議グループ(CGIAR)，米国疾病予防管理センター(CDC)，欧州食品安全機関(EFSA)，国際標準化機構(ISO)，コーデックス委員会(CAC)，世界食品安全イニシアチブ(GFSI)，東南アジア諸国連合(ASEAN)，アジア開発銀行(ADB)，政府開発援助(ODA)，国際協力機構(JICA)，JPO派遣制度

8-1. 国際獣医事に関連する公的な国際組織の概要 (図8-1)

　世界的な課題に対処し，協力を促進し，基準を設定するために，獣医事と動物の健康に焦点を当てたいくつかの国際機関がある(表8-1)。これらの機関は，次の3つのカテゴリーに分けられる。
①国際連合に組みこまれている機関(例：WHO，FAO，UNEP)，およびこれらの機関に関連した機構，グループ，委員会(例：CODEX，PAHO，CGIAR，ILRI)。
②国際連合の機関とは別に，各国の政府組織が参加する国際的な政府間機関(例：WOAH，WTO)。
③地域の機関(例：EFSA〔ヨーロッパ〕，AU-IBAR〔アフリカ〕)。

　これらの機関は，共通の目的で協力関係や協定を結んでいることが多い(例：OIE〔現WOAH〕，FAO，WHOの「The Tripartite's Commitment：3機関公約」など)。

8-2. 主要な政府機関，国際連合機関等の目的と活動

　国際的な獣医事に関連するWOAH，WHO，FAO，UNEP，WTO，ILRIなどの主要な政府間機関，国際連合機関等について，その目的，歴史，組織，機能などを紹介する。また，獣医師が最も深く関連する3つの国際機関について，表8-2に示す。

1. 国際獣疫事務局 (World Organization for Animal Health：WOAH, 図8-2)

a. 目的

　WOAHは，1924年に設立された。フランスのパリに本部を置き，世界中の動物感染症の統御などを行い，健康を改善することを目的とした政府間組織である。2022年にOIE(L'Office international des épizooties)からWOAHへ名称が変更された。現在の加盟国は183カ国・地域(2024年9月現在)である。その主な目的は，動物の疾病の統御と根絶における国際協力を促進することである。また，動物および動物製品の安全な国際貿易のためのガイドラインを含む，動物の健康と福祉に関する国際基準を設定している。

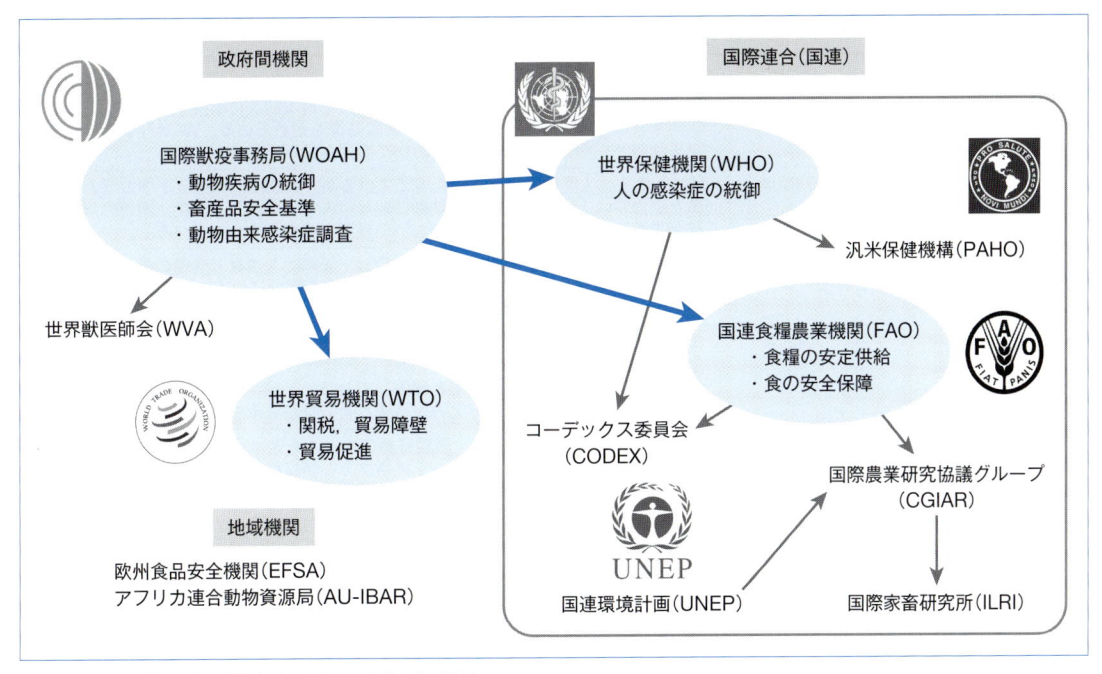

図 8-1　国際獣医事に関連する国際組織の関連性

b. 歴史

　WOAH には，世界規模で動物の健康問題に対して 1 世紀以上取り組んできた歴史がある。設立当時の最も大きな問題であった牛疫(リンダーペスト)に対する国際協力と統御を目指して設立された。日本は 1930 年に加盟している。長年にわたり，獣医学分野における変化する課題に対応し，経済的，公衆衛生的，社会的に重大な影響を及ぼす可能性のある新興疾病等に対処するために発展してきた。

　近年は産業動物の感染症だけでなく，野生動物の感染症や人獣共通感染症の統御，動物福祉なども視野に入れており，両生類や爬虫類の疾病も対象に含まれている。

c. 組織

　WOAH は，加盟国が意思決定プロセスに参加する民主的で透明性の高い組織として運営されている。毎年 1 回の総会と執行委員会があり，多数の専門委員会と地域委員会がその活動を支えている。WOAH は，5 つの地域事務所を所有している。その 1 つにアジア太平洋地域代表事務所があり，東京に置かれている。アジア太平洋地域を対象に，動物衛生情報センターとして地域の動物の疾病(人獣共通感染症を含む)の防疫や食品の安全等に活動している。

d. 国際獣医事に関連する機能

　WOAH は，動物衛生に関する国際基準，ガイドライン，勧告の策定・公表など，様々な機能を果たしている。また，加盟国が動物疾病の発生と管理に関する情報を共有するためのプラットフォームも提供している。

第8章

表 8-1　獣医事と動物の健康にかかわる国際機関

国際機関	設立	はたらき
国際獣疫事務局 （WOAH〔旧 OIE〕）	1924 年	世界的な動物衛生の向上を目指す政府間組織である。人に感染する可能性のある疾病を含む，動物の疾病管理のための国際基準を定めている。WOAH は世界的な獣医学的サーベイランスと調整において主要な役割を果たしている。
世界保健機関 （WHO）	1948 年	WHO は主に人間の健康に焦点を当てているが，WOAH や FAO を含むほかの組織と協力し，人獣共通感染症の統御に取り組んでいる。人，動物，環境の健康を統合するワンヘルスアプローチにおいて重要な役割を果たしている。
国連食糧農業機関 （FAO）	1945 年	UNFAO と記載されることもある。FAO は，国際的な農業と食糧の様々な側面をカバーする一方で，動物の健康にも大きな重点を置いている。FAO は獣医事，家畜生産，疾病管理を世界的に改善するため，WOAH と協力して活動している。
国連環境計画 （UNEP）	1972 年	気候変動対策や生物多様性の保全など，地球規模の環境課題に取り組んでいる。2021 年発行の報告書にて，野生生物を過剰利用し生態系を破壊し続ければ，人類の未来に深刻な影響を及ぼすと警告しており，人獣共通感染症の世界的大流行を防ぐには，ワンヘルスの考え方が必要だとの見解を示している。
世界貿易機関 （WTO）	1995 年	WTO は，貿易交渉を促進し，国際貿易のルールを定め，加盟国間の貿易紛争を解決するためのプラットフォームを提供する。特に衛生植物検疫措置の適用に関する協定（SPS 協定）を通じて，動物由来の食品や加工品等の貿易に関する国際獣医事の活動において重要な役割を果たしている。
国際家畜研究所 （ILRI）	1995 年	継続可能な畜産業を実現するための研究を行うことにより，途上国の飢餓，貧困，環境破壊を減らすことを目的として，国際農業研究協議グループ（CGIAR）の 2 研究所（ケニアの国際家畜疾病研究所〔ILRAD〕とエチオピアのアフリカ国際家畜センター〔ILCA〕）が統合され，活動を開始した。
欧州食品安全機関 （EFSA）	2002 年	EFSA は主に食品の安全性に焦点を当てているが，動物の健康に関するリスクも評価している。EFSA は，フードチェーンの安全性確保において欧州連合（EU）を支援するため，科学的助言と専門知識を提供している。
コーデックス委員会 （国際食品規格委員会： CAC）	1963 年	食品の国際基準を策定するため，FAO と WHO の共同で設立された国際機関である。主な目的は，食品の安全性を確保して消費者を保護すること，食品の国際取引を促進することである。委員会は，食品添加物，残留農薬，食品表示，微生物基準などの広範な分野にわたる指針や基準を作成している。
汎米保健機構 （PAHO）	1902 年	PAHO は，アメリカ大陸の保健衛生問題を中心に，感染症および非感染性疾患と闘い，保健体制を強化している。緊急事態や災害に対応するため，加盟国間の技術協力を促進している。2024 年時点でこの組織には 35 カ国が加盟し，4 カ国が準加盟国となっている。WOAH やその他の地域機関と協力し，獣医学や人獣共通感染症の問題に取り組んでいる。現在は，WHO の一部として活動している。
アフリカ連合 動物資源局 （AU-IBAR）	1951 年	AU-IBAR はアフリカ連合の専門技術局で，アフリカにおける動物資源の改善に取り組んでいる。畜産開発，動物衛生，国境を越えた動物疾病の管理に重点を置いている。
世界獣医師会 （WVA）	1959 年	WVA は獣医師の世界的団体である。規制機関ではないが，獣医学教育・研究の推進，各国・地域の協力，倫理基準などを世界的に推進する上で重要な役割を果たしている。国際的な獣医師のネットワークを提供しており，異なる国の獣医師との連携が可能である。また，世界医師会（WMA）と連携してワンヘルス・イニシアチブを推進している。WVA に対する地域の獣医師会連合としてはアジア獣医師会連合（FAVA）がある。
国際農業研究協議 グループ （CGIAR）	1971 年	1960 年代の緑の革命（国際的穀物増産）を達成させたロックフェラー財団主導の国際農業研究を基盤としている。開発途上国における食料安全保障の達成と貧困の一掃を目的として，世界銀行（WB），FAO，国連開発計画（UNDP），UNEP がスポンサーとなって創設された。

2. 世界保健機関（World Health Organization：WHO）

a. 目的

　WHO の第一の目的は，世界の人々の健康を促進し保護することであり，国際公衆衛生を担当する国際連合の専門機関である。WHO の第一の目標は，人々が可能な限り高いレベルの健康を享受できるようにすることである。WHO では健康を，肉体的，精神的，社会的に完全な良好な状態と定義しており，単に疾病あるいは虚弱でないということではなく，すべてが満たされた状態であることとしている。

表 8-2　獣医師が最も深く関連する 3 つの国際機関（2024 年時点）

	WOAH	WHO	FAO
設立	1924 年	1948 年	1945 年
本部	パリ（フランス）	ジュネーブ（スイス）	ローマ（イタリア）
地域別・国別事務所	5 地域＋7 準地域（アジアでは東京，バンコク）	6 地域＋150 国別（アジアではデリー，マニラ，日本では神戸〔健康開発総合研究センター〕）	5 地域＋10 準地域＋85 国別（アジアではバンコク，日本では横浜〔駐日連絡事務所〕）
職員数（獣医師数）	180 人（約 120 人）	9,000 人（約 20 人）	3,000 人（約 100 人）
目的	動物の健康と福祉	人の健康（公衆衛生）	食糧の生産と安定供給
現事務局長	エマニュエル・スベラン（8 代目）	テドロス・アダノム（8 代目）	屈冬玉（9 代目）

WOAH：国際獣疫事務局，WHO：世界保健機関，FAO：国連食糧農業機関

文献 1 より引用・改変

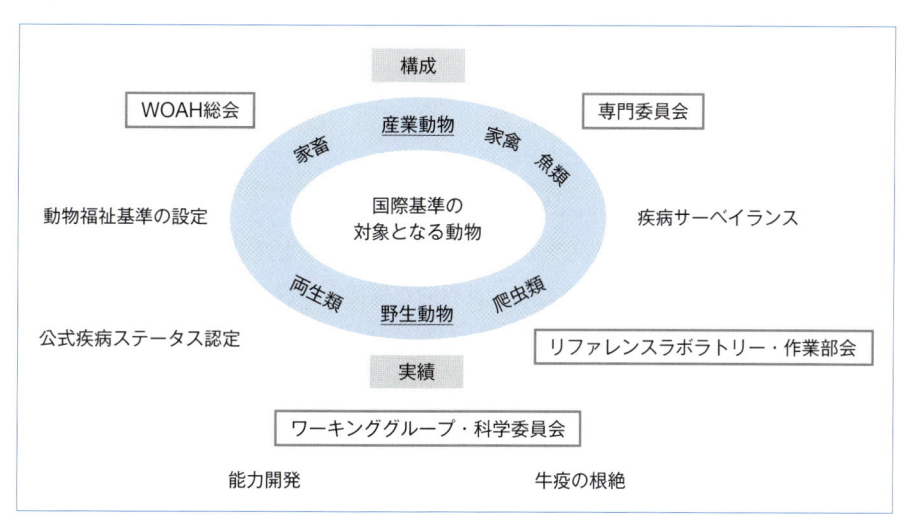

図 8-2　国際獣疫事務局（WOAH）の概要

b. 歴史

　WHO は，1948 年 4 月 7 日に設立され，その日は世界保健デーとなっている。本部はスイスのジュネーブに置かれており，日本は 1951 年 5 月に加盟した。設立の理由は，世界的な健康問題に対処し，世界的規模で疾病を予防・管理するための努力を調整できる国際機関の必要性に応えるためであった。WHO は，国際連合システムにおける国際保健の調整機関として活動している。

　WHO のシンボルマークは，世界地図をオリーブの葉が取り巻く国際連合旗の中心に，医療の象徴

であるアスクレピオスの杖(ヘビの巻き付いた杖)をあしらったものである。アスクレピオスは，ギリシア神話の太陽神アポロンの子で，「天の星・ヘビ遣い座の守護神」で医学の神といわれる。古代ローマで疫病が流行したとき，ヘビの姿で現れて市民を救ったという伝説がある。またヘビは，どんなに表面が傷ついても，脱皮をすることによって元どおりの傷ひとつない姿に戻ることができるという能力から，「再生と治癒のシンボル」とされている。

c. 組織

WHO は様々な部局，プログラム，地域事務所で組織されている。主な構成要素として，世界保健総会(WHA)，執行理事会，事務局がある。WHA で任命された事務局長が組織を指揮する。WHO の活動は，公衆衛生，疫学，医学，保健政策などの分野の専門家や専門家からなるチームによって支えられている。

d. 国際獣医事に関連する機能

(1)国際保健基準の設定と監視・評価

WHO は，疾病管理，保健システム，緊急対応などの分野をカバーする，保健に関する国際的な規範と基準を策定し，推進する。世界の保健政策に対してエビデンスに基づく情報を提供するため，保健動向の監視，調査，保健システムの評価を行う。

(2)疾病予防と管理，保健システムの強化

感染症の根絶や制圧，新たな保健上の脅威への対処などの取り組みを行う。世界中で保健システムの強化に取り組み，必要不可欠な保健医療サービスへのアクセスを促進することで，インフラを改善する。公衆衛生の取り組み，キャンペーン，教育プログラムを推進し，意識を高め，健康的な行動を促進する。

(3)緊急対応と協力

WHO は，集団感染，災害，人道危機などの緊急事態に対応し，支援を提供する。政府，国際機関，非政府組織(NGO)，その他の関係者と協力し，世界的な保健上の課題に取り組む。

3. 国連食糧農業機関 （Food and Agriculture Organization of United Nations：FAO）

a. 目的

人類の食糧安全保障を達成し，人々が活動的で健康的な生活を送るのに十分な高品質の食糧を定期的に入手できるようにすることを主な目的としている。さらに FAO は獣医事に関連し，WOAH と協力して，動物の健康と人間の健康とのあいだの重要な関連性を認識しつつ，動物の健康を改善し，動物の疾病の蔓延を防止し，持続可能な畜産を促進することも目的としている。

b. 歴史

1943 年，44 カ国の政府が集まり，食糧と農業についての恒久的組織の設置を決定した。FAO は 1945 年 10 月 16 日，国際連合の最初の専門機関のひとつとして設立された。その設立の背景には，第二次世界大戦後の世界的な食糧・農業問題に取り組む必要性があった。1962 年には，国際食品規格(Codex Alimentarius)を設置した。1981 年には第 1 回世界食料デーが開催された。2001 年の FAO 総

会では，食料農業植物遺伝資源に関する国際条約が採択された。

c. 組織

FAO は 2 年ごとに開催される総会と，毎年開催される理事会で構成されている。本部はローマに置かれており，事務局長は FAO の最高責任者である。FAO 内には，特定の分野に特化した様々な部門がある。

d. 国際獣医事に関連する機能

(1) 疾病管理と予防

FAO は加盟国と協力し，国境を越えた動物疾病の蔓延を抑制・防止する。これには，獣医学的インフラ，サーベイランス，早期警戒システムを強化する取り組みが含まれる。

(2) 能力と研究開発

研修，技術支援，および国際獣医事を強化するためのリソースを提供することにより，加盟国の能力構築を支援する。これには，診断能力，ワクチン接種プログラム，および全体的な獣医学的インフラの改善が含まれる。また，動物の健康を改善し，持続可能な畜産を促進し，獣医療への革新的なアプローチを開発することを目的とした研究開発イニシアチブを促進する。

(3) 緊急対応と政策提言

FAO は，鳥インフルエンザや口蹄疫のような疾病の発生など，動物衛生上の緊急事態への対応において重要な役割を果たしている。緊急事態が生じた場合は被災国がこれらを管理・統制し，経済や食料安全保障に広範な影響を及ぼさないよう支援する。また，より広範な農業と食料安全保障の枠組みへの獣医事の統合を促進する政策と戦略を提唱する。

4. 国連環境計画（United Nations Environment Programme：UNEP）

a. 目的

UNEP の目的は，環境保護と持続可能な発展を促進するために，国際的な協力を推進し，気候変動対策や生物多様性の保全などの取り組みを行うことである。UNEP は人獣共通感染症の統御，生物多様性の維持，環境の変化が動物の生息地に与える影響など，環境の健全性と人や動物の幸福とのあいだに複雑な関係があることを認識している。

b. 歴史

UNEP は，1972 年にストックホルムで開催された国際連合人間環境会議を受けて，国際連合システム内の主要な地球環境当局としての役割を果たすために設立された。長年にわたり，気候変動，環境汚染，生物多様性の損失など，様々な環境問題に対する国際的な取り組みの調整に貢献してきた。

c. 組織

UNEP は加盟国によって統治され，世界各地に設置された地域事務所と小地域事務所によって運営されている。事務局長によって率いられ，特定の環境問題を専門に扱う様々な部門やユニットがある。獣医業務に特化した特定の部門はないが，その業務は動物の健康，人獣共通感染症，人間活動が野生生物に与える生態学的影響に関連するものである。

d. 国際獣医事に関連する機能
(1)生物多様性の保全

UNEP は，動物の健康にとって多様な生態系が重要であることを認識し，生物多様性の保全に貢献する。生物多様性の喪失は疾病の蔓延につながり，生態系の微妙なバランスを崩す。

(2)気候変動と人獣共通感染症

UNEP は，疾病の分布や動物の生息地に影響を及ぼす可能性のある気候変動の研究に取り組んでいる。気温と降水パターンの変化は，人獣共通感染症の流行と地理的範囲に影響を与える可能性がある。

(3)持続可能な開発と環境ガバナンス

UNEP は，動物の生息地や獣医事に関連するものを含め，生態系の健全性を考慮した持続可能な開発を推進している。また，環境の健全性，人間の健康，動物の健康の接点を考慮した国際的な環境ガバナンスの枠組みの構築に貢献する。

5. 世界貿易機関 （World Trade Organization：WTO）
a. 目的

WTO の主な目的は，貿易協定の交渉，紛争の解決，貿易ルールの実施と執行を確保するためのフォーラムを提供することにより，国際貿易の円滑な流れを促進することである。より開放的で予測可能かつ無差別な貿易システムを育成することにより，経済発展を促進し，貧困を削減し，生活水準を向上させることを目的としている。

国際的な獣医事に関しては，特に農畜産物の貿易規制，衛生植物検疫措置への対応，動物衛生基準に関連する貿易紛争の解決に関係している。貿易円滑化の必要性と，人・動物・植物の健康保護を確保する必要性とのバランスを取るよう努めている。

b. 歴史

1995 年 1 月，WTO は 1948 年から続いていた関税と貿易に関する一般協定（General Agreement on Tariffs and Trade：GATT）を引き継ぐかたちで設立された。GATT から WTO への移行は，サービスや知的財産権を含む貿易問題をより広範囲にカバーする制度的枠組みを拡大することとなった。

c. 組織

WTO は，少なくとも 2 年ごとに開催される閣僚会議と，閣僚会議と閣僚会議のあいだの作業を監督する一般理事会に基づいて運営されている。WTO の意思決定は加盟国間の合意に基づいて行われる。事務局は事務局長が率い，事務的な支援を行っている。2024 年 9 月時点で，WTO には 166 の国および地域が加盟している。

d. 国際獣医事に関連する機能
(1)農畜産物の貿易

WTO は農畜産物の国際貿易を規制する上で重要な役割を果たしており，家畜，食肉，乳製品，その他の畜産物など，国際獣医事に関連する商品の輸出入に影響を与える規則や協定を定めている。

(2)衛生植物検疫措置の適用に関する協定（SPS 協定）

WTO の SPS（Sanitary and Phytosanitary Measures）協定は，人，動物，または植物の生命や健康を保護するために適用される措置を扱っている。この協定は，各国が食品の安全や動物の健康のために必要な措置をとることを認めているが，これらの措置が恣意的であったり，不当に貿易を制限するものであったりしてはならないことを強調している。

(3)貿易の技術的障害に関する協定（TBT 協定）

TBT（Technical Barriers to Trade）協定は，国際貿易に対する不必要な障害を防止することを目的とする一方，人，動物，植物の健康を保護するなどの正当な目的のために技術的規制を実施する各国の権利を認めるものである。

(4)紛争解決と能力開発

国際獣医事の分野では，動物の健康，検疫，食品安全基準に関する措置をめぐって紛争が生じることがある。WTO は，加盟国間の紛争を解決するしくみを提供している。また，開発途上国が国際貿易によりよく参加し，そこから利益を得ることができるよう，能力開発の取り組みを支援している。

6. 国際家畜研究所（International Livestock Research Institute：ILRI）

a. 目的

ILRI は，持続可能な畜産開発に関する研究を通じて，食料安全保障の改善と貧困の削減に取り組む研究機関である。開発途上国における畜産システムの生産性，持続可能性，回復力を高めることに重点を置いている。特に零細農家のニーズに重点を置き，家畜の健康，生産，管理に関連する課題への解決策を提供することを目指している。

b. 歴史

ILRI は，アフリカ国際家畜センター（ILCA）と国際家畜疾病研究所（ILRAD）の合併により，1995 年に設立された。合併の目的は，これらの組織の強みを統合し，世界的な家畜の課題に対処するためのより広範な使命をもつ統一的な研究所を創設することであった。

c. 組織

ILRI は，ケニアのナイロビに本部を置く国際研究センターとして運営されている。世界各地に地域事務所と国別事務所があり，政府，研究機関，NGO，民間部門を含む国内外のパートナーのネットワークと協力して活動している。

d. 国際獣医事に関連する機能

(1)研究と能力開発

ILRI は，動物の健康，遺伝学，栄養学，社会経済学など，畜産に関する様々な分野を研究している。研究の目的は，畜産システムの生産性と持続可能性を向上させる知識やイノベーションを生み出すことである。ILRI の研究は，家畜に影響を及ぼす疾病を管理・制御する獣医師の能力を高める戦略や介入策の開発にも貢献している。さらに，畜産研究開発の分野で働く個人や機関のスキル，知識を強化するための能力開発活動を行っている。

(2)政策支援

畜産開発と食料安全保障に関する意思決定に情報を提供するため，政府やその他の関係者にエビデンスに基づく政策アドバイスを提供している。

(3)国際獣医事業務との関係

ILRIは，動物の健康に関する問題に取り組むため，様々な獣医事および獣医療組織と協力している。この協力関係は，家畜疾病の効果的な予防と統御を確保し，家畜集団の全体的な健康と福祉を促進するために不可欠である。

8-3. 獣医事に関連するその他の組織・機関 （図8-3）

前述の獣医事に関連する国際的な主要機関・機構のほかに，NGOや非営利組織(NPO)，地域機関等で，国際的，地域的な獣医事の活動を進めている組織・機関がある。主なものとしてアメリカのCDC，ヨーロッパのEFSA，国際組織のISO，コーデックス委員会(CODEX)，VICH，GFSI，ASEAN，ADBなどがある。以下に各組織の概要を説明する。

1. 米国疾病予防管理センター（Centers for Disease Control and Prevention：CDC）

CDCは，アメリカのジョージア州アトランタにある保健福祉省(United States Department of Health and Human Services：HHS)所管の感染症対策の総合研究所である。本部に約7,000人，支部(ワシントン D.C.など)に約8,500人の職員を擁している。主な活動を次に示す。

a. 国際的な健康安全保障

CDCは，感染症の蔓延を防ぐというグローバルな役割を担っている。これには，国際的なパートナーとの協力，技術支援の提供，健康上の脅威を検出し対応するための世界的な取り組みへの参加などが含まれる。

b. 人獣共通感染症のサーベイランスと緊急対応

CDCは人獣共通感染症の監視と管理にかかわっている。これらの感染症の影響を理解し，軽減する

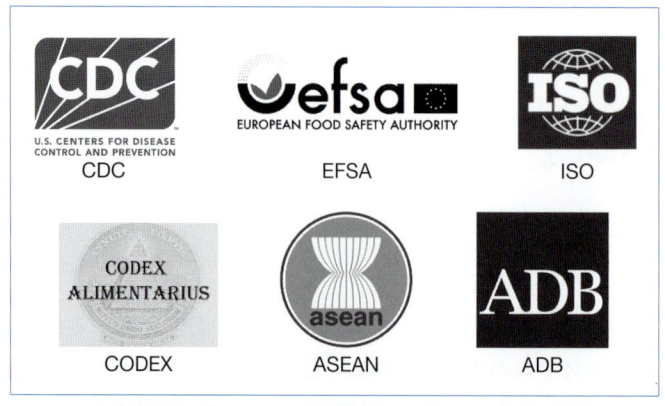

図8-3 獣医事に関連するその他の組織・機関
CDC：米国疾病予防管理センター，EFSA：欧州食品安全機関，ISO：国際標準化機構，CODEX：コーデックス委員会，ASEAN：東南アジア諸国連合，ADB：アジア開発銀行

ための獣医学機関との協力も含まれる。また CDC は，国内外を問わず公衆衛生上の緊急事態への対応において主要な役割を果たしている。これには，獣医学的に影響を及ぼす可能性のある感染症も含まれる。

c. 研究と研修

CDC は，疾病の検出，予防，および統御のための世界的な能力を構築するために，人と動物の両方の健康に関する研究を行い，訓練を提供している。

2.　欧州食品安全機関（European Food Safety Authority：EFSA）

EFSA は 2002 年に設立され，イタリアのパルマに所在している。欧州連合（EU）の独立機関であり，食品の安全性に関する科学的助言と情報伝達を担当している。EFSA の主な役割は，EU 域内の食品と飼料の安全性を確保するために，潜在的なリスクを評価し，その結果を政策立案者や消費者に伝達することである。対象は，食品そのものだけでなく消費者へとつながるフードチェーン全体に及び，非常に幅広い。EFSA の対象の例を次に示す。

- 農作物や畜産物の生産に使用される農薬
- 動植物の健康管理
- 飼料や加工食品製造で使用される添加物
- 食品と直接接する製造加工装置や容器・包装
- 食品検査，食品に関する表示
- サプリメントのリスク
- 輸入食品の安全性

また，EFSA は，様々な国際機関や獣医当局と協力し，世界的な食品安全の課題に取り組んでいる。主な活動を次に示す。

a. 科学的協力と国際基準・指針

EFSA は，情報，専門知識，方法論を共有するため，国際的なカウンターパートと科学的協力を行っている。この協力は，リスク評価の方法を調和させ，科学的基準が世界的に一貫していることを保証する上で役立っている。EFSA は，WHO や FAO などの機関が定めた国際的な基準や指針に沿って業務を行っているため，EU の食品安全基準は世界のベストプラクティスに沿ったものとなっている。

b. リスク評価とコミュニケーション

EFSA は，リスク評価手法の改善に向けた国際的な取り組みに積極的に参加している。また，リスク評価に関するガイドラインや基準の策定に貢献し，その結果を国際社会に発信している。

c. サーベイランスとモニタリング

食品由来ハザードのサーベイランスとモニタリングを強化するために，国際的なパートナーと協力している。これには，データ，ベストプラクティス，早期警告システムを共有し，新たなリスクを迅速に検知して対処することが含まれる。

モニタリング，スクリーニング，サーベイランスは，様々な分野で実施されている検査であり，これらの差異を理解しておく必要がある。これらの特徴と目的を表 8-3 に示す。

表 8-3　検査による目的の違い

	モニタリング	スクリーニング	サーベイランス
特徴	● モニターする ● 抜き出して調べる	● ふるいにかける ● 取り除く	● 監視する ● 上からみる
目的	品質保証基準に合っているかどうかをチェックする	異常，危険個体(物品)の排除による安全確保	リスク管理措置等の有効性検証，確認
方法	一定数のランダムサンプリングによる品質検査	全品(全頭)検査	● アクティブ監視 ● パッシブ監視 ● 標的監視 ● ジェネラル監視　など
対応	● エラー等の確認 ● 安全性確保への勧告 　(輸出入では禁止措置)	検査による異常，危険個体(物品)の排除	● 異常，危険個体(物品)の割合の検証 ● リスク管理措置への勧告
例	● 工場製品チェック ● 輸入・輸出製品チェック	と畜場検査	● 感染症法※による調査 ● 家畜伝染病予防法による調査

※：感染症の予防及び感染症の患者に対する医療に関する法律

d. 国際ネットワークへの参加

EFSA は，国際食品安全当局ネットワーク(International Food Safety Authorities Network：INFOSAN，食品安全に関する重大な情報を世界的に普及するための FAO・WHO によるネットワーク)や，国際医療機器規制当局フォーラム(International Medical Device Regulators Forum：IMDRF)など，食品安全に関連する様々な国際ネットワークや協力関係の一員である。これらは，規制当局が情報を交換し，食品安全問題への対応を調整するためのプラットフォームを提供している。

3.　国際標準化機構 (International Organization for Standardization：ISO)

ISO の歴史は古く，その始まりは 1926 年に設立された万国規格統一協会(International Standardizing Association：ISA)である。第二次大戦中は会員脱退などが原因となり活動を停止していたが，1947年に任意の国際規格を開発・発行する NGO として再出発した。

ISO 規格は，技術，製造，ヘルスケア，農業など，幅広い産業と分野をカバーしている。国際的獣医事において ISO 規格は，獣医事の質，安全性，効率性を世界的規模で確保するための指針やベストプラクティスを確立する上で，重要な役割を果たしている。また，国際的な獣医学にかかわる組織や規制機関は，その指針や規制の中でしばしば ISO 規格を参照し，異なる国間での獣医事の調和と相互運用性を促進している。ISO が国際獣医事に関連する主な項目を次に示す(図 8-4)。

a. 獣医療の品質管理

ISO は，品質管理システムを実施するための枠組みを提供する ISO 9001 などの規格を開発した。動物病院はほかのサービス業と同様，これらの規格を利用することで，業務の質を向上させ，効率性と顧客満足度に関する確立された基準を満たすことができる。

b. 動物の健康と福祉

食品安全マネジメントシステムのための ISO 22000 などの ISO 規格は，食品安全と動物の健康に関与する獣医事に関連する。これらの規格は，動物の健康と福祉，特に食品生産チェーンにおける動物の健康と福祉に関連するリスクを管理するためのガイドラインを提供している。

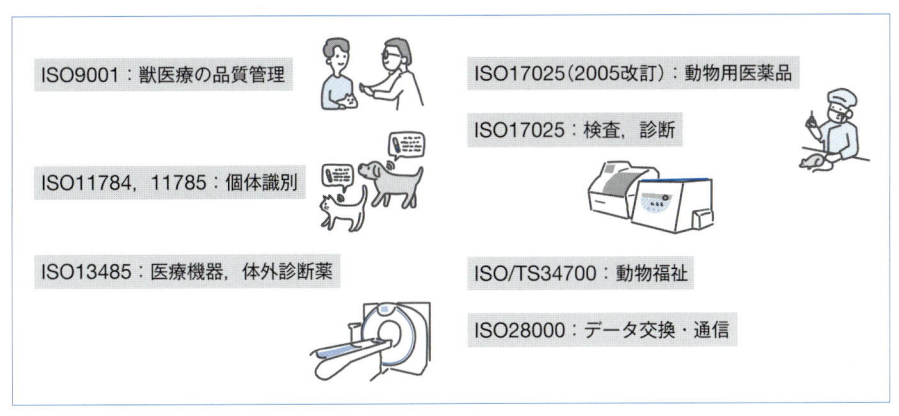

図 8-4　ISO 規格と主に関連する国際獣医事の項目

c. 動物の個体識別とトレーサビリティ

　動物の電子的識別に関する ISO 11784 や ISO 11785 など，動物の個体識別とトレーサビリティに関する規格がある。これらの規格は，国際的な獣医事において，動物の移動の追跡と管理，疾病管理，動物由来の食品の安全性確保に不可欠である。伴侶動物獣医療においては，マイクロチップなどで利用が進められている。

d. 臨床検査と診断

　ISO／IEC（国際電気標準会議）17025 などの試験所の試験と診断に関する ISO 規格は，試験所と校正機関の能力に関するガイドラインを提供している。これらの規格は獣医事において，検査，診断，処置の正確性・信頼性を確保するためにきわめて重要である。

e. 動物用医薬品など

　ISO／IEC 17025（2005 年の改訂後）などの動物用医薬品および医薬品の開発，製造，試験に関する規格がある。これらの規格に準拠することで，国際的に使用される動物用医薬品の安全性と有効性を確保することができる。医療機器や体外診断薬に関する基準は ISO13485 に定められている。

f. データ交換と通信

　サプライチェーンの安全管理体制に関する ISO 28000 など，データ交換とコミュニケーションに関連する ISO 規格は，動物および動物製品の輸出入にかかわる国際的な獣医事に関連する。

4. コーデックス委員会（Codex Alimentarius Commission：CAC）

　コーデックス委員会（国際食品規格委員会）は，国際食品規格，指針，実施規範を策定するために，FAO と WHO によって設立された国際機関である。「Codex Alimentarius」はラテン語で「食品と規範」を意味する。コーデックス委員会にある食品残留動物用医薬品部会（Codex Committee on Residues of Veterinary Drugs in Foods：CCRVDF）は，食品中の残留動物用医薬品に関する国際基準の確立において重要な役割を果たし，世界の食品供給の安全性と品質保証に貢献している。

　コーデックス委員会はより広範な枠組みの中で運営され，獣医事と食品安全にかかわる国内外の機関と協力している。ここでは CCRVDF を中心に，歴史，組織，機能について説明する。

a. 歴史

コーデックス委員会は，食品の安全性と品質に関する多くの懸念に対処するため，1963年に設立された。委員会には28の部会が設けられており，各部会は，加盟国の中から選ばれたホスト国が運営している。食品の世界的な取引の増加に伴い，残留動物用医薬品の分野における国際基準の必要性が明らかになった。動物由来食品中の残留動物用医薬品に関する指針と基準を策定するため本部会が設立された。

b. 組織

CCRVDFは，コーデックス委員会の傘下に組織されている。部会は，政府，食品業界，消費者団体，国際機関の代表を含む加盟国およびオブザーバー機関で構成されている。本部会は，コーデックス委員会が定めた手続き規則とガイドラインに基づいて運営されている。

c. 国際獣医事に関連する機能

CCRVDFの主な機能は，食品中の動物用医薬品の残留に関する基準と指針を策定することである。これには，動物に使用される動物用医薬品の最大残留基準値（Maximum Residue Levels：MRL）の設定，残留動物用医薬品の評価に関するガイドラインの確立，リスク評価と管理に関する勧告の提供などが含まれる。また，家畜への動物用医薬品の使用に伴う薬剤耐性の発生の問題にも取り組んでいる。科学的根拠，リスク評価，その他の関連要因を考慮し，意思決定を行う。

5. 動物用医薬品の承認審査資料の調和に関する国際協力（International Cooperation on Harmonization of Technical Requirements for Registration of Veterinary Medicinal Products：VICH）

VICHは，動物用医薬品の登録に関する技術的要件の調和を目的とした，世界規模で活動する組織である。ここでは，その歴史，組織，機能，および国際獣医事との関係について概説する。

a. 歴史

VICHは1996年，WOAHの傘下として，日本，アメリカの2カ国とEUの協力で設立された。その目的は，技術的要件を調和させ，共通の指針を作成することにより，動物用医薬品の登録を容易にすることであった。

b. 組織

規制当局と動物用医薬品業界の共同で運営されている。組織構造には運営委員会，専門家作業部会（Expert Working Groups：EWGs）が含まれる。

c. 国際獣医事に関連する機能

VICHは，動物用医薬品の登録に関する技術的要件の調和を図り，国際貿易を促進し，これらの製品の安全性と有効性を確保することを目的としている。そのため，安全性，有効性，品質など，動物用医薬品開発の様々な側面に関する指針を作成し，整合化された指針の実施を支援し，規制当局および業界関係者にサポートを提供する。

d. 国際獣医事との関係

　VICH は，規制当局，産業界，その他の獣医学分野の利害関係者間の国際協力を推進し，技術的要件とガイドラインを調和させることにより，国境を越えた動物用医薬品の円滑な流通に貢献し，国際貿易を支援する。また，世界中の規制当局間のコミュニケーションと協力を促進し，動物用医薬品規制への統一的なアプローチを確保する。

6. 国際食品安全イニシアチブ（Global Food Safety Initiative：GFSI）

　GFSI は，サプライチェーン全体の食品安全を強化するために，CGF（The Consumer Goods Forum）の前身である CIES（The Food Business Forum）によって設立された財団である。CGF は 2009 年 12 月に正式に設立された非営利団体で，総売上高が約 3.8 兆ユーロのグローバル企業から約 400 社の CEO や上級管理職が集まり，業界をリードしている。GFSI は食品安全基準をベンチマーク（指標化）し，国を越えて，食品製造業の認証の同等性と有効性を保証している。

a. 歴史

　GFSI は 2000 年，一連の食品安全危機に対応するために，サプライチェーン全体の食品安全の向上を目指す国際的な小売業者のグループによって設立された。しかし，2009 年に CGF が発足したのに伴い，新分野として食品安全分野が設置されたことから，GFSI の小売業者の責任追及の負担を軽減し，サプライチェーン全体で監査の重複を減らす食品安全規格の調和を目指して再創設された。

b. 目的

　食の安全を改善し，それに対する消費者の信頼を回復することが目的である。この取り組みは，食品安全管理システムを強化するために，世界中で協力して行う方法や支援策を開発し，目的を達成することを目指している。

c. 組織

　GFSI は，共同プラットフォームとして運営される非営利団体である。小売業者，製造業者，外食事業者，食品サプライチェーンにかかわる組織など，食品業界の主要なステークホルダーを結集している。

d. 国際獣医事に関連する機能

　GFSI は，世界規模での同等性と妥当性を確保するため，既存の食品安全基準を分析し，国際的な水準に適合するよう調整している。承認された規格には，オランダの食品安全認証財団（FSSC），イギリスの英国小売協会（BRC），アメリカの食品産業協会（FMI）などの組織に認証されるものが含まれる。また GFSI は，企業が効果的な食品安全マネジメントシステムを実施するのに役立つガイダンス文書とツールを提供する。これらのツールは，フードサプライチェーン全体を通して，多くの組織で活用されている。ほかにも GFSI は，利害関係者が協力し，ベストプラクティスを共有し，食品安全における共通の課題に取り組むためのプラットフォームも提供している。

e. 国際獣医事との関係

畜産物の生産と取り扱いを含むサプライチェーン全体に関連している。動物由来食品の安全性を確保することは，公衆衛生と食中毒の予防にとってきわめて重要である。

7. 東南アジア諸国連合 (Association of Southeast Asian Nations：ASEAN)

ASEAN は 2015 年に共同体となり，2024 年現在 10 カ国(インドネシア，カンボジア，シンガポール，タイ，フィリピン，ブルネイ，ベトナム，マレーシア，ミャンマー，ラオス)が参加している。日本は東アジアに位置するため加入していないが，1997 年から日本，中国，韓国の 3 カ国の代表者が ASEAN の集まりに参加している。ASEAN は経済成長が著しく，国際協力，経済統合，地域の安定に関する様々な活動に携わっている。ASEAN は国際獣医事や公衆衛生に関連する活動もしばしば行っており，そのいくつかの側面を次に述べる。

a. 経済統合

ASEAN の経済統合に向けた取り組みや ASEAN 経済共同体(ASEAN Economic Community：AEC)の設立は，家畜や畜産物を含む農産物の貿易に影響を与えている。国際的獣医事に関連して，国境を越えた貿易にかかわる家畜の健康と安全を確保する上で重要な役割を果たしている。

b. 食の安全・安心

地域経済協力の一環として，ASEAN は食の安全・安心に関する問題で協力する。これには，家畜の健康を確保し，動物と人の両方に影響を及ぼす可能性のある疾病の蔓延を防ぐことが含まれる。

c. 疾病の監視と統御

多くの家畜の感染症が国境を越えて蔓延していることから，ASEAN 諸国は情報共有，共同研究，発生を予防・管理するための協調的な取り組みを含めた感染症のサーベイランスと防疫対策を行っている。

d. 能力開発

ASEAN は加盟国に対し，研修プログラムの実施，ベストプラクティスの共有，獣医業務における国際基準の採用促進などを行い，獣医事の能力構築を支援する。

e. 環境の持続可能性

国際獣医事は，持続可能な農業と環境保全の実践に不可欠である。持続可能な開発と環境保全に関連する ASEAN のイニシアチブは，動物の健康と福祉に配慮した実践を促進することにより，獣医業務に影響を与えている。

f. 国境を越えた調整

ASEAN は，加盟国間の意思疎通と調整を促進しており，これは動物の移動，特に疾病の発生を管理するために不可欠な活動である。

8. アジア開発銀行（Asia Development Bank：ADB）

ADB は，アジア太平洋地域の経済と社会の発展を促進することを目的とした地域開発銀行である。多国間機関として運営され，加盟国に資金援助と技術援助を提供している。ADB の活動は幅広く，公衆衛生や農業など国際獣医事に関連する様々な分野をカバーしている。

a. 歴史

ADB は，アジア太平洋地域の経済発展と協力を促進することを目的に，1966 年に設立された。本部はフィリピンのマニラにあり，68 カ国が加盟しており（2024 年 9 月現在），そのうちの大半をアジア太平洋地域が占めている。

b. 組織

ADB は加盟国によって運営されており，加盟国はそれぞれ ADB の株式を保有している。最高意思決定機関は理事会で，各加盟国が代表を務める。日常業務と意思決定は，12 人の常務理事で構成される理事会が行う。ADB のトップは総裁であり，ADB の全体的な運営に責任を負う。

c. 国際獣医事に関連する機能

ADB は開発プロジェクトやプログラムを支援するため，加盟国に融資，助成金の交付を行っている。これらのプロジェクトは，インフラ，教育，保健，公衆衛生，農業など幅広い分野をカバーしている。また，資金援助に加えて，加盟国が効果的な開発プロジェクトを設計・実施できるよう，技術的な専門知識も提供している。能力開発では，加盟国の機関・組織のスキルや能力を高めるためのキャパシティビルディングイニシアチブを支援している。さらに，持続可能な成長を促進するために，調査を実施し，政策助言を提供することで，地域の開発課題に取り組んでいる。

d. 国際獣医事との関係

ADB の農業・畜水産業や保健・公衆衛生などの分野への関与は，国際獣医事に影響を与える。また，ADB のプロジェクトは，加盟国における動物の健康，疾病管理，および全体的な獣医療インフラの改善に貢献している。農業・農村開発に関連するプロジェクトには，家畜開発，獣医事，疾病予防に焦点を当てた構成要素が含まれる。ADB のイニシアチブは，動物の全体的な幸福に貢献し，食の安全を確保し，持続可能な慣行農業を支援することにより，国際獣医事に強い影響を与えている。

8-4. 獣医事に関連する国内の国際活動・支援組織 （図8-5）

日本の国際獣医事に関連する活動や支援を行う公的な組織・機関には，政府開発援助（ODA），国際協力機構（JICA），JPO 派遣制度などがある。ここでは，それらの主要な国際機関・組織，および海外で活動することを希望する獣医師，学生に有用な組織を紹介する。また獣医学生時代から，国内外の学生同士が交流し，獣医療や獣医事の情報を交換し，国際社会で活躍・貢献することを期待して，国際獣医学生協会（IVSA）と日本獣医学生協会（JAVS）の紹介も加えた。

1. 政府開発援助（Official Development Assistance：ODA）

日本の ODA は 1954 年に開始された（ただし，ODA を所管する外務省の国際協力局は，2008 年に設置された）。日本の ODA において，国際的な獣医事の分野で活動しようとする獣医師に関連する具

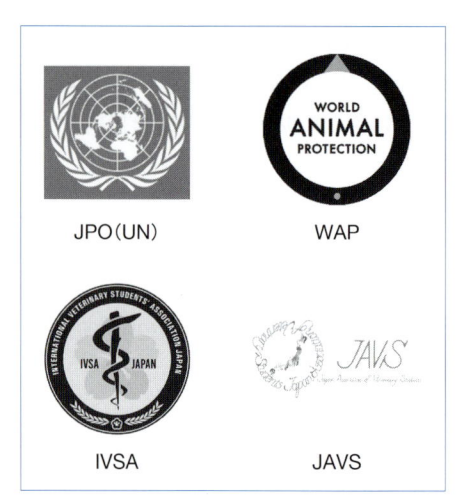

図 8-5　獣医事に関連する国内の国際活動・支援組織
JPO：Junior Professional Officer，UN：国際連合，WAP：世界動
物保護協会，IVSA：国際獣医学生協会，JAVS：日本獣医学生協会

体的なプログラムや活動は，広範囲に文書化されてはいない。しかし，国際開発と獣医事に関するより広範な取り組みは存在する。次に，日本の ODA の注目されるべき分野を示す。

a. 研修と能力開発，国際機関との協力

　日本の ODA は，動物の健康，疾病予防，災害対応などの分野における獣医師のスキル向上を目的とした奨学金，ワークショップ，共同プロジェクトなど，国際的な仕事に関心のある獣医師のための研修プログラムや能力開発イニシアチブを支援している。さらに，FAO や WOAH などの国際機関と連携した ODA 支援プロジェクトから恩恵を受けられる。このような協力関係は，日本の獣医学の専門家がその専門知識を世界的な取り組みに貢献する機会を提供する。

b. 研究とイノベーション

　人獣共通感染症，動物福祉，持続可能な農業など，世界的な課題に取り組む研究に従事する獣医師に，ODA が資金を提供するプロジェクトがある。これには，獣医学分野における研究とイノベーションを促進するという課題が含まれる。

c. 人道支援，災害対応と非政府組織（NGO）との協力

　ODA の取り組みには，人道支援や災害対応に関連する項目が含まれることが多い。獣医師はこのような取り組みに参加することで，災害や緊急事態に見舞われた動物の健康と幸福のために重要な支援を提供することができる。また，ODA の資金援助を受けている NGO は，動物の健康と福祉に関連するプロジェクトにおいて，獣医師と協力することがある。このようなパートナーシップは，実地経験を積んだり，地域社会に根ざした取り組みに直接関与したりする機会を提供する。

d.　公衆衛生への取り組みと専門家の交流

　動物と人の健康が相互に関連していることから，ODA は公衆衛生の課題に取り組むプロジェクトを支援している。これに参加することで，人獣共通感染症予防，食品安全，ワンヘルスアプローチに関連するプログラムで役割を果たすことができる。ODA が支援する取り組みは，専門家同士の交流や人脈づくりを促進する。これにより獣医師は，国際的な会議，ワークショップ，フォーラムに参加し，世界中の専門家とのつながりを育むことができる。

2.　国際協力機構（Japan International Cooperation Agency : JICA）

　JICA（ジャイカと読む）は国際獣医事やその支援に関する様々な活動を行っている。次に，JICA が日本の獣医師や国際獣医事の支援に携わってきた分野について述べる。

a.　能力開発計画と共同プロジェクト

　JICA はしばしば，動物の疾病管理，健康管理，その他の関連テーマについて国際的に働くことに関心のある獣医師の技術や知識を向上させるために，研修プログラムを実施している。また，様々な国際機関，政府，NGO と協力し，家畜開発，疾病管理，獣医学的インフラの改善などの分野に関するプロジェクトを実施している。

b.　技術支援と研究開発

　JICA は，専門知識，知識の移転，技術交換というかたちで，パートナー国に技術支援を提供している。日本の獣医師は，開発途上国における獣医サービスの向上に貢献するために，こうした取り組みに参加する。また，獣医学分野における世界的な課題に取り組むことを目的とした研究を支援し，日本の獣医師が，国際的なパートナーとの共同研究プロジェクトに携わる機会を支援する。

c.　交流プログラムと官民協同

　日本の獣医師が海外で働いたり学んだりすることを可能にする交流プログラムを促進している。これにより獣医師は，異なる環境で貴重な経験を積み，国際的な獣医事に貢献することができる。JICA は持続可能な開発を促進するために，官民双方と協力している。民間部門で働く日本の獣医師は，JICA の目標に沿った取り組みに参加する機会をみつけることができる。

d.　緊急対応

　疾病の発生などの動物の保健衛生上の緊急事態が発生した場合，JICA は迅速な対応・支援を行う。これを行うのは JICA 国際緊急援助隊（Japan Disaster Relief : JDR）と呼ばれるチームで，関連する専門知識をもつ獣医師は緊急救援活動に参加することができる。

3. JPO（Junior Professional Officer）派遣制度

　JPO 制度とは，各国政府の費用負担を条件に，国際機関が若手人材を受け入れる制度である。日本の外務省ではこの制度を通じて，35 歳以下の若手の日本人に対し，国際機関で 2 年間の勤務経験を積む機会を提供している。

　以前の JPO の派遣先候補は，WHO，FAO，UNEP や，ラムサール条約事務局，生物多様性条約事務局などが対象となっていた。しかし 2023 年，外務省が実施している JPO 派遣について，従来含まれていなかった WOAH がその派遣先候補として追加された。この制度は日本人が国際機関で勤務する際の入り口として大変有用な制度であり，これまでもその面で大きな役割を果たしている。今後，この制度を活用して国際機関で働く日本人若手獣医師が増えていくことが期待される。現状では，毎年 50〜60 名の 35 歳以下の日本人が国際機関に派遣されている。国際機関人事センターの資料によると，倍率は 6〜7 倍程度である。合格者の経歴や職務経験年数は多様である。

4. 国際動物衛生学会（International Society for Animal Hygiene：ISAH）

a. 目的

　動物衛生学は，清潔，疾病予防，動物環境の全体的管理に関する実践を含む，動物の健康と福祉を維持する専門分野である。ISAH は動物衛生に関する国際的な学術団体であり，その目的には，科学的研究の促進，知識の普及，動物衛生分野の専門家同士の協力関係の促進などが含まれている。

b. 活動

　ISAH は，その目的を達成するために，知識や研究成果の交換を促進するための会議，ワークショップ，セミナーの開催など様々な活動を行う。また，情報を広めるために科学雑誌やその他の出版物を発行する。さらに，動物の保健衛生に関連する世界的な問題に取り組むために，WOAH，FAO，ILRI などの機関と協力する。

c. 海外で働く獣医師との関連性

　海外で働くことに関心のある獣医師にとって，ISAH のような国際組織の会員になることは，次のようなメリットがある。会員になることで，世界中の専門家とつながる機会が得られ，協力関係や情報交換が促進される。学会に所属することで，動物衛生の分野における最新の研究，ベストプラクティス，リソースにアクセスすることが可能となる。また，学会が主催する会議，ワークショップ，その他のイベントに参加することで，獣医師の知識と技術を向上させ，専門的能力の開発に貢献できる。さらに，海外で働く場合は多様な課題や環境に対処しなければならないことが多いが，国際的な学会に所属することで，動物衛生の問題や解決策についてより広い視野をもつことが可能となる。学会によっては，獣医師の専門的地位や信頼性を高める認定や認証を提供している場合があり，これは異なる国で働く際に貴重なものとなる。

5. 世界動物保護協会（World Animal Protection：WAP）

　WAP は動物保護団体の国際ネットワークで，1981 年に世界動物保護連盟（World Federation for the Protection of Animals：WFPA）と国際動物愛護協会（International Society for the Protection of Animals：ISPA）が統合して発足した国際的な動物福祉の NPO である。その目的は虐待，災害，その他の悪条件による動物の苦痛を予防し，軽減することである。特に，動物の福祉を向上させるため，世界

規模で政策や慣行に影響を与える活動を行っている。次に，その主な活動を述べる。

a. 緊急対応，教育と啓発

WAP は自然災害や紛争等の危機に見舞われた動物を救うため，緊急対応活動に取り組んでいる。また，政府，地域社会，個人に対し，動物福祉の問題に対する認識や，動物を保護する能力を高める教育に努めている。

b. 世界的な動物保護活動と研修・能力開発

WAP は，世界的動物保護のキャンペーンと擁護活動を進めている。エンターテインメントにおける野生動物の使用の廃止，家畜の飼育環境の改善，災害時における動物のよりよい扱いの提唱など，特定の問題に取り組むキャンペーンを実施している。また，地域社会，団体，専門家に対し，動物を保護する能力を高めるための研修や支援を提供している。

c. 調査・研究と協働

動物福祉の問題をよりよく理解し，対処するための調査を行っており，調査を通じて虐待などの事例を明らかにする。政府，企業，その他の団体と協力し，動物に優しい政策や慣行を実施，推進する。

d. 海外で働く獣医師との関連性

海外での活動を希望する獣医師にとって WAP の活動は，職業上の価値観やスキルに合致している。その活動は，獣医師が世界の動物福祉活動に貢献する機会を提供する。また，擁護活動に従事し専門知識を提供することで，動物のよりよい扱いを促進する政策に影響を与えることができる。災害管理および緊急対応のスキルをもつ獣医師は，危機的状況にある動物を支援する WAP の取り組みにおいて貴重な財産となる。

6.　国際獣医学生協会（International Veterinary Students' Association：IVSA）

IVSA は獣医学生を代表する世界的な組織で，獣医学生と専門家の国際的な協力，コミュニケーション，理解を促進することを目的としている。現在では獣医学分野で最大規模の学生団体であり，70 以上の国・地域が参加している。

a. 歴史

IVSA は，獣医学生間の国際的な共同体意識を育み，世界の獣医学教育水準の向上によって動物と人間の暮らしに貢献することを目的とし，1953 年に設立された。この組織は，様々な国の獣医学生が集まった会合で設立され，その後，様々な国から数千人の会員が参加するまでに発展した。日本には IVSA-Japan があり，日本獣医学生協会（JAVS）のひとつの局であるとともに，国際的な NPO である IVSA の日本支部となっている。

b. 目的

IVSA は，国際的なつながりを促進することがグローバルな視野をもつ獣医師の育成に貢献すると考えている。教育交流プログラムを推進し，獣医学生が異なる文化，獣医診療，研究活動に触れることができるように努めている。この交流は，学生の視野を広げ，世界規模での獣医学に対する理解を

深めるのに役立つ。そのためのワークショップ，会議，その他のイベントを開催し，獣医学生の専門能力開発を支援している。また，これらの活動は，学生たちがスキルを高め，知識を共有し，この分野の専門家とかかわる機会を提供する。

　IVSA は，動物福祉を擁護することの重要性を認識し，関連する問題について会員の意識を高めるよう努めており，世界規模で動物福祉の推進に積極的に取り組んでいる。IVSA が主催する国際獣医学生大会では，専門家による講演やハンズオントレーニングなどが行われている。世界中の獣医学生が集まり，獣医学に関する様々なトピックについて経験を共有する一大イベントである。

c. 活動

　IVSA は，その目的を達成するために様々な活動を行っている。主な活動には次のようなものがある。

- ●獣医学生が様々な国の大学や動物病院で研修を行うことができるよう，国際交流を企画する。
- ●外科学，診断学，公衆衛生学などの分野において，獣医学生の専門的スキルを向上させるためのワークショップやトレーニングプログラムを開催する。
- ●IVSA が主催する国際獣医学生大会において，著名な専門家の講演を聴講したり，世界的な獣医学上の問題に関するディスカッションに参加したりする場を提供する。
- ●動物福祉の問題に対する認識を高め，責任と思いやりのある動物への接し方を促進するためのキャンペーンや取り組みを積極的に行う。

7. 日本獣医学生協会（Japan Association of Veterinary Students：JAVS）

a. 歴史と組織

　2006 年，全国 16 大学の学生が集まり，JAVS の前身である全国獣医学生交流会（現：夏大会）が開催された。年々その会員数を増やし，2024 年現在，全国 17 大学の約 1,000 人の獣医学生が所属している。3 つの局および全国 17 の獣医系大学に置かれた支部により構成されている。各支部には支部長，副支部長，会計などの役職が置かれ，会員を中心に支部活動を行っている。

b. 目的・理念と活動

　獣医学生ひとり一人が目標や夢を仲間とともに実現させ，最終的に獣医師として人・動物・社会に貢献できるようになることを目的としている。また，本協会の理念としては，「学生である今を，獣医師である未来のために」というスローガンを掲げ，全国の獣医学生の交流や，獣医学に関連する様々な企画の運営，海外の獣医学生との交流などを行っている。

c. IVSA-Japan

　JAVS のひとつの局としての活動に IVSA-Japan がある。前述のように，これは IVSA の日本支部で，日本とその他の IVSA 加盟国をつなぐ役割をしている（2008 年設立）。海外でのシンポジウムへの参加，マレーシアやベルギーなど世界各地の獣医大学訪問，IVSA を日本の獣医学生に知ってもらうための広告活動などを行っている。

　2011 年には Asia Conference が日本で行われた。JAVS に所属しているより多くの学生に「世界を

舞台に勉学に励む」という選択肢をもってもらえるように，また，すでに考えている学生にはより具体的に考えてもらえるよう，機関誌・代表団派遣，ホームページなどを通して海外関係のサービスを提供している。その方針は，海外と国内との獣医学生同士のネットワークの強化，世界の獣医学事情の情報発信，日本の受身授業のために出遅れがちなプレゼン能力や，企画力，発言力の育成である。

〈参考〉

1. 釘田博文. 世界につながる獣医師のキャリアパス〜国際機関での経験を中心に〜. World Organization for Animal Health. https://rr-asia.woah.org/app/uploads/2020/02/00_introduction_dr-kugita.pdf，参照 2025-1

〈出典〉

表 8-2

- WOAH：By Mbzt - Own work, CC BY 3.0, https://commons.wikimedia.org/w/index.php?curid=18119480
- WHO：By I, Yann, CC BY-SA 3.0, https://commons.wikimedia.org/w/index.php?curid=2367501
- FAO：By Scopritore - Own work, CC BY-SA 3.0, https://commons.wikimedia.org/w/index.php?curid=4287061

図 8-3

- ASEAN：By ASEAN - https://asean.org/?static_post=the-afta-logo, CC BY-SA 4.0, https://commons.wikimedia.org/w/index.php?curid=79411769

第8章 演習問題

8-1. 国際獣疫事務局（WOAH）発足の目的となった感染症はどれか。

   a. *Mycoplasma mycoides* による牛の呼吸器感染症

   b. 基本再生産数が 40 といわれる伝播力のきわめて強い偶蹄目の感染症

   c. ランピースキンという皮膚病変を残すポックスウイルスによる牛の感染症

   d. オルソミクソウイルスによる鳥類の国際的，致死的な感染症

   e. 2011 年に世界的な撲滅宣言が出された牛の感染症

8-2. 世界保健機関（WHO）のマークの「アスクレピオスの杖」に描かれている動物はどれか。

   a. フクロウ

   b. コウモリ

   c. ヘビ

   d. ネズミ

   e. ハト

8-3. 国際連合（UN）に属する国際機関はどれか。

   a. WOAH

   b. FAO

   c. WTO

   d. CDC

   e. EFSA

8-4. 1996 年に日本，アメリカの 2 カ国と欧州連合（EU）の協力で WOAH の傘下に設立された国際機関はどれか。

   a. IVSA

   b. WAP

   c. GFSI

   d. VICH

   e. ISAH

8-5. 1954 年に開始された日本の政府開発援助（ODA）を所管している国際協力局が属する省庁はどれか。

   a. 農林水産省

   b. 厚生労働省

   c. 外務省

   d. 文部科学省

   e. 内閣府

解　答

8-1.　正解　e

解説：WOAH（旧 OIE）発足のきっかけとなった家畜の感染症は牛疫（リンダーペスト）である。a は牛肺疫，b は口蹄疫，c はランピースキン（凸凹の皮膚という意味）病，d は高病原性鳥インフルエンザの記述である。

8-2.　正解　c

解説：「アスクレピオスの杖」とは，ギリシア神話に登場する名医アスクレピオスのもっていたヘビの巻きついた杖である。現在は医療・医術のシンボルマークとして世界的に広く用いられている。

8-3.　正解　b

解説：a. 国際獣疫事務局（WOAH）は国際的政府間機関であり，国際連合には属していない。

c. 世界貿易機関（WTO）は政府間の貿易に関する紛争を公平に解決する役割を担う国際機関であるが，国際連合には属していない。

d. 米国疾病予防管理センター（CDC）は米国保健福祉省に属しており，国際連合には属していない。

e. 欧州食品安全機関（EFSA）は欧州連合（EU）の独立機関であり，国際連合には属していない。

8-4.　正解　d

解説：a. 国際獣医学生協会（IVSA）は 1951 年に設立され，現在では獣医学分野で最大規模の学生団体である。

b. 世界動物保護協会（WAP）は，1981 年から活動している国際的な動物福祉の NPO である。目的は，虐待，災害，その他の悪条件による動物の苦痛を予防し，軽減することである。

c. 国際食品安全イニシアチブ（GFSI）は，食品安全危機に対応してサプライチェーン全体の食品安全の向上を目指し，2000 年に発足した。

e. 国際動物衛生学会（ISAH）は，国際的な動物の清潔，疾病予防，動物環境の全体的管理に関する実践を含む，動物の健康と福祉を維持する専門分野の学会である。

8-5.　正解　c

解説：a. 農林水産省には輸出・国際局があり，農業分野の国際支援を進めている。

b. 厚生労働省には国際課があり，国内行政と海外の橋渡しとしての役割を果たしている。

d. 文部科学省には大臣官房の国際課があり，国際援助分野の統括事務を行っている。

e. 内閣府には国際平和協力本部事務局が置かれており，国際平和のための協力事務を進めている。

索 引

【か行】

謝辞

　振り返ると半世紀近く，獣医学関連の分野に携わってきました。医学・薬学の研究者や，行政関係者と付き合い，国際委員として委員会に参加する機会もありました。獣医学という非常に幅広く，夢のある，社会的に重要な学問に取り組み，国内外で活躍する獣医師を目指す若人に，自身の経験知を送りたいと思い，本書を書き上げました。

　本書の執筆にあたっては，下書きの段階から，尾﨑博先生（東京大学名誉教授）に多くの意見をいただきました。ほか，宇根有美先生（麻布大学名誉教授）や，岡山理科大学獣医学科学生の三浦太郎氏，小原淳氏などからいただいたユニークな意見もできる限り反映し，全章を書き進めました。

　原稿ができあがった後にも，山内一也先生（東京大学名誉教授），唐木英明先生（東京大学名誉教授），中山裕之先生（東京大学名誉教授），小池剛氏（かながわ保全医学研究会），小野寺弥一郎氏（共和化工株式会社環境微生物学研究所）など，多くの方から有用な意見をいただきました。特に，獣医学史に関しては，佐々木典康先生（日本獣医生命科学大学准教授）から貴重な指摘をいただきました。

　また，制作を進める上で，いくつかの図が著作権等の問題で利用できなかったのは残念でしたが，親しみやすいテキストになるようご尽力くださった緑書房編集部の皆様には感謝しています。

　最後に，多くの方々のご支援・ご助言なくして，本書は完成できませんでした。ご協力いただいた皆様に，深く感謝の意を表します。

吉川泰弘

■著者プロフィール

吉川泰弘 (よしかわ　やすひろ)

農学博士。東京大学名誉教授, 岡山理科大学名誉教授。

1946 年長野県飯田市生まれ。東京大学畜産獣医学科卒業, 同大学大学院農学系研究科博士課程修了。厚生労働省国立予防衛生研究所(現：国立感染症研究所)入所後, ユストゥス・リービッヒ大学ギーセンのウイルス研究所留学を経験。1980 年東京大学医科学研究所助手。その後, 同大学講師, 助教授を経て, 1991 年厚生労働省国立予防衛生研究所筑波医学実験用霊長類センター長。1997 年東京大学大学院農学生命科学研究科教授(獣医学専攻)の後, 2010 年同大学名誉教授。定年後, 北里大学獣医学部教授, 千葉科学大学副学長・危機管理学部教授を経て, 2018 年岡山理科大学獣医学部長・同大学教授に着任, 2024 年同大学名誉教授。現在は, 共和化工株式会社環境微生物学研究所所長を務める。

専門は, 毒性学, 実験動物学, 免疫学, 人獣共通感染症学, 家禽疾病学, 危機管理学など。

獣医学教育モデル・コア・カリキュラム準拠

獣医学概論　第2版

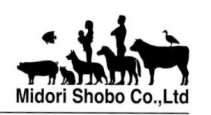

Midori Shobo Co.,Ltd

2013 年 6 月 20 日　　初版発行
2025 年 3 月 20 日　　第 2 版第 1 刷発行ⓒ

著　者　　吉川泰弘

発行者　　森田浩平

発行所　　株式会社 緑書房
　　　　　〒 103-0004
　　　　　東京都中央区東日本橋 3 丁目 4 番 14 号
　　　　　TEL　03-6833-0560
　　　　　https://www.midorishobo.co.jp

編　集　　小島奈皇，加藤友里恵

印刷所　　アイワード

ISBN978-4-86811-022-4　Printed in Japan
落丁，乱丁本は弊社送料負担にてお取り替えいたします。